非传统安全与当代世界译丛
（第二辑）

Managing the Global Health Response to Epidemics

Social Science Perspectives

全球公共卫生治理

社会科学的视角

[瑞士]玛蒂尔德·布里尔（Mathilde Bourrier） 等编著
甘钧先　余潇枫　译
晋继勇　乐园罗　校

ZHEJIANG UNIVERSITY PRESS
浙江大学出版社
·杭州·

总　　序

自“非传统安全与当代世界译丛(第一辑)”①于2010年起陆续出版后，第二辑又与读者见面了。在过去的九年中，人们对非传统安全已并不陌生了，非传统安全维护也越来越成为各国政府制定国家安全战略的重要语境。然而，非传统安全理论研究尚在艰难的探索中，尤其是非传统安全的理论研究如何与非传统安全的政策研究相结合一直是重点也是难点。

“非传统安全与当代世界译丛(第二辑)”基于“类安全”的视角，着重在理论研究与政策研究如何相结合上进行选材，如《非传统安全研究导论》《非传统安全理论前沿》《国际移民的演化趋势：百年回顾与展望》等，力求让读者了解与掌握国际社会的非传统安全研究最新现状和发展趋势，试图为消解人类共同面临的非传统安全挑战提供理论维度与政策方案的重要参考。

当然，在解读国外非传统安全重要文献的同时，我们需要结合中国的语境进行思考，需要运用中国智慧、建构中国范式、提出中国方案来应对越来越凸显的国内及跨国非传统安全挑战，并期望中国思路能够助益全球的非传统安全维护。中国在国家层次上提出“总体国家安全观”并建构起十一大类的国家安全体系，是安全从狭义转向广义的重要实践；在国际层次上提出和强调“共同安全”“综合安全”“合作安全”“可持续安全”等，是探索建构新型国际关系，推动人类超越“零和博弈”并在更大范围内实现“和合主义”的重要努力。

---

① “非传统安全与当代世界译丛(第一辑)”由浙江大学出版社出版，共五本：《国际安全研究的演化》《人的安全：概念及应用》《人的安全与联合国：一部批判史》《安全化困境：亚洲的视角》《因病相连：卫生治理与全球政治》。

2017年,浙江大学非传统安全与和平发展研究中心入选AMI"中国核心智库",2018年又入选浙江省新型高校智库。本译丛第二辑的出版是智库建设的一项新努力,也是深化2008年创设的非传统安全管理二级学科博士点与硕士点建设的一项新成绩。需要强调一下的是,基于中国读者的语境,第二辑的翻译在某些段落、句子或重要语词上作了适当的意译或编译。最后,特别感谢译者与校者们的辛苦劳作,感谢浙江大学出版社葛玉丹带领的团队为本书出版付出的努力,也希望各界人士海涵翻译中的不足并予以指正。

余潇枫

2019年1月于求是园

译 序

全球化并非总是人的全球化、商品的全球化，也包括了病毒的“全球化”。越紧密的全球化，意味着病毒越容易以从未见过的速度在全球社会中传播，并达到前所未有的规模。虽然人类的存在性危机不是迫在眉睫，但2019年暴发的新冠疫情已经向人类显示了危机可能达到的广度。此次疫情，似乎向人类发出了警告——人类将可能遭遇战争之外的存在性危机。这种存在性危机，可能是人们预料到的气候变暖或者公共卫生事件，也可能是其他人们从未预料到的危机。

人类为存在性危机做好准备了吗？显然没有。虽然国际社会在SARS和甲型H1N1流感之后，都发誓要为下次疫情做好准备（《柳叶刀》和《新英格兰医学杂志》等期刊上登载了数篇相关主题的文章），但我们发现下一次疫情来临时，国际社会依然没有做好准备。本次新冠疫情显示出，人类不管从思想上还是从组织上都没有做好准备。我们没有看到期望中的国际合作，倒是看到了相反的国际社会撕裂。在面对人类存在性危机的情况下，竟然还无法醒悟过来。可见，人类社会在地缘政治和权力游戏中沉迷得有多深。

人类之所以没有做好准备，是因为一些国家目光短浅和受制于历史思维的惯性，忽略了彼此共同的命运与国际合作，无法跳出狭隘的国家利益从人类整体角度来思考未来。此次疫情让我们必须深入思考，当我们在面对下一次疫情时，我们将如何组织不同类型的国家，如何克服地缘政治劣势和霸权思维。每一个国家都需要从地缘政治中清醒过来。没有了人类存在的外部环境，权力和利益何用？

人类之所以没有做好准备，也跟国家危机防控计划的短期性有关。一旦危机消除，人们又回到从前的状态。国家只有短暂的热情吸取教训，但很快就忘掉。之所以如此,是因为大多数人还没有从传统的政治思维和人类交往思维中走出来,没有意识到人类的生存环境已经发生了巨大变化。人类未来的真正挑战来源于全球化带来的存在性危机,但很多国家并不信以为真。如同"狼来了"的故事,当今不少国家还把其他国家或邻国作为即将到来的"狼",而不是人类未来的生存环境和科技发展带来的负面效应。

人类之所以没有做好准备,还在于人类很难做好准备。每次卫生危机都以不同的面貌出现,都超出人们的预期,使得人们无法从中学习到有益的经验和教训。本书有力地揭示出,疫情将显示出不同的特点,总是会呈现出某种意外的特征,从而使得人类防不胜防。上一次疫情的经验和教训并不一定能够为下一次做好准备,因此最好的方式是,从疫情暴发的早期开始密切关注疫情的走势,并随时根据形势调整应对措施。

为了应对这些不足,人类需要改变理念和方法。首先,国家需要吸取先前数次疫情带来的教训,超越地缘政治,尤其是各国的专业人员需要联合起来反对地缘政治思维,阻止政治偏见的肆意干扰。其次,国家需要建立全社会防疫理念。抗击疫情需要全社会的参与,需要纳入多个领域的专业知识。抗疫需要尊重科学与专业,需要多学科的共同应对。最后,国际社会要强化危机时期的组织建设。我们需要深化世界卫生组织的功能和行动能力,使得其能够应对更大规模的危机。人类存在性危机,需要新型的体制去应对。不管是中国还是西方国家,或是全球社会,都需要在制度层面纳入应对重大危机的课题,提高体制的灵活性。本书在这些方面进行了深入探讨,为我们思考如何应对下一场危机提供了一些有意义的发现。

余潇枫

2021 年 9 月 16 日

前　言

全球卫生系统的实地考察一直存在着困难，其难点在于了解其功能、价值取向、文化导向、实践目标，以及找到全球卫生系统内部的兴趣所在与争议之处。尽管有关全球卫生的出版物种类繁多，讨论渠道也非常广泛，但人们对于不断涌现的新文献，既受到启发又不知所措，总是感到缺乏专业分析和实证研究。人类学家特雷莎·麦克费尔在她的书中表达了与我们类似的深切感受："研究的复杂性正在增强。我们正在开展以前从未尝试过的大规模跨学科研究，因此我们处在一个未知的研究领域。"(MacPhail，2014，12)让人困惑的是，全球卫生领域的内部人士也没有重视这个问题。这并不是说，每天对全球卫生发表看法的专家都不是内部人士，而是说，很少有研究试图描述他们的实际工作、日常活动，以及他们面对压力时所做出的艰难妥协，这一点值得研究者注意。全球卫生领域成果突出。全球卫生系统在实现其目标和愿景的过程中，虽然经历了很多挫折，但也推动了一些改革，出台了诸多宏伟规划。有趣的是，研究者常常忽视了那些小规模的商谈，以及发生在公共卫生机构走廊上的交流。这些交流规模虽小，但可能推动了公共卫生规划的创新性调整或干预。因此，全球卫生系统的决策活动仍然是值得继续深化的研究议题。

本书希望通过分析最近发生的两大危机——2009 年至 2010 年的甲型 H1N1 流感和 2014 年的埃博拉疫情，揭示全球卫生管理的内部动力机制。我们希望，本书读者能够从中找到相关的分析框架和多种视角，以帮助我们更加公正地管理全球流行病的某些环节。我们将在本书中揭示，两种类型的危机可以分别从流行病医学和防疫学两个非常不同的出发点来得到解释。这种特征使我们能够以两种截然不同的模式来研究全球卫生系统：一个是为疫情做好了充分准备的防疫模式，一个是疫情突然暴发的应急模式。出人意料的是，两种模式在干预公共卫生危机时都会遇到多种争议和困境。

流行病与社会学视角

长期以来，全球卫生的社会学视角一直局限于医学人类学领域。因此，为了理解疾病与文化之间的复杂关联，本书会纳入某些拥有人类学背景的医生的视角（如保罗・法默，阮文金或迪迪埃・法桑）。在流行病领域，人类学家一直很活跃。传染现象、传播链条、社会不平等，以及人们对疫情的不确定性、疾病和死亡的社会理解，都是人类学家非常感兴趣的问题。但是，他们提出的危机应对措施只是在20世纪90年代末才开始发挥一点作用。最开始时，他们提出了一系列合作与建议，旨在修正危机干预模型。后来，他们出版了一些作品（Hewlett & Hewlett，2008；Brunnquell等，2007；Epelboin等，2007；Leach & Hewlett，2010），引入了"人类学视角"（用一位美国疾控中心内部人士的话来说）。简而言之，他们的总体思路是制订对社会环境更为敏感的干预措施。

最近，社会科学通过风险沟通分析进一步为全球流行病应对做出贡献。21世纪初，危机预防成为沟通研究的焦点。许多机构希望总结已有的经验，在风险沟通领域为公众制订最佳的实践准则。疫情期间的公共卫生干预措施，主要包括疫苗接种、社交疏离、医护部署、医疗隔离等。但是，干预措施的社会接受程度与公共卫生机构在特定人群中激发的信任度密切相关。20世纪初，为了争取公众对公共卫生措施的大力支持，风险沟通开始纳入抗疫体系。2009年11月，在一份针对流行病的《世界卫生组织公共卫生研究议程》文件中，风险沟通被纳入讨论范畴，与另外两个子题"早期发现和疾病监测的现代工具""数学模型在公共卫生决策中的作用"一起被讨论。三个子题几乎没有共同之处。但是，世界卫生组织认为，它们代表了值得探索的新领域，期望它们提供更有效的工具来加强疫情应对体系。如今，尤其是在2014年埃博拉疫情之后，风险沟通获得更多的认可，成为公共卫生领域的新话题。

尽管我们在应对SARS、H5N1和甲型H1N1流感的疫情过程中发现了更多的社会学者，但该领域的大多数专家都有医学背景。他们大多数是流行病学家、公共卫生或传染病控制专家、临床医生或病毒学家。一小部分是物流人员、财务人员和心理学家，他们积极参与风险沟通，因而也被纳入抗疫团队（Brender，2014）。

人类学分析和风险沟通都被纳入抗疫体系的构建中，现在它们已经被视为与传统生物医学同等重要的手段。它们有助于疫情中的生物医学措施更容易被公众接受，且最终产生更大效力。本书研究的这段时期就是全球抗疫体系转型升级的过渡时期。在此期间，人类学知识和风险沟通理念已完全纳入抗击流行病的全球卫生议程。当然，克劳汀·伯顿-琼罗斯撰写的第四章告诉我们，尽管人们对这些议程寄予很高期望，但风险沟通的实践仍然面临许多现实挑战。

也有部分学者开始分析流行病与经济因素的关联。收益与成本分析是疫情风险评估的核心，常常在风险社会学分析（Renn，2008）、风险管理标准分析（ISO，2018）和风险管理技能分析（ISO，2009）中被使用。但是，即使资金成为某个小镇抗击疫情的话题，我们也不能判定经济措施就是疫情期间公共卫生措施的重要支柱。换种说法就是，公共卫生措施通常并非由成本和收益数据来决定。我们在疫情中能够获得的这些数据，常常是零散的、孤立的，而且跟疫情的严重性没有关联（Pasquini-Descomps 等，2017）。成本问题可能在危机后被讨论，但很少国家在疫情结束后开展调查（见布伦德等，第七章），原因可能是成本问题在某些高收入国家中并不构成限制，而且在人类生命危在旦夕时讨论成本问题也显得违背伦理。的确，与国家卫生预算总额相比，控制疫情的额外预算相当微不足道（有关流行病的财务成本分析，请参阅帕基尼·德孔等，第八章）。

组织抗疫也越来越被重视。应对流感、线状病毒，或其他任何形式的疫情暴发，首先就是设计一个能够整合各种力量的强大组织以遏制病毒。对于甲型 H1N1 流感和 2014 年埃博拉疫情来说，它们都经历了持续不断的抗疫组织的调整、抗疫新方案的设计、临时指挥系统的设立、医疗资源的分配、任务协作和报告机制的建立，这是整个疫情组织管理的一部分。但地方、国家和国际等各个层级的疫情应对，都很少运用组织学的基本知识。当然，早就使用危机指挥系统的疾控中心（CDC）除外。同时，如何理解国际卫生组织的跨国化（通过一系列跨国网络来建立、维持和实施国际权力），仍然是一个难题。权力分散对于任何公共卫生干预都有负面影响。正如玛蒂尔德·布里尔在第九章所揭示的矛盾现象，我们需要更集中的领导、更清晰的指挥与控制,但现实的情况却是全球卫生结构扁平而分散。当前的一个明显趋势是,社会权力不断去中心化,专业技能的使用也逐渐多元化。这种背景下,吸收更灵活、更多元的思维方式可能代表全球卫生系统的未来发展方向。

本书的目标

本书大体上采用了社会学视角,并没有深入挖掘人类学视角,因为相关文献已经非常丰富。同样地,尽管风险沟通非常重要,但本书并不局限于此。本书主要通过比较甲型 H1N1 流感与 2014 年埃博拉疫情,探讨了那些反复出现的挑战,其目的是探讨全球流行病管理中的复杂性。本书探讨了多个层面的问题。第一,流行病管理是一个跨国界、跨边界问题。第二,它是一个社会组织问题,需要(从全球卫生系统内部到外部、从地方到国家再到国际层面)动员不同地方的参与者与机构,调度不同地方的资源。第三,它启发了一些新的防疫理念,创造了一些新的行动框架,丰富了防疫手段(包括传统的强制措施,如医疗隔离和社会隔离,以及更多新兴的预防措施)。第四,它引发了各种各样的争议。有些理念相当具有启发性,有助于我们避免因太多观点而造成认知过剩,或避免我们的思考淹没在全球卫生领域的大量科学文献和机构文案中。

本书分析揭示出,当前社会对公共卫生措施的认可度偏低。人们对于强有力的、不断取得进展的生物医学手段(治疗、疫苗)具有共识,但对我们长期采用的公共卫生干预措施(医学隔离、社会隔离、社交疏离、接触者追踪、各种禁令)持有异议,不管是在公共卫生机构内部还是外部(公众)都是如此。甲型 H1N1 流感和 2014 年埃博拉疫情均存在着此种争议。正如其他学者所描述的那样,医疗效果的不确定性或模棱两可、风险评估的主观性,经常引起公共卫生机构内部的争议。持续不断的内部争议让我们震惊。我们可以看到,其中一些争议通过(各种类型的)媒体、(各种类型的)吹哨者和(各个层面的)支持者,广泛传达给公众。流行病研究的有趣之处在于,通过分析防疫策略,就可以立即发现任何社会或群体的社会结构。

从组织的角度看,很少有系统性风险比全球卫生危机、环境危机、工业灾难以及人道主义危机等更能困扰着我们的领导人。不断深化的危机必须得到紧急处理。但是,它们也需要中长期解决方案。因此,危机管理是一项长期规划。大规模的流行病暴发显然需要多维度、多尺度的应对方案。要解决这些问题，我们必须面对人类健康的其他相关问题，如人畜共患、环境问题、社会不平等、政治失衡以及高中低收入国家之间的经济鸿沟。数百年来，致命的流行病一直困扰着近代的帝国、现代主权国家和国际机构。病毒跨越边界并破坏整个地区稳定的可怕后果已经众所周知。2005年修订并于2007年最终实施的《国际卫生条例》是长期以来国际社会抗击疫情的贡献和果实。该条例以世界卫生组织为基石，对196个成员国产生效力。为了保障全球公民的生命安全，《国际卫生条例》界定了主权国家上报公共卫生事件的权利和义务，并确定了世界卫生组织及其成员国必须遵循的一些程序。其中一项著名的条款是，世界卫生组织可以向国际社会宣布“国际关注的紧急公共卫生事件”(PHEIC)。世界卫生组织试图以这样的方式表明，公共卫生危机已经超越了单个主权国家的能力，需要通过更广泛的国际合作来应对。甲型H1N1流感疫情和2014年埃博拉疫情均获得了PHEIC地位。

研究缘起

我们关于全球卫生问题的研究，始于一项名为“从甲型H1N1流感中吸取教训”的集体项目。该项目由瑞士国家科学基金会资助，主要针对最近发生的两次重大疫情。本书的三位编辑，社会学家玛蒂尔德・布里尔与克劳汀・伯顿-琼罗斯、国际关系和风险管理专家娜塔莉・布伦德，共同参与了该项目。该项目最初旨在通过回溯性研究，探讨疫情期间的组织模式、风险沟通与经济决策之间的复杂关系。因为组织层面的风险管理策略问题、风险沟通及其产生的成本问题这三个问题，几乎从未在多学科框架内得到解释。此外，组织、沟通和成本问题，不管是在甲型H1N1流感期间还是之后，都引起了激烈争议，尤其是在欧洲。

该项目依托世界卫生组织，分析了三个国家(瑞士、美国和日本)的政策制定者、公职人员和专家的抗疫措施，旨在探讨抗疫策略、风险沟通和成本效益三者之间应该如何紧密关联。我们假定，危机期间的组织策略需要相应的风险沟通策略来支撑。两种策略既能反映抗疫的组织思路，也可以揭示出抗疫规划、社会组织和机构决策的内在困难。同样，我们也假定，公共卫生部门在组织抗疫之前，需要对产生的经济成本进行评估，并在受疫情影响的群体中寻求支持，以分摊抗疫成本。我们认为，由于这三个方面（组织、沟通和成本）在解释疫情中通常被单独使用，并由此带来社会争议，从而使得公共卫生部门无法做出任何“合理”（成本合理）的决策。

我们三人都对持续不断的疫情争议怀有浓厚兴趣。我们试图解释这些争议，并探讨如果以不同的方式思考或设计疫情组织、风险沟通和经济支持三者之间的相互关系，是否可以减少社会争议。2014 年 6 月 26 日至 27 日，在开始实地考察之前，我们在日内瓦商业管理学院（HEG Geneva）的支持下召开了第一次研讨会，娜塔莉·布伦德及其同事大卫·马拉丹和埃莱娜·帕基尼-德孔都参与了这次研讨会。我们希望从研讨会参与者那里获得一些建议。事实证明，来自美国和日本同行的建议对于我们收集可靠数据显得至关重要。

但是，当我们开始实地调查时，2014 年埃博拉疫情在几内亚、塞拉利昂和利比亚已经暴发。尽管我们安排的受访者愿意与我们一起回顾甲型 H1N1 流感的情况，但我们无法绕开埃博拉病毒。尤其在我们拜访世界卫生组织内部人士之后，就更加不可能避开埃博拉病毒。因此，我们决定在本书中增加对埃博拉疫情的分析。我们无法忽略埃博拉案例，尽管其惨痛悲剧离日内瓦很远，但它却触及全球卫生系统的心脏（世界卫生组织）。此外，当埃博拉病毒在几内亚盖凯杜地区开始流行时，无国界医生组织瑞士分部在这里第一个发出疫情警报。2014 年秋季，我们把研究项目更名为：从甲型 H1N1 流感到埃博拉疫情的经验教训总结。

本书体现了我们从 2013 年至 2018 年取得的研究进展，收集了关于甲型 H1N1 流感的疫情记叙，也收集了 2014 年关于埃博拉的疫情记载。本书记载的那些抗疫人员当时都积极参与了地方、国家或国际层面的疫情防控。有些人在三个层面上都积极参与，当然并非所有人都是如此。他们向我们描述了一个混乱的世界。他们给我们展示的挑战，既迫在眉睫又让人费解。有趣的是，前后两场危机的演化过程大不相同，将它们放在一起比较可能会产生误解。甲型 H1N1 流感最开始在美洲发生，随后席卷了欧洲大陆，然后影响到世界其他地区。包括甲型 H1N1 流感在内的大流感非常让人担忧，长期以来占用了许多资源，对国际机构的防疫策略提出了结构性挑战。尽管甲型 H1N1 流感在始发地（墨西哥）的暴发和它的亚型（猪流感）的暴发都有些出人意料，但公共卫生专家和流行病学家仍然认为类似的大流感随时可能暴发，或者说，暴发概率很高。埃博拉病毒虽然广为人知，被视为一种典型的“急性传染病”，但迄今为止，主要涉及非洲国家，并在空间上受到限制。埃博拉病毒在医疗、疫苗、专家配备或防疫资金上都被保持在最低限度，从未达到大流感所能达到的水平。该病毒主要引起一些军事医学实验室的关注，其目的在于反恐(有关这两场危机的更多详细信息，请参阅布里尔，第三章)。尽管两次公共卫生危机的传播情况截然不同，但都震惊了全球卫生界。两次危机都触发了广泛的内部与外部争议，这些争议围绕着我们初始研究设计的三个基石而展开：(1)公共卫生干预的类型以及各级响应中的组织策略；(2)面向公众的风险沟通策略及其在各层级的实施情况；(3)国家与国际抗疫的费用和财务问题。

团队力量

我们的研究团队得到了经济学家大卫·马拉丹、社会人类学家罗伊斯·巴斯蒂德(博士后)和埃莱娜·帕基尼-德孔(管理学博士候选人)的支持，他们的参与增强了我们的研究力量。我们六个人分别撰写了不同的章节。我们在项目之初的研究兴趣既在本书中得到了体现，也通过关联埃博拉疫情而得以延伸。例如，罗伊斯·巴斯蒂德和克劳汀·伯顿-琼罗斯在返回日内瓦后，被安排向世界卫生组织紧急沟通小组汇报关于抗击埃博拉的人员部署情况，而后他们又接到了新的研究任务(巴斯蒂德，第五章)。

研究伊始，我们就获得了合作伙伴的宝贵支持。政治学家安·凯勒撰写了第一章，该章源于她以前关于疫情应对措施的研究(Keller 等，2012)，以及 Ansell 对跨界危机(Ansell 等，2010)的研究。政治学家克里斯·安塞尔从一开始就是我们的研究伙伴，也是该领域的开拓者(Ansell 等，2012；Ansell & Keller，2014)。病毒学教授、著名的疫情防治专家大谷仁一也从一开始就参与其中，并就日本公共卫生机构的情况给我们提供了宝贵建议。

我们还遇到了许多同行和专家，他们提供的知识深化了我们的思考。菲利普·卡兰就是其中之一。他接受我们的请求，将他与马克·庞辛以前撰写的文章修订了一个新版本。该文章主要探讨了 2014 年埃博拉疫情的道德难题。与此同时，我们在日内瓦大学讲授的相关课程，以及我们开展的研究项目，也引起了一些本科生和研究生的加入。例如，几内亚裔的社会学系本科生玛利亚马·迪亚诺决定回到老家，帮助收集有关几内亚青年对于埃博拉疫情看法的文献材料。另一名学生亚历山大·杜普拉斯（当时正在日内瓦大学攻读公共管理硕士学位），根据她在世卫组织的实习经历，为本书撰写了第六章。两位硕士生凯拉·珍妮（在日内瓦大学攻读社会标准、社会调控与可持续发展方向硕士学位）和比阿斯特里斯·纳斯（在德国埃伯哈德卡尔斯大学攻读国际和平研究方向硕士学位，日内瓦大学实习），一起帮助罗伊斯·巴斯蒂德和克劳汀·伯顿-琼罗斯检索了有关风险沟通的文献。最后一位要说的是日内瓦大学医院重症监护室的研究助理奥德·帕法特，也是一位训练有素的社会学家。她的任务是根据一名感染埃博拉病毒的古巴医生（2014 年在利比里亚感染）的单人护理情况，来评估医院的危机管理水平。她的观察结果体现在她本人撰写的第十章。

本书包含了不同的学科。我们首先纳入了社会学的核心分支（健康社会学、风险社会学、组织社会学）、经济学和风险管理科学。然后，我们纳入了政治学与伦理学视角。危机管理中的国际公共卫生分析也同样丰富了我们最初的研究议程。2016 年 11 月 8 日至 10 日，在瑞士赫尔曼斯的布罗彻基金会的帮助下，我们为出版本书举行了一场重要的研讨会。我们团队的核心成员，以及一直与我们紧密联系的同行和专家，在讨论会上提供了初稿，分享了他们在研究过程中的发现和疑惑。事实证明，这些讨论和反馈对于本书至关重要。本书不仅包括初始团队撰写的章节，而且也纳入了后期同行们的研究成果。

研究方法

我们最初的研究设计既有精确性，也富于灵活性。事实证明，这是一个明智的选择，因为研究过程并非一帆风顺。首先，2014 年夏季我们正要开始实地调查时，埃博拉病毒就突然暴发。我们联系好的那些知情人士，原本计划帮我们追溯过去发生的甲型 H1N1 流感，而现在则更愿意跟我们谈论埃博拉病毒。因此，我们决定同时展开研究。我们根据不同的研究角度（组织策略、风险沟通、成本问题），制定了不同的研究策略。我们最初的计划是，在国际层面依托世卫组织，在国家层面选取日本、美国和瑞士三个国家，在地方层面选取日内瓦州，以此框架来回顾各个层级的防疫情况。但我们迅速改变了计划，决定从美国疾控中心探讨美国疫情。该中心显然不能涵盖所有美国医疗机构，且存在一定的准入限制，但即便如此，对美国疾控中心的调查无疑为我们提供了一个接触全球卫生系统窗口的宝贵机会。

当然，日内瓦优越的地理位置让我们获益良多。Blaise Lempen(2010)将日内瓦描述为“21世纪的实验室”。世界卫生组织总部设在日内瓦，因此我们可以见到各种各样的人，这些人并非都住在日内瓦，但常常往返于世界卫生组织总部。日内瓦毫无疑问是全球卫生系统的权力中心之一，完全可以被视为全球卫生事务的麦加圣地。总部位于日内瓦的智库“全球卫生中心”发布的第三版《日内瓦全球卫生机构名录》(2018)[①]显示，全球20个最重要的卫生机构中有15个驻扎在日内瓦，因此日内瓦完全可以被称为“全球卫生之都”。日内瓦也为我们研究甲型H1N1流感提供了本地模型，甚至在2014年埃博拉疫情中也有所涉及。日内瓦州政府制定的策略基本上可以代表高收入国家(主要是欧洲和美国)制定的策略。

除了日内瓦之外，我们还针对性地分析了其他各国疫苗接种的失败、防疫计划调整面临的困难，以及警察与公共卫生部门之间的协调失灵(Barrelet等，2013)。我们收集了多种数据、(半)直接采访、广泛的文档材料、财务数据(尤其是预算)，以及特定会议、专家会议和公开演讲中的一些研究成果。但是，如接下来要谈到的，我们在开展人种学研究方面存在困难。

采访记录

我跟克劳汀·伯顿-琼罗斯和罗伊斯·巴斯蒂德主要负责调查两次疫情的组织和风险沟通情况。我们的采访对象来自三个层面，国际层面是日内瓦的世界卫生组织，国家层面是瑞士和日本，地方政府层面是日内瓦州。我们也在亚特兰大采访了两次参与防疫的美国疾控中心专家。针对埃博拉疫情，我们还额外采访了在日内瓦瑞士分部工作的无国界医生专家。娜塔莉·布伦德、大卫·马拉丹、埃莱娜·帕基尼-德孔负责调查甲型H1N1

---

① 日内瓦全球卫生活动参与者的分布情况：60%来自非政府组织或国际组织，16%来自联合国系统，5%来自私营部门，6%来自学术界。更多详细信息请参见 www.graduateinstitute.ch/-globalhealth/directory-geneva。

流感的成本问题。他们分别采访了世界卫生组织、瑞士、日本和日内瓦州，以及美国疾控中心的相关人员。关于埃博拉疫情，他们除了采访在日内瓦州治疗的古巴医生之外，没有开展更多的采访活动，因为疫情处于发展期且缺乏数据。

2014—2016年，我们进行了100多次采访，涵盖了我们最初设计的三个研究主题，其中有些采访涉及多个主题：组织问题（61次访谈）、风险沟通问题（38次访谈）、成本问题（20次访谈）。2014年9月至2015年全年，我们针对世界卫生组织进行了43次访谈，主要采访了前流行病部门和沟通部门的专家，其中一些隶属于全球疫情警报网络以及世界卫生组织选择具有成本效益的干预措施项目（WHO-CHOICE）。2015年8月，我们在美国疾控中心进行了23次采访，采访对象是一些派往紧急行动中心和联合信息中心的工作人员。2015年，我们在瑞士联邦和地方进行了21次采访，采访对象包括来自伯尔尼瑞士联邦公共卫生局（FOPH）的专家，还有来自日内瓦州和沃州卫生部门的专家，以及来自日内瓦大学医院（HUGs）、日内瓦警察局和媒体的人员。2015年3月和2016年7月，我们在日本对18名受访者进行了采访，其中包括日本流行病和新传染病预防办公室（该办公室依靠内阁秘书处，向首相提供信息）、卫生部、厚生劳动省，采访对象包括来自日本国立传染病研究所和三菱研究所的专家，他们都在甲型H1N1流感疫情期间帮助设计了风险沟通活动。我们还在川崎市采访了当地卫生部门。此外，2015年，无国界医生组织的5位专家从西非归国后也接受了我们的采访。

我们对一些访谈做了录音，但由于采访人士面临压力，我们有时只做了笔录。调查埃博拉疫情时尤其如此。采访者一直忙于应对疫情，有时不太乐意与我们交谈。大多数采访录音都使用Atlas Ti进行转录和编码。访谈基本上面对面进行，不刻意追求条理化，不预设结果。主要采访对象包括在甲型H1N1流感和2014年埃博拉疫情中发挥主要作用的公共卫生专家、公务员和应急人员，涵盖地方、国家、联邦和国际四个层次。鉴于某些问题的敏感性，我们对有关采访人员做了匿名处理，特别是埃博拉疫情中的人员，我们没有明确提及其职务或职位。

收集已发表和未发表的文献

我们也收集了一些重要文献。一方面,我们收集了与两场流行病有关的科学文献,尤其是社会科学文献(人类学、社会学和经济学)。另一方面,我们也收集了很多组织机构在两次疫情之前、之中和之后发布的文献。一开始,我们梳理了2010年甲型H1N1流感结束之后发布的抗疫计划和审计报告。这类文献梳理对后续研究非常有用。我们存储了2000多份文件,并用开源管理软件Zotero共享文档。文档数量较大,超出了我们的处理能力。当然,我们也会使用该数据库开展进一步的研究。从文件数量来看,有关世界卫生组织的文档居多,大约300份;有关美国疾控中心、美国国立卫生研究院、国土安全部、卫生与公众服务部的文档有400多份。我们也在瑞士收集了130份文档,在日本收集了17份文档,还收集了无国界医生组织发布的24份文档。关于两场疫情的文档数量并不均衡:甲型H1N1流感有261个文档,而2014年埃博拉疫情有596个文档。原因在于,当我们开始收集数据时,2014年埃博拉疫情正在暴发,并出现了很多重要材料,而甲型H1N1流感正在逐渐消失,媒体或其他方面的报道也比较少。当然,我们本身也在竭尽全力地去解释埃博拉危机,因而我们也必然带有一定的偏见,导致我们更加关注埃博拉疫情而不是甲型H1N1流感。但是,并非我们所有成员都是如此。例如,研究成本问题的同事就没有调查埃博拉危机,因为疫情正在暴发,他们根本无法获取任何有意义的数据。

需要注意的是,灰色文献(没有通过正式学术刊物公开发表的文献)也是我们数据收集的重要部分。很多全球卫生机构都会发布抗疫建议、行动计划、路线图、专家建议、审计报告、经验总结报告和防疫指南。显然,作为全球卫生系统的主要信息机构,世界卫生组织和美国疾控中心必然发布大量信息。同时,许多机构如欧洲疾控中心、无国界医生组织或其他著名研究机构或智库,也会出版非正式的学术刊物,专门就某些全球卫生政策问题进行阐释。这些文档大多数都可以在它们的网站上找到。按照Adams等(2016)的分类标准,它们都被归为一类灰色文献。偶尔,我们也会收集笔记、演示文稿或视频等二类灰色文献。我们还收集了一些新闻文章,但没有仔细甄别媒体的报道内容和数量。我们没有收录通过社交媒体发送给我们的材料如电子邮件、推特、博客或信件(三类灰色文献)。

调查手段

跟我们预期的一致,收集关于疫情的日常访谈或决策材料并非易事。我们本来计划先从世界卫生组织开始,通过远程手段采访全球卫生系统的专家,请他们谈谈2009—2010年的甲型H1N1流感疫情及其后果。他们也愿意接受采访,但埃博拉疫情暴发之后,他们就被迅速组织起来应对疫情。疫情的紧张局面和繁重的工作任务让他们面临强大的现实压力,因此他们不再愿意与外部人士分享信息,即使我们曾经有过良好的沟通。我们曾经尝试进入世界卫生组织埃博拉应急小组和其他工作小组的办公现场,但没有成功。因此,我们采用了以下战略,竭尽可能地与抗疫现场保持联系。其间,我们的中间联络人发挥了重要作用。

安排实习生

2015年,应世界卫生组织沟通部的要求,罗伊斯·巴斯蒂德和克劳汀·伯顿-琼罗斯收集和分析了一些从西非返回的风险沟通人员的材料。两名硕士生(获得世卫组织四个月实习资格)与罗伊斯·巴斯蒂德一起收集了这些材料。玛蒂尔德·布里尔也得到了一名实习生的协助,目标是更好地理解矩阵结构应对埃博拉疫情(或更广泛意义上的所有疫情)的优势和局限性。书中的两章——罗伊斯·巴斯蒂德的第五章(关于疫情期间紧急沟通网络的功能)和亚历山大·杜普拉斯的第六章(关于埃博拉矩阵结构)——均建立在这些实习工作经验之上。这些经验也为其他章节提供了背景知识。

获邀参加咨询会议

项目开展期间,我们还应邀作为观察员参加了不同的专家会议、论坛和研讨会,有时候我们也作为参与者参加发言。日内瓦无与伦比的优势在于,既是世界卫生组织的所在地,又是全球卫生中心,因而该城市围绕全球卫生主题举办了频繁的学术或公共政策活动。这些会议有助于我们更好地理解公共卫生辩论的内容,也让我们能够更好地识别这些辩论的走向。其中,世界卫生组织秘书处邀请我们参加的会议尤其如此。

一些比较重要的咨询活动如下:2015年3月27日至29日的“世界卫

生组织紧急沟通网络培训”;2015 年 11 月 24 日至 25 日的“世界卫生组织紧急风险沟通(ERC)讲习班”;2015 年 12 月 2 日,“世界卫生组织关于预测新兴传染病的非正式磋商”;2015 年 12 月 3 日至 5 日,“RICE 项目讲习班”;2016 年 12 月 6 日至 8 日,“世界卫生组织关于流感的公共卫生研究议程”;2015 年 6 月 22 日至 23 日和 2017 年 2 月 16 日至 17 日,“关于风险沟通的执行准则”小组活动。事实证明,参加这些会议对于理解这些讨论的现实背景具有重大价值,不管是 2014 年埃博拉危机,还是全球范围内和更广泛意义上的传染病,它们使虚空的“全球卫生”概念变得实在。通过参加这样的活动,我们受益良多。我们通过其他专家的正式演讲更新了头脑中的陈旧知识,我们总是可以在会议走廊上跟其他研究人员进行一些有价值的对话。这些会议和磋商无疑可以视为精英活动,获得参与机会非常重要(Sampson 和 Turgo,2018),对我们的研究活动尤其如此。

此外,我们应邀参加了其他类型的会议(例如,2015 年 5 月 9 日举行的瑞士无国界医生组织大会),也作为发言者参与了某些小组研讨会(达卡埃博拉 2015 年 5 月在达喀尔组织,罗伊斯・巴斯蒂德参加),还参与了一些学术活动(2015 年 6 月在洛桑举行的瑞士社会学大会;2016 年 7 月在蒙特利尔举行的国际社会学协会大会)。娜塔莉・布伦德、大卫・马拉丹和埃莱娜・帕基尼-德孔也应邀参加了 2014 年第五届国际灾难与风险大会以及 2017 年牛津国际卫生大会,并做了大会发言,介绍了甲型 H1N1 流感风险管理中的经济因素。

访问全球卫生机构

定期访问世界卫生组织的难度很大,但我们访问美国疾控中心总体上没有遇到太大问题,当然也必须遵守严格的程序(更多信息请参阅 Bourrier,2017)。回想起来,我们与世界卫生组织的联系渠道是非正式的,且在某些方面受到限制。相比之下,我们对美国疾控中心的访问更为正式,也被他们所接受。风险沟通专家玛莎・范德福德为我们的访问提供了便利,他当时是全球卫生沟通中心(美国疾控中心分支机构)副主任,后来到日内瓦世卫组织总部担任沟通中心主任。此后,我们的同事与合作伙伴安・凯勒在加州大学伯克利分校的帮助下,与美国疾控中心内部审查委员会商讨了采访事宜。同时,我们也向美国疾控中心安全部门提交了申请,以获得他们授予的安全许可。整个过程比较复杂，也许需要一整章来介绍，我们在这里只是简单提一下。尽管我们受到限制，但成功获准进入美国疾控中心，使得我们能够与他们的内部人士保持联系。他们愿意在我们确保诚信的情况下，与我们自由交流。我们向每一位内部人士都提供了同意书，以表示我们的诚信。此外，我们的研究伙伴安·凯勒在2015年之前就曾经与美国疾控中心展开过研究，这对我们也有很大帮助。我们的生活受到很多限制，任何时候都被安全监护。例如，我们不能访问紧急行动中心(EOC)，只是偶然经过了一次；我们不能采访那些仍在EOC里任职或与其有紧密联系的人。尽管有这些限制，我们最终还是收集了很多关键的材料。

同样地，我们的研究伙伴大谷仁一为我们进入日本卫生机构也提供了便利。他于2015年3月帮助玛蒂尔德·布里尔组织了一次小型采访活动，但采访时间受到了严格限制。2016年，他还帮助埃莱娜·帕基尼-德孔获得了一些关于疫情成本的材料。如果没有他的牵线搭桥，如果先前没有关于日本的知识储备，也没有日语技能，我们连跟日本公共卫生专家会面的机会可能都不会有。

环境限制

尽管收集了大量数据，但我们也遇到了限制。第一，要想了解全球流行病管理，研究人员就必须面对全球卫生系统的复杂性。尽管我们在日内瓦拥有地理优势去认识全球卫生系统的核心机构，但其复杂分支仍然难以厘清。第二，获取财务数据是一个巨大挑战。核算经济成本的各种组成要素比较困难，尤其是在联邦层面。同时，把不同国家的成本按照同一个标准进行比较更加困难。因为，成本信息通常是不完整的、临时提供的，并且被人们认为是不重要的，甚至在人类面临重大危机时讨论经济成本是不道德的。第三，近距离考察防疫人员的日常活动，给我们团队某些成员常常使用的定性研究带来挑战。我们本可以就这类问题进行讨论，这种讨论也值得开展。但是，我们在此仅做一点简短评论。

由于疫情环境的多样性，我们采用了多样化的数据收集方法，如文档分析、非正式或正式访谈、随防疫人员参与会议或例行活动等。全球卫生专家每天都面对疫情压力、疫情的责任、与同行的观点一致与分歧、政策难题、道德困境、政治考量、技术问题，以及我们很少谈到的(医学)不确定性，这些构成了他们的日常生活。他们经常因为缺乏远见而受到批评，也经常因为自己的某些决定而受到苛责。因此，了解并审视他们的工作环境至关重要。社会科学家需要考虑到知识、决策和专业技能的社会生产机制。社会学研究旨在为政府决策和社会行动提供真实的背景分析，否则这些决策和行动可能会被狭隘地解读，被认为是不合理的、愚蠢的、政治官僚主义的。我们希望全球卫生机构将来会认识到，全球卫生不仅仅是一个讨论话题，还是将不同的社会力量组织起来的一面旗帜。全球卫生是一种社会生产活动，与任何其他社会活动一样值得研究。全球疫情管理仍然是一项备受争议的社会活动，厘清其工作流程和决策过程可以让我们认识到何以如此以及为何如此。

总体安排

本书分为三个部分。第一部分“疫情追溯”，共两章，向读者介绍了全球应对流行病的历史。安·凯勒在第一章“构建疫情应对系统的挑战：基于特定案例的分析(2003 年 SARS、2009 年甲型 H1N1 流感和 2014 年埃博拉)”，介绍了一些广受关注的抗疫能力建设的相关问题。罗伊斯·巴斯蒂德在第二章“未来挑战：全球公共卫生危机与防灾意识的兴起”中，回顾了防疫的社会历史，向读者介绍了过去二十年里全球防疫的组织理念及其背后动力。

第二部分“多学科视角：从甲型 H1N1 流感和 2014 年埃博拉疫情中学到的经验与教训”，共七章，分别从特定的领域或视角分析了两场卫生危机。第三章“比较 2009 年甲型 H1N1 流感和 2014 年埃博拉疫情：全球卫生应对的出人意料之处”。玛蒂尔德·布里尔比较了两场危机呈现出的根本差异，以及有趣的连续性。克劳汀·伯顿-琼罗斯在第四章“流行病与风险沟通：为什么没有吸取教训?”中，分析了大量关于风险沟通的材料，但他发现机构与民众之间的风险沟通存在着持续性的困难。罗伊斯·巴斯蒂德在第五章“世界卫生组织在 2014 年埃博拉疫情期间的应急能力分析”中，研究了世界卫生组织总部的应急沟通网络在疫情期间的运行情况。该章展示了一线防疫工作者所面临的极端困难，以及他们如何利用正式/非正式的沟通网络来适应不断变化的疫情。亚历山大·杜普拉斯在第六章

“流行病管理中的矩阵结构”中,回顾了埃博拉疫情期间世界卫生组织矩阵管理的应用范围及其效果。娜塔莉·布伦德、大卫·马拉丹和埃莱娜·帕基尼-德孔在第7章“抗击甲型H1N1流感的成本问题”中,探讨了决策者在选择防疫策略时如何考虑成本和收益问题。埃莱娜·帕基尼-德孔,娜塔莉·布伦德和大卫·马拉丹在第八章“危机融资:甲型流感肆虐期间瑞士、日本和美国的公共支出”,审查了瑞士、日本和美国应对甲型H1N1流感的公共卫生费用,以及它们在各自国家公共卫生预算中所占的份额。最后,玛蒂尔德·布里尔在第九章“全球卫生系统的组织难题:高可靠性组织理论的启示”中,重新阐释了全球卫生系统的组织难题,目的是超越当前全球卫生系统结构改革的主流思维,寻找新的替代方案。

第三部分“补充视角:疫情期间人们对道德与关爱的双重标准”,共两章,针对某些卫生干预措施的实践提出了不同的理解。奥德·帕法特在第十章“富足背后的短缺:聚焦日内瓦的古巴病人医疗后送事件”中,以感染埃博拉病毒的古巴医生为例,生动地描述了那些医疗资源丰富的医院所面临的一系列组织性挑战。第十一章是菲利普·卡兰和马克·庞辛以前的文章“向埃博拉受害者伸出援手:强迫、说服,还是让他们自我牺牲?”的修改版,该文章已经在《社会科学与医学》杂志上发表。本章将读者、人道主义救援者和埃博拉受害者放在一起审视疫情。它暴露了当前公共卫生干预和强制措施所带来的困境。

本书的结语“重新审视全球卫生”,强调了一些共性问题,主要是一些反复出现在甲型H1N1流感和2014年埃博拉疫情中的社会争议。这些争议在不同学科中展开,也表现出不同的规模。可以确定的是,这些争议将长期存在。它们将阻碍我们从过去的疫情中学习经验和教训,但我们将更严肃地讨论如何利用社会科学知识,以提升未来的全球疫情管理。

玛蒂尔德·布里尔

娜塔莉·布伦德

克劳汀·伯顿-琼罗斯

目　录

第一部分　疫情追溯

第二部分　多学科视角:从甲型 H1N1 流感和 2014 年埃博拉疫情中学到的经验与教训

第三部分 补充视角:疫情期间人们对道德与关爱的双重标准

第一部分

疫情追溯

第一章 构建疫情应对系统的挑战：基于特定案例的分析（2003 年 SARS，2009 年甲型 H1N1 流感和 2014 年埃博拉）

第一节 导 言[①]

越来越多的危机应对研究，试图讨论如何面对危机过程中的认知与组织挑战，如何做好决策、工作程序、协作和后勤方面的准备，并限制防疫措施的负面影响（如 Ansell，Boin 和 Keller，2010；Christensen，Lægreid 和 Rykkja，2016；Comfort，2007；Lagadec，2009；LaPorte，2007；Moynihan，2012；Nohrstedt 和 Weible，2010；'t Hart，2013）。危机防范层面取得的成功，如高可靠性组织带来的低失败率（LaPorte 和 Consolini，1991；LaPorte，1996）或消防活动中使用"突发事件指挥系统"（Bigley 和 Roberts，2001；Comfort，2007；Lutz 和 Lindell，2008；Moynihan，2009）为我们提供了启示——提高与危机相关的其他领域的行动能力既是当务之急，也是巨大挑战。尽管各国通过长期的公共卫生措施来应对疫情，但有些无法预测的重大疫情迫使人们采取（集中调配资源的）高强度应对方式。一些专家为了吸取教训，会对这类事件进行重新规划和事后评估，以便更好地应对

① 与 2009 年甲型 H1N1 流感相关的访谈和考察经费来自美国国家科学基金会（SES-0826995）。与 2014 年埃博拉疫情相关的采访经费来自瑞士国家科学基金会。我要感谢本文谈到的参与防疫工作的每一个人，感谢他们抽出宝贵时间分享他们对防疫工作的看法，以及他们快速而有效控制疫情的奉献精神。我还要感谢玛蒂尔德·布里尔博士对本章第一稿的评论和建议，她的建议非常富于启发性，有助于加强本章的分析并提高论点的清晰度。

未来疫情。这将带来两个重大挑战。首先,负责抗疫的公共卫生机构必须进行组织转型,从常规运行模式转变为应急响应模式。其次,组织领导者面临提高专业技能的压力,以应对短暂的偶发事件。

面对非常态卫生危机,仅仅提高组织效能还不够,试图从错误中获得经验教训的试错学习法(trial and error learning)也不够。由于缺乏试错的机会,危机应对者必须依靠其他方法来积累经验。一种方法是,审视最近暴发的危机,以便从中吸取教训,提高疫情应对绩效,或者在应对下一次疫情时限制失败次数。为了提高我们应对未来危机的行动能力,我在本章探讨了从孤立的偶发事件中吸取教训的可能性。

本章源于以下观察:如果连续地审视2003年SARS、2009甲型流感和2014年埃博拉病毒三场危机,可以发现人们似乎并没有从每场危机中吸取教训。我认为,吸取教训的困难在于问题本身的性质。致命疾病的突然暴发具有紧迫性,需要迅速有效地应对。然而,这些公共卫生危机表现出"邪恶"(Rittel和Webber,1973)和"难以控制"(Ansell,2016)的特征,使得抗疫过程中总是出现意外。我们面临的挑战来自:(1)新型病原体,甚至已知病原体也无法预测其特性;(2)疫情在地理和规模上的意外发展;(3)难以协调不同的抗疫措施,也无法预测自主行为体(个人和组织)的差异化行为。一种方法是,通过研究这三种不确定性之间的关系,可以为我们带来独特的学习效果,或许可以避免过去的教训在未来重演。由于人们在应对严重公共卫生危机时,没有意识到那些深刻、持久、天然存在的不确定性,因此,人们得到的经验往往就是迅速克服那些不确定性,以便进行适当的应对。另一种方法是,人们围绕不确定性、突发事件或意外事件来建立抗疫体系,以不断适应持续变化且难以把握的环境。

第二节 理论框架

许多组织通过试错法进行简单学习。简单学习的基本方法是根据因果推论进行调整,但有些组织由于其执行任务的性质而难以进行基本的因果推论(Wilson,1989)。而且,正如Argyris和Schön(1978)所指出的那样,试错法是一种单环学习(single-loop learning)模式,即直接学习有助于达成目标的行动或理论。但是,过于重视单环学习会阻碍双环学习(double-loop learning)。双环学习过程中,组织不仅会归纳因果关系,还会质疑行动的价值基础和理论假定。此外,单就学习而言,人们从孤立的事件中学习面临更大的挑战。这主要是因为紧急事件的频率低,使得组织在遭到重大失败后,无法获得更多的经验来学习和纠正(Mahler 和 Cassamayou,2009)。从孤立事件中学习的前提是,组织负责人能正确认识到失败的根源,绕过学习过程中的其他障碍。

当我们要从"难以控制"的事件中学习时,挑战可能更加艰巨。例如,即便是同一传染源导致的疫情,也可能在不同区域显示出各自的独特走势。尽管抗疫人员可能在危机中获得宝贵的经验,但对于下一次危机可能并不是特别有用。更令人沮丧的是,过去的经验可能会产生误导作用,而当前疫情的新特征反而可能被忽略。由于受到偏见的指引,有些危机应对者在危机期间只能识别出他们所期望出现的模式,却忽略了那些超出预期的情况,从而看不到非典型信号。事后来看,当时犯下的错误是显而易见的,但在危机期间却难以识别,因为他们使用了不完整、不确定且容易出错的数据来描述危机及其发生的环境(Keller 等,2012)。

公共卫生官员在任何疫情中都会采取多种手段来改变疫情发展态势,因此从疫情中吸取教训也存在着挑战。而且,即使没有人为干预,疫情也常常会自我限制。人们不能过度自信地说公共卫生干预措施阻止了疫情的扩大。即使结果显示明显的成功或失败(本身很少见),也无法精确地判定某项或多项干预措施是否发挥了作用。尽管偶有案例表明某些防疫措施的有效性,但想从这些案例中学习到有用的经验并不容易。例如,各国选择不同干预策略的原因不仅仅出于技术考虑,还出于文化和政治考虑(Baekkeskov,2016;Connor,2016;MacPhail,2014)。因此,研究人员需要根据不同个案的社会地理特征来对待结果差异。尽管有些学者可能认为,抗疫策略与自然环境不存在关联,但它常常不能从社会政治环境中剥离出来。

人们要想从疫情中学习,面临着诸多困难,原因在于公共卫生事件本身的性质。它们表现出"邪恶"和"难以控制"的特征。解决"邪恶"问题的困难在于问题的独特性和复杂性。如果问题是独特的,则无法通过试错法来提高危机应对能力。同样,如果问题极为复杂,就很难客观地描述问题,因而很难评估危机发展到什么"状态",以及什么措施可能是适当的,甚至何时成功了(Rittel 和 Webber,1973)。“难以控制”的问题凸显了疫情瞬时变化的复杂性,从而给抗疫带来了极大的挑战(Ansell,2016)。“难以控制”的问题不仅在时间和空间上均表现出不均衡性,还可能呈现出令人惊讶的非连续性或持续的变动性,导致形势变化过快而无法进行预警,直到形势超过可控制的干预点为止。它们可能会产生恶性循环,采取措施反而可能加重问题的解决难度。而且,解决一个“难以控制”的问题可能还会产生新的、意想不到的情况。

公共卫生危机表现出了很多“邪恶”问题和“难以控制”问题的特征。特别是,抗疫行动可能需要跨越自然地理和职能部门的边界,在那些曾经不经常互动的抗疫人员和机构之间进行沟通和协调。因此,公共卫生危机迫使人们采用新的组织网络和工作程序(Ansell,Boin 和 Keller,2010)。这既可能带来令人惊讶的成功,也可能导致无法预测的失败。同时,公共卫生危机对抗疫机构威胁很大。疫情暴发期间,医护人员的风险通常比一般人群高。这可能会导致恶性循环。一旦医疗系统不堪重负,它就可能成为疫情传播的渠道,而不是控制疫情的场所。

疫情也可能会表现出短暂的意外情况,包括疫情状况的突然变化或问题增多带来的判断障碍。前一种情况的例子是,SARS 数周内都在中国内地传播,但几名旅客在香港一家宾馆感染该病毒(一位携带病毒的医生也碰巧下榻该宾馆),然后就突然传播到其他各洲的部分城市。此外,识别新增病例存在着困难,这让 2014 年埃博拉疫情的早期应对工作陷入困境。当时,公共官员充分意识到疫情在三个国家开始传播,也认为现有的应对措施将很快减少新感染数量。但是,几周之后,当传染病流行起来之后,人们才意识到相反的情况正在发生。如果那时采取更多的措施,可能会使疫情控制在大暴发之前的范围内。此外,同一病原体在不同地理环境中的表现也可能大不相同。埃博拉病毒在西非的大肆传播与其在美国和欧洲的有限传播显示出疫情的社会地理差异。病毒一般在资源丰富的富裕国家不太可能持续传播。但是,这不仅仅是一个有关收入的经济问题。例如,在 2014 年西非暴发疫情的同时,刚果民主共和国的多个村庄也暴发了疫情，但仅有 66 例[①]。相比其他三个西非国家，刚果民主共和国的疫情规模相对较小。可见，资源差异并非刚果（金）疫情规模较小的原因[②]。因此，仅仅凭经济发展水平这样的单一因素不能解释，为什么类似的非洲贫困国家在遭受疫情袭击时可以有近 70 倍的病例增长。

易感人群的行为和观念也会给抗疫行动带来很大的不确定性和不可预测性。由于疫情持续变化，防疫人员在了解疫情特征时面临挑战，其防疫措施的执行也需要达到难以置信的高水平。例如，在医院中控制高传染性、高致命性疾病，要求医疗组织和员工将其常规行动模式转变为高可靠性行动模式[③]。如果要成功进行这些转变，需要在数小时内进行，因为急诊室的感染患者可能会使其他病人和医护人员面临风险。负责追踪接触者的防疫人员需要找到病毒携带者传染期间的所有接触者。如果他们漏掉一个接触者，就可能建立起新的传播链。尽管对高可靠性组织的研究表明，开展高效行动是可能的，但是能够高水平执行的组织却无法在短短几天内创造出必要的条件（LaPorte 和 Consolini，1991）。

假定所有医疗机构都能够实现这种转变，那么只要颁布《公共卫生指南》，建立一套恰当的护理标准，就可以帮助这些医院做好准备，以发现和有效管理大量的疑似病例。但是，即使有《公共卫生指南》的帮助，许多医院也难以将这些建议付诸实践[④]。公共卫生官员如果可以预测到哪些医院需要支持，就可以在恰当的时间将资源集中在正确的地方。然而，他们一开始并不知道哪家医院难以应对疫情冲击。例如，SARS 暴发之初，没有人预测到，在受灾最严重的城市中，多伦多拥有全球最高的医护人员感染率

---

① 与埃博拉疫情相关的病例数据来自疾病控制和疫情预防年表（埃博拉病毒病中心）：www.cdc.gov/vhf/ebola/outbreaks/history/chronology.html（2018 年 2 月 27 日访问）。

② 四个受疫情影响的国家在发展水平上得分相似（United Nations Development Program，2015）。

③ 关于日内瓦州立医院的经验，请参见帕法特（第十章）。

④ 美国一共有 44 个疑似病例和 8 个确诊病例，没有医护人员感染。这表明美国的 SARS 治疗达到了较高水平。然而，尽管他们对疫情形势有着非常清醒的认识，但是根据一项针对医护人员的调查，他们在护理确诊病人和转移病人的过程中还是存在着比较普遍的失误，没有采取足够的防护措施来预防可能引起的感染。例如，接受调查的医护人员中有 44% 说他们在与疑似病例交流的过程中没有佩戴防护口罩（Park 等，2004）。

(相比疑似病例和确诊病例)[①]。2014 年达拉斯的埃博拉疫情也出现过类似情况:一家富裕国家(美国)的医院,即使他们知道自己正在治疗一名埃博拉确诊患者,仍然未能开展有效且安全的行动,结果导致两名医护人员被感染。这些案例说明,病毒携带者并不是流行病中唯一无法预测的变量。对于抗疫组织者来说,以下所有因素都会带来不确定性:患者、患者家属、社区人员、医护人员、记者和媒体人。此外,上述行为体之间的互动还会产生另外的不确定性。

尽管疫情给我们造成了分析障碍,但疫情之后,各类出版物仍然试图发现抗疫成功的经验,并从偶发、独特的案例中吸取教训。我们在本章将首先介绍 2003 年 SARS、2009 甲型 H1N1 流感和 2014 年埃博拉病毒,并审视每次疫情带来的"教训"。然后,在此基础上,本章将讨论这些教训在多大限度上为应对未来危机带来益处。本章认为,不存在着固定的结论,不同的危机通向不一样的结论。当然,本章的目的也并不是得出明确的结论。本章挑选了三次非常不同的国际卫生事件,通过比较,我们可以发现它们在一定程度上具有相同的特征,我们可以研究这些特性,将其作为危机学习的资源[②]。鉴于偶发事件带来的学习难题,本章最后讨论了防疫工作如何更好地去直接面对不确定性和偶然性,以加快人们从危机中学习的速度。

本章的分析数据来自有关这些公共卫生事件的已发表和未发表文献,以及 2009 年甲型 H1N1 流感期间进行的访谈和疫情观察,还包括对 2014 年埃博拉病毒防疫人员的访谈[③]。尽管三场公共卫生危机都跨越了国家边界,也都迫使国际社会做出重大回应,但三场危机在许多方面都相去甚远。SARS 是一种新型病原体,而甲型 H1N1 流感病毒和埃博拉病毒则不是。SARS 和埃博拉病毒的暴发没有达到全球大流行的水平,而甲型 H1N1 流感已经达到。事实证明,甲型 H1N1 流感是一种相对温和的传染病,而

---

① 关于各城市 2002 年至 2003 年医护人员中感染 SARS 的数据,请访问:www.who.int/csr/sars/country/table2004_04_21/en/(2018 年 5 月 24 日访问)。

② 这种方法借鉴了约翰·斯图尔特·米尔(John Stuart Mill)的"相似性方法"。该方法通过比较分析不同的案例,来甄别某些特定案例中与研究者兴趣有关的要素(Mill,1974)。

③ 与 2009 年甲型 H1N1 流感有关的采访和调查经费来自美国国家科学基金会(SES-0826995)。与 2014 年埃博拉疫情相关的采访经费来自瑞士国家科学基金会。

SARS和埃博拉病毒的毒性则要高得多。SARS发生在公共卫生和医疗体系运行相对较好的城市，而埃博拉疫情发生在公共卫生和医疗体系异常脆弱的国家。如果对这些危机的比较可以带来启发，那么这些危机的差异性就需要我们去深入思考。此外，这些差异性也会在一定程度上掩盖某些事实，如相似的公共卫生危机可以出现非常不同的发展态势。

第三节　疫情回顾

一、2003年SARS应对：惊人的成功还是运气？

2002年秋天，SARS开始在中国暴发。2003年2月10日，一个国际疫情监测组织提醒公共卫生官员，一种呼吸道疾病在中国境内传播。自此以后，SARS便成为国际关注的公共卫生危机（Heymann和Rodier，2004）[①]。该疾病自2002年11月开始在中国传播，中国政府在2003年2月向世界卫生组织报告病例（Heymann和Rodier，2004）[②]。2月21日，一名医生（在内地治疗过SARS病人）前往香港，并将病毒传染给另外16位患者，进而将其传播到新加坡、越南和加拿大的部分城市（Heymann和Rodier，2004；Cheng等，2013）。世界卫生组织根据香港和河内的病例报告开始展开调查，并分别于3月12日和15日进行了第一次和第二次全球预警。第二次全球预警描述了疫情早期的某些特征，披露了医护人员容易受到感染的事实，并建议旅行者对感染症状提高警惕，防止与病毒的潜在接触（Heymann和Rodier，2004）。接下来的几周，世界卫生组织的旅行警示包括建议在登机之前检查乘客，以及一条富于争议的提议，即不要前往受疫情影响最大的一些城市（Paquin，2007）。

---

① 加拿大国家公共卫生机构（健康加拿大）创建了全球公共卫生信息网络（GPHIN），主要跟踪全球新闻通讯社和网站，以获取与疫情有关的信息（Health Canada，2015）。

② 有关SARS出现的时间表，请参见WHO网站：www. who. int/csr/don/2003_07_04/en/（2018年5月9日访问）。需要注意的是，Heymann和Rodier的报告（2004）显示，GPHIN于2月10日首次获得有关非典型肺炎病例的新闻报道，并称一天之后中国向世界卫生组织报告了疫情。这里列出的时间表将2月10日定为中国官员向世界卫生组织报告的第一天，并将2月24日定为GPHIN从媒体报道那里获得的疾病传播日期。

世界卫生组织利用其全球疫情应对网络(GOARN),派出了工作小组去中国、越南和新加坡,并对市一级的防疫工作提供了支持(Mackenzie 等,2014)。但加拿大官员与世界卫生组织的同级别官员进行联络时,其境内城市多伦多却没有得到 GOARN 小组的支持。除了建立全球疫情应对网络,WHO 还创建了三个虚拟平台来支持抗疫工作(Heymann 和 Rodier,2004; Mackenzie 等,2004)。第一个是由科学家组成的团队,他们在寻找病原体方面进行了积极合作。第二个和第三个虚拟网络平台的任务是,收集、分析和发布患者的临床情况,以及流行病学方面的信息(如病毒是通过空气传播还是通过飞沫传播)。

疫情最严重的城市主要采取了以下一些公共卫生措施:(1)隔离疑似患者,并给予医疗救助;(2)跟踪、监测甚至隔离确诊病人的接触者;(3)建立负压室,采用屏障护理,以保护医护人员免受感染;(4)暂停医院所有的非基础性服务;(5)停学停课;(6)向公众提供有关传染症状和预防措施的公共卫生信息(Cheng 等,2013)。在中国香港、越南河内和新加坡,防疫措施的实施使得确诊患者数量稳步下降。此外,出行禁令也阻止了病毒传播到其他城市。然而,多伦多与其他城市不同,该市在 2003 年 4 月宣布疫情受到控制之后,又经历了第二波疫情,并一直持续到 7 月(NACSPH,2003; Low,2004)。

二、2009 年甲型 H1N1 流感:为什么小题大做?

2009 年 4 月,墨西哥公共卫生官员通过流感监测发现,季节性流感呈上升趋势。疾病的严重程度和暴发时间引起他们的警惕,因为季节性流感应该在 4 月结束,而不是恶化。实验室的测试结果表明这是一种新型流感病毒。墨西哥官员立即将样本送到加拿大实验室,并于 4 月 23 日确认了该结果(Mexico Ministry of Health,2009)。大约在同一时间,美国公共卫生官员收到一例猪流感病例,并于 4 月 13 日将样本送到美国疾控中心进行确认。几天后,美国疾控中心确认了第二例猪流感病例(Ginsberg 等,2009)。猪流感通常每隔一到两年暴发一次,但这种情况通常发生在感染者与猪接触之后,且不存在持续的人际传播现象(CDC,2009a)。但实验室确认的两个病例中,没有一例与猪有任何接触,并且两个病例也没有与其他人接触,这表明一种可以在人际持续传播的新型流感已经发生(Ansell 等,2009)。

新型流感得到确认后，墨西哥和美国的卫生官员 4 月 24 日通过 WHO 的上报机制（SARS 之后设立）向世界卫生组织上报了“国际突发公共卫生事件”。此后，世界卫生组织向国际社会宣布新型流感在墨西哥和美国暴发（Neumann 和 Kawaoka，2011）。

世界卫生组织在过去几年为应对大流感所建立的国际机制，有助于此次新型流感的应对（Katz，2009；Wilson，Brownstein 和 Fidler，2010）。世界卫生组织担心发生类似 H5N1 病毒变异带来的人际传播，尤其是在经历了 SARS 冲击之后，便开启了这项工作（Webby 和 Webster，2003）。世界卫生组织成功地修订了《国际卫生条例》，要求各国向世界卫生组织报告任何可能造成国际传播的疫情，增强其在监测和抗疫方面的基本公共卫生能力（Gostin，2009；Katz，2009）。此外，世界卫生组织鼓励各成员国做好疫情防范工作。对于世界卫生组织自身来说，主要目标是努力构建一个疫情警报系统，可以据此宣布疫情所处的“阶段”，并向各国提示应该在此“阶段”启动抗疫规划[①]。各国基于对 H5N1 疫情再次暴发的担忧，纷纷制定了防疫规划。他们对疫情的分阶段应对计划，主要依据疾病传播情况而不是严重程度来制定，结果导致人们认为任何疫情都需要采取昂贵且强有力的措施（Keller 等，2012）。

随着公共卫生官员开始对 2009 年甲型 H1N1 流感预警，同时世界卫生组织也不断调高疫情的层级，各国开始审查并实施其预先规划的防疫工作。富裕国家加强了疫情监测，开始统计病例，追踪传播链条，并向病例高发区发布防疫指南。但是，随着专家开始辩论流感程度的轻重，公共官员围绕着是否应当采取强有力的干预措施陷入了分歧（Ansell 等，2009）。例如，美国疾控中心最开始建议有确诊病例的县市关闭学校，但随后又修改了该建议，要求地方司法部门自行决定是否关闭学校（CDC，2009b）。在修订后的防疫指南中，美国疾控中心参照《国家流感防疫策略》，认为如果在疫情早期停课停学，将有可能会减缓疫情（美国疾控中心，2009b）。世界卫生组织重复了其在 SARS 中发挥的作用，组织了一个由 GOARN 组成的流

① 参见 WHO 指南，该指南建议将国家层面的防疫措施与 WHO 宣布的疫情阶段联系起来——《WHO 全球流感防疫规划：世界卫生组织的作用以及国家层面的应对措施建议（疫情之前与疫情期间）》2005（WHO / CDS / CSR / GIP / 2005.5）。

感专家团队，前往墨西哥支持抗疫（Katz，2009）。但是，他们到达那里之后，却很难发挥作用。

2009年4月，疫苗生产商开始生产疫苗，以应对北半球可能到来的秋季疫情。南半球国家在没有疫苗的情况下继续竭力抗疫（Ansell等，2009）。值得注意的是，在许多国家的抗疫规划中，它们主要依据世界卫生组织宣布的疫情阶段来推动疫苗研发（Godlee，2010）。2009年6月11日，世界卫生组织在宣布疫情达到第6期之后，一批疫苗合同开始签订（Godlee，2010）。

公众日益增加的不信任阻碍了随后在北半球国家实施的疫苗接种。许多国家的公众声称，疫苗公司夸大了流行病的严重程度，故意影响世界卫生组织，导致世界卫生组织没有严格按照公共卫生标准来提供防疫建议，目的是从疫苗接种中获利。疫情之后的研究表明，民众对疫苗缺乏信任或对疫苗的需求不足导致疫苗接种率偏低（Brien，Kwong和Buckeridge，2012；Han等，2016）。当然，也有某些国家的民众并没有表现出对卫生官员的不信任，因此其疫苗需求较强，但疫苗供应却存在延误（Falco，2009）。

许多经合组织国家承诺与低收入国家共享疫苗，但直到疫情快要结束时也没有交付疫苗。这个现象表明，全球卫生机制在实现各国更公平地分配疫苗方面存在着不足（Kumar等，2012）。疫情结束时，甲型流感的死亡率跟普通季节性流感大致相似。这样的结果导致人们批评，2009年甲型流感防疫措施的水平远高于疫情的严重程度（Godlee，2010）。人们认为，世界卫生组织疫苗咨询委员会成员中存在着潜在的利益冲突，随后对他们的调查使得世界卫生组织不得不为自己的行为辩护。他们既要为疫情预警机制的设置而辩护，也要为其提倡的广泛疫苗接种而辩护（Cohen和Carter，2010；Godlee，2010）。

三、2014年埃博拉：成绩不佳

2013年12月，埃博拉病毒在几内亚被发现，最初起源可能是该国偏远地区的一名儿童与感染的蝙蝠发生接触而引起的（WHO，2015；Coltart等，2017）。最开始的时候，治疗这一家人的医护人员怀疑这是霍乱（WHO，2015）。到了2014年3月，病毒的持续传播引起了几内亚卫生部的警惕,他们向世界卫生组织当地办事处的官员进行了通报(WHO,2015;Coltart 等,2017)。几内亚卫生官员将感染病人的血液样本送到法国里昂,证实了迄今为止毒性最高的埃博拉病毒(Baize 等,2014;WHO,2015)。虽然实验样本被确认为埃博拉病毒,但鉴于该国以前从未发生过埃博拉疫情,于是世界卫生组织向几内亚派遣了 GOARN 小组。该小组由经验丰富的专家组成,目的是协助几内亚抗击埃博拉病毒(WHO,2014)。同时,无国界医生组织(MSF)利用其防疫经验和已有的设备在几内亚建立了三个埃博拉治疗机构(ETU),向患者提供救治服务并帮助保护医护人员免受病毒传染。世界卫生组织向几内亚的邻国发出了预警,随后收到塞拉利昂和利比里亚的疑似病例报告。两国的疑似病例都与几内亚病例有关。此外,在塞拉利昂和利比里亚首次报告疑似病例之后,两国都下调了疑似和确诊病例总数,且在 4 月 6 日至 5 月 25 日之间没有新增病例报告[①]。2014 年 5 月 18 日,世界卫生组织报告称,在超过三周的时间里,几内亚 6 个州中的 5 个没有新增病例。更重要的是,自 4 月 9 日以来,利比里亚和塞拉利昂没有新的病例报告。世界卫生组织预计"埃博拉疫情可在 2014 年 5 月 22 日宣布结束(在利比里亚和塞拉利昂)"[②]。尽管无国界医生组织继续维持其在几内亚建立的埃博拉治疗机构,部分国际非政府组织(如一个由撒玛利亚基金成立的埃博拉治疗机构)也在积极支持利比里亚的防疫工作,但参加 GOARN 的各个小组都已经回国,他们认为疫情已经基本结束[③]。

事后来看,疫情报告里提供的病例仅占实际新增病例的一小部分。数据统计失误可能是因为地方政府缺乏疫情监测能力,以及民众对当地政府和医疗系统缺乏信任。另外,疫情在几内亚正朝好的方向转变,因此,以 GOARN 代表的国际救助也相应减弱,但出人意料的是,病毒却在另外三个受影响的国家中迅速传播。

---

① 数据来自世界卫生组织 2014 年 4 月的埃博拉疫情报告,该报告不再公开。获得这些数据可向作者提出请求。

② 数据来自世界卫生组织 2014 年 5 月的埃博拉疫情报告,该报告不再公开。获得这些数据可向作者提出请求。

③ 根据美国疾控中心在疫情暴发时发布的形势报告,疾控中心派出的 5 人小组加入了在几内亚的 GOARN 团队(2014 年 3 月 31 日报告)。5 月初,疾控中心又派了 2 名专家加入他们。但是,到 2014 年 5 月 27 日,世界卫生组织乐观地预测疫情已经得到控制,疾控中心召回了派出的专家(2014 年 5 月 27 日报告)。疾控中心的形势报告不再公开,要获得这份报告需向作者提出请求。

早在2014年4月，无国界医生组织和世界卫生组织就对这场危机的特征产生了公开的分歧。无国界医生组织试图提高人们的紧迫感，以便国际社会为抗疫工作提供更多资源，而世界卫生组织发言人格雷戈里·哈特尔则向新闻媒体保证，埃博拉疫情比过去的规模更小，而且容易得到控制（联合国日内瓦办事处，2014）。哈特尔在推特上进一步指出，无国界医生组织不应该"夸大"危机（Fletcher，2015）。6月初，无国界医生组织在其发出的一封正式信件中坚称，鉴于病毒的传播规模，国际社会的抗疫工作存在严重不足（采访，2015年8月）。当时，无国界医生组织是唯一在抗击埃博拉病毒方面拥有丰富经验的机构。尽管享有这种独特的地位（既有过去的也有当前发生的抗疫经验），但无国界医生组织无权提高疫情的预警级别，也无法质疑当时的错误认知。塞拉利昂于5月25日宣布了6例新增病例，这是疫情还没有结束的第一个迹象。针对新的疫情，世界卫生组织派遣了6名国际专家，并发放了紧急资金和救援物资[①]。接近7月中旬，美国疾控中心将自己的抗疫小组派往利比里亚（Dahl等，2016）。至此，无国界医生组织的预警开始获得官方重视[②]。

美国疾控中心最初以处理上次埃博拉疫情的方式来对待利比里亚的援助请求。它派出了一个7人组成的团队前往利比里亚（Dahl等，2016）。他们到达利比里亚后，迅速意识到这场危机空前扩大的规模。利比里亚医护人员的死亡人数达到79人，大大减少了该国本就匮乏的医疗队伍，剩下来的医护人员很多不敢回到医院去救治病人。随着三个国家病例的增多，民众对政府或防疫人员的不信任引发了社区抵制，甚至引发了针对医疗机构和医务人员的暴力行为（Wilkinson和Fairhead，2017；WHO，2015）。此外，塞拉利昂和利比里亚都没有足够的实验室能力来识别越来越多的疑似病例，没有足够的转运能力将疑似患者从社区转移到治疗中心，也没有必备的人力和信息设施来追踪接触者，以便监视和快速隔离出现症状的潜在感染者。这种情况下，病例暴增使得医疗机构迅速陷入瘫痪。由于患者数量超过了ETU的救治能力，一些患者因为得不到救治而死在ETU之外而

① 数据来自世界卫生组织2014年5月的埃博拉疫情报告，该报告不再公开。获得这些数据可向作者提出请求。

② 文字叙述和口头访谈显示，利比里亚曾经正式联系美国，要求美国提供支持，但是，这些材料均未提供利比里亚提出请求的具体日期。

成为国际头条新闻。

三个国家都缺乏运行良好的医疗保健和公共卫生系统,在疫情最严重的区域每周都有数百个新增病例①,因而需要大量的医护人员和医疗设备,同时也需要向民众提供专门的公共卫生知识。尽管许多医护人员自愿前往疫区帮助抗疫,但签证延迟拖慢了他们的救助步伐(采访,2015 年 8 月)。此外,刚开始的时候,自愿参加抗疫的医护人员数量存在不足。一些新闻报道如袭击诊所、ETU 工作人员缺乏培训,以及志愿者对自身获得医疗服务的担忧,都可能影响到他们的最初选择(采访,2015 年 8 月)。尽管捐助国提供了大量的援助资金,但缺乏医护人员阻碍了抗疫行动。此外,由于医疗设施的相对落后,常规抗疫行动(如追踪接触者)无法有效展开。(采访,2015 年 8 月)。对于那些可能受到感染的民众来说,官方要求他们按照安全的方式开展社会交往活动,但是政策失误和医疗失误导致公众对这些措施无法信任(Bell 等,2016;WHO,2015)。

公共卫生官员不仅未能预测和发现病例的迅速增加,也没有预测到新增病例的突然下降。9 月份,世界卫生组织和美国疾控中心两者的模型分别预测了 2 万名和 50 万名新增病例,美国疾控中心预测的最坏情况是新增病例超过 100 万名(Meltzer 等,2014)。尽管美国疾控中心主任 Frieden 认为,持续的防疫工作将防止最坏情况发生(Grady,2014),但美国仍然持续投入更多资源用于抗疫,特别是在利比里亚,美国军方增建了 11 个埃博拉治疗机构。但是,这些机构最终仅治疗了 28 名患者(Onishi,2015)。

尽管三个国家的病毒传播都持续到 2015 年,但新增病例的速度与上次埃博拉疫情大致相似;即便小规模团队也能够查明新病例,追踪接触者并预防进一步的社区传播,或将患者转移到条件更好的治疗中心。公共卫生信息发布更加及时,以及民众更加愿意配合减少社区传播,两者一起降低了病毒感染的速度(WHO,2015)。此外,世界卫生组织和美国国立卫生研究院都在 2015 年启动了疫苗试验,世界卫生组织的研究表明该疫苗可能对埃博拉病毒 100%有效(Henao-Restrepo 等,2017)。除了三个国家的幸存患者继续努力克服疫情带来的社会和医疗后果之外,埃博拉病毒的传

① 有关每个国家每周病例增加的数据和图表,请参见:www.cdc.gov/vhf/ebola/outbreaks/2014-west-africa/cumulative-cases-graphshtml(访问:2018 年 3 月 1 日)。

播逐渐得到控制。根据官方报道,与埃博拉病毒有关的最后病例出现在2016年6月。

第四节 经验与教训

“非典”带来的经验主要是世界卫生组织相对成功的协调,教训或许是多伦多对SARS不太成功的应对(表1.1)。经过这次危机,世界卫生组织获得了信心,认为它能够在疫情沟通中扮演核心角色,可以帮助收集、评估和发布有关病原体、临床结果和流行病分析方面的信息,还可以通过GOARN为受灾最严重的城市提供支持。世界卫生组织还认为,旅行建议和机场检查有助于减少病毒传播到其他国家的机会,并迅速识别出那些病毒携带者。有关多伦多的文献显示出,加拿大应该加强其公共卫生基础设施建设,并且应该更加重视防疫准备工作。这些文献表明加拿大缺乏针对新病毒暴发的规划(NACSPH,2003; Hawryluck,Lapinsky和Stewart,2005; Campbell,2006),也没有事先建立任何应急机构来协调抗疫行动(NACSPH,2003; Koplan等,2013; Hawryluck,Lapinsky和Stewart,2005)。

新版《国际卫生条例》(IHR)体现了从SARS中吸取经验教训的决心。比如,该条例纳入一种新机制,要求各成员国向世界卫生组织正式报告可能产生国际传播的疾病(Plotkin等,2007)。此外,《国际卫生条例》要求世界卫生组织收集和披露有关疫情的信息,从而使得世界卫生组织成为各方真实疫情信息的来源(Drazen,2003;WHO,2003)。世界卫生组织认识到,有效的国际信息共享必须以真实有用的疫情信息为基础,因此纳入了一条规定,要求成员国在疫情监测、疫情控制和实验室检测等核心领域必须具备最低限度的公共卫生能力。根据世界卫生组织关于机场检查的建议,新版《国际卫生条例》试图实施贸易和旅行限制,并鼓励各国遵守世界卫生组织的合理建议。

表 1.1 从 SARS 中学习到的经验与教训

经验与教训	资料来源
强调早期监测的重要性	WHO, 2003; Cheng 等, 2013
信息公开与信息共享	US GAO, 2004; Hawryluck, Lapinsky 和 Stewart, 2005; WHO, 2003
建立防疫计划(包括急救能力计划和病例报告程序)	NACSPH, 2003; Hawryluck, Lapinsky 和 Stewart, 2005; Campbell, 2006
建立应急机构(ICS 或类似机构)指导抗疫,并促进协调和沟通	NACSPH, 2003; Koplan 等, 2013; Hawryluck, Lapinsky 和 Stewart, 2005
提高监控能力	NACSPH, 2003; Koplan 等, 2013
提高感染控制能力(如条款制定、医护培训、独立的安全检查)	WHO, 2003; Hawryluck, Lapinsky 和 Stewart, 2005; Campbell, 2006; Cheng 等, 2013; Koplan 等, 2013
增强实验室检测能力	NACSPH, 2003; Campbell, 2006; Cheng 等, 2013; Koplan 等, 2013
使用传统公共卫生方法(监视、接触者追踪、社交疏离和医疗隔离)	Drazen, 2003; WHO, 2003; Cheng 等, 2013; Koplan 等, 2013
做好动物监测与人类健康监测	Cheng 等, 2013; Koplan 等, 2013
对一线医护人员进行风险评估和风险沟通	Campbell, 2006
对公众进行风险评估和风险沟通	NACSPH, 2003; WHO, 2003; Koplan 等, 2013; Hawryluck, Lapinsky 和 Stewart, 2005
重视全球预警信号,提高地方预警能力	WHO, 2003
机场检查	WHO, 2003
各级公共卫生机构积极发挥作用	NACSPH, 2003; Koplan 等, 2013
管理患者和密切接触者	Hawryluck, Lapinsky 和 Stewart, 2005
建立流动培养小组,为诊所/医院治疗疑似病人提供帮助;GOARN 具有效率	US GAO, 2004; Hawryluck, Lapinsky 和 Stewart, 2005; WHO, 2003
为压力巨大的医护人员提供支持	Hawryluck, Lapinsky 和 Stewart, 2005
提高公共卫生人员待遇,增强其能力	NACSPH, 2003; Campbell, 2006
提高医护人员待遇	Ontario Nurses Association, 2018

续表

经验与教训	资料来源
医疗场所需要贯彻预防原则	Campbell, 2006; Ontario Nurses Association, 2018
公共卫生系统与私人卫生机构之间的合作	NACSPH, 2003; Campbell, 2006
疫情信息交流的国际合作	Drazen, 2003; WHO, 2003
世界卫生组织在信息发布上起到核心作用	WHO, 2003

其他教训有，官员与医务人员之间可能产生潜在冲突，因为官员的行政命令可能将医护人员置于危险之中。同样，官员与公众之间也可能出现冲突。一些文献强调，需要对医护人员进行适当的防疫培训（WHO，2003；Hawryluck，Lapinsky 和 Stewart，2005；Campbell，2006；Cheng 等，2013；Koplan 等，2013），也需要与医护人员或公众进行良好的沟通（Campbell，2006）。实地研究证明，善于沟通的团队如 GOARN 可以有效地帮助当地防范疫情（US GAO，2004；Hawryluck，Lapinsky 和 Stewart，2005；WHO，2003）。此外，还有一些研究人员绕开病毒控制问题，讨论了如何在疫情期间帮助其他相关行为体，如医护人员、患者、家庭成员和密接人员，这些人可能都承受了巨大的压力或心理创伤（Hawryluck，Lapinsky 和 Stewart，2005）。

加拿大的一个咨询委员会发布报告指出，加拿大的问题在于，联邦政府内部缺乏集中的协调，联邦、省和市级政府之间也无法有效协调，国内缺乏公共卫生基础设施，以及公共部门与私人部门之间没有信息共享。在提出改进建议时，该报告借鉴了美国疾控中心的方案，尤其推崇美国在各级部门以及私营部门之间的协调能力（NACSPH，2003）。

对于甲型 H1N1 流感，不同国家有不同的防疫措施，也有不同的经验教训（表 1.2）。墨西哥和美国都迅速与世界卫生组织分享了他们发现的新型流感病例，这使得新版《国际卫生条例》及其相关报告机制获得了积极的评价(Gostin,2009; Katz,2009)[①]。同时,《国际卫生条例》也存在一些内在的弱点——对不遵守条例的国家无法实施惩罚。这些国家没有建立基本的防疫设施,没有向世界卫生组织上报疫情,也没有按规定实行旅行和贸易限制(Fidler,2009; Fineberg,2014; Gostin,2009; Katz,2009; Wilson,Brownstein 和 Fidler,2010)。

分析人士也对世界卫生组织的防疫行动提出了很多批评。首先,预警系统仅仅提示了病毒传播,未显示其严重程度,因而无法保证预警的准确性(Bethge,Elger 和 Glusing,2010)。他们提出将疫情的严重程度纳入 WHO 预警体系(Fidler,2009; Fineberg,2014),并建议重新审视《国际卫生条例》的职能、世界卫生组织的预警与各国防疫规划之间的关系(Fineberg,2014; Godlee,2010)。其次,世界卫生组织疫苗咨询委员会内部可能存在着利益冲突,因而受到严厉批评(Cohen 和 Carter,2010; Godlee,2010)。一些人认为疫苗生产存在问题,理由是公共支出过大(Godlee,2010),疫苗推出的时间不合理(Falco,2009; Neumann 和 Kawaoka,2011),穷国和富国无法有效分享疫苗(Fidler,2010)。但是,人们对国家层面疫苗工作的看法并不一致。比如,美国医护人员和孕妇的(季节性流感)疫苗接种率较高,因为 2009 甲型 H1N1 流感期间这两组人被成功地说服(采访,2015 年 8 月; Kerr,Van Bennekom 和 Mitchell,2016)。

表 1.2　从甲型 H1N1 流感中学习到的经验与教训

经验与教训	资料来源
提高成员国基本公共卫生能力,达到《国际卫生条例》要求	Fidler, 2009; Fineberg, 2014; Gostin, 2009; Wilson, Brownstein 和 Fidler,2010
强化对《国际卫生条例》的遵守(尤其是旅行和贸易)	Fidler, 2009; Fineberg, 2014; Gostin, 2009; Katz, 2009; Wilson, Brownstein 和 Fidler,2010

① Condon 和 Sinha(2009)对《国际卫生条例》上报机制的有效性持更谨慎的态度。他们指出,墨西哥报告了所有疑似病例,而美国仅仅报告了实验室确认病例。他们认为,这给国际社会造成了一种误解,即该次疫情始于墨西哥,并且在墨西哥更为严重。因此,许多国家对墨西哥实行了更为严格的限制。Condon 和 Sinha 预计,墨西哥的经验可能会鼓励其他国家在疫情上报上不再那么透明,尽管墨西哥在疫情上报方面堪称典范。

续表

经验与教训	资料来源
提高世界卫生组织的可持续工作能力(人员和/或预算)	Fineberg, 2014
讨论评估疫情程度的有效方法	Fidler, 2009; Fineberg, 2014
鼓励达成有关疫苗分配和交付的协议	Fineberg, 2014
鼓励穷国与富国达成疫苗分享协定	Fidler, 2009; Fineberg, 2014; Gostin, 2009
加强对流感的研究	Fineberg, 2014
改善沟通(世界卫生组织内部、世界卫生组织与成员国之间)	Fineberg, 2014
重新审视《国际卫生条例》紧急委员会的作用	Fidler, 2009; Fineberg, 2014; Wilson, Brownstein 和 Fidler, 2010
《国际卫生条例》支持信息共享(发布早期报告、使用国家疫情程度标识、开展世界卫生组织与成员国的交流)	Fineberg, 2014; Fidler, 2009; Gostin, 2009; Katz, 2009; Wilson, Brownstein 和 Fidler, 2010
疫情标识法能够起到积极作用	Wilson, Brownstein 和 Fidler, 2010
世界卫生组织整合来自国家和非政府组织的信息	Wilson, Brownstein 和 Fidler, 2010
世界卫生组织可以在更多危机中使用预警机制(宣布 PHEIC)	Wilson, Brownstein 和 Fidler, 2010
提高技术以帮助疫苗开发	Falco, 2009; Neumann 和 Kawaoaka, 2011
国际社会对受灾国的支持非常重要(人员或抗病毒药物支持)	Katz, 2009; Fineberg, 2014
世界卫生组织无法有效地执行《国际卫生条例》	Gostin, 2009
流感预防起到积极作用	Fidler, 2009; Fineberg, 2014
世界卫生组织在宣布"疫情阶段"上存在问题	Fineberg, 2014; Godlee, 2010
强化动物健康和人类健康之间的信息监测和信息分享	Fidler, 2009
改组世界卫生组织疫苗咨询委员会	Cohen 和 Carter, 2010; Fineberg, 2014; Godlee, 2010

由于公众对疫苗的不信任以及对接种疫苗的抵制，许多人呼吁重组疫苗咨询委员会，以防止明显的利益冲突（Cohen 和 Carter，2010；Fineberg，2014；Godlee，2010）。与之相关的是，许多报告都强调公共卫生官员需要改善沟通策略，以便在疫情暴发时建立起官员与公众之间的信任（Fineberg，2010；Leung 和 Nicoll，2010）。除了疫苗接种和危机沟通的问题，一些参与防疫工作的专家还指出，动员民众接受疫苗接种和疾病治疗，也为他们提供了宝贵的机会，使他们可以了解抗疫体系如何真正发挥作用，并帮助官员找到这些体系中需要解决的问题（Ansell 等，2009）。

2014 年埃博拉疫情的教训主要是，世界卫生组织成员国未能承担 2005 年新版《国际卫生条例》规定的责任（表 1.3），包括建设基本的监测系统和防疫能力，以及实施过度的贸易和旅行限制（Bell 等，2016；Gates，2015；Moon 等，2015；WHO，2015；WHO Ebola Interim Assessment Panel，2015）。批评者指出，与 SARS 类似，暴发埃博拉疫情的国家也缺乏透明度。但不同的是，SARS 疫情中，世界卫生组织领导层敦促中国分享了疫情信息，而在埃博拉疫情中，陈冯富珍领导下的世界卫生组织未能充分发挥这一领导作用（Cheng 和 Satter，2015）。

除了部署小规模 GOARN 获得了认可之外，2014 年埃博拉病毒还引发了人们对世界卫生组织运作能力的质疑（Moon 等，2015；WHO Ebola Interim Assessment Panel，2015）。世界卫生组织在 SARS 期间迅速召集专家、收集和发布信息来缓解危机被认为是一种成功，而在 2014 年则被认为是失败的。而且，它的另一种作用（提供准确信息）在埃博拉疫情中似乎也并未发挥，因为它在统计病例方面非常缓慢以致数据可能失真。它的统计数据显示病例正在上升，但其实病例本来已经下降。部分研究认为失败的原因在于：《国际卫生条例》受重视程度较低，世界卫生组织缺乏资源，以及世界卫生组织缺乏组织独立性（Moon 等，2015；WHO Ebola Interim Assessment Panel，2015）。世界卫生组织自身在对埃博拉疫情的回顾分析中（WHO，2015 年）提到了数据收集问题，认为其的确没有在抗疫过程中发挥作用，暗示以后需要加强正式数据的收集。比如，当社区民众排斥那些寻找新增病例的工作人员时，就会产生一些信息“盲点”。世界卫生组织对此进行了反思（WHO，2015）。一些评论指出，世界卫生组织需要评估成员国的防疫准备工作，如果它们这方面做得好，世界卫生组织就有信心收集到更为准确的数据(Bell 等,2016;WHO,2015)。

公众与防疫人员之间的不信任表明,公共卫生机构需要在文化层面上更为敏感,以便采取正确的手段给受到疫情影响的社区发布信息。因而一些分析指出,社区沟通是有效应对埃博拉疫情的主要措施之一(Bell 等,2016;WHO,2015)。当然,公共卫生官员与社区民众的互动又带来了另一个教训:那些试图提供帮助的人,不一定会被正在遭受疫情打击的社区所接受(巴斯蒂德,第二章)。

表 1.3　从埃博拉疫情中学习到的经验与教训

经验与教训	资料来源
疫情暴发国应该将发现新病例视为紧急事件;即使病例明显减少,也应保持警惕	WHO, 2015
医护人员接受了传染病控制培训	Bell 等, 2016; Médecins Sans Frontières, 2017; Hewlett 等, 2015; WHO, 2015
给医护人员提供信息和培训,提高他们的薪酬,缓解他们的压力	WHO, 2015; Hewlett 等, 2015
建立隔离病房	WHO, 2015
密切关注人口流动性	WHO, 2015
深入社区,增加沟通透明度,建立信任	WHO, 2015
提高基本公共卫生能力;为贫困国家提供资金以达到《国际卫生条例》的要求(包括监测体系、医疗基础设施、医护人员、运输设备、通信设备与实验室)	Bell 等, 2016; Gates, 2015; Moon 等, 2015; WHO, 2015; WHO Ebola Interim Assessment Panel, 2015
提倡社区参与,且抗疫行动公开透明	Gates, 2015; Hewlett 等, 2015; WHO, 2015; WHO Ebola Interim Assessment Panel, 2015
认识到后勤保障的复杂性,尤其在患者无法集中的情况下	WHO, 2015
评估疫情认识上的盲点	WHO, 2015
认识到提高防疫能力的重要性(提高防疫能力可以增强疫情预测,但也存在着争论)	WHO, 2015
应急抗疫团队减缓了病毒传播	Bell 等, 2016; WHO, 2015

续表

经验与教训	资料来源
强化埃博拉应对措施的若干支柱：实验室、治疗床位、接触者追踪、殡葬、社区参与、国家领导	Bell 等，2016；WHO，2015
认识到国家层面上部署防疫工作的重要性	Bell 等，2016；WHO，2015
组建医疗团队管理高危患者	Hewlett 等，2015
与工作人员、患者和社区群众的沟通保持透明	Hewlett 等，2015
在埃博拉治疗机构中培育安全文化	Hewlett 等，2015
建立紧急事件处理中心，并在紧急事件处理中心成立伦理评估小组	Bell 等，2016
提高国际组织的动员能力	Gates，2015
提高疫情期间开展学术研究的能力	Gates，2015；Moon 等，2015；WHO Ebola Interim Assessment Panel，2015
使用计算机模型指导防疫工作	Gates，2015
结合手机和互联网数据，掌控传染链条	Gates，2015
使用军事手段执行紧急任务（例如建立运输和通信设施、建立治疗中心等）	Bell 等，2016；Gates，2015
执行机场检查，以减缓病毒传播	Bell 等，2016
建立培训团队，针对缺乏埃博拉管理经验的工作人员提供培训服务	Bell 等，2016
强化世界卫生组织在疫情信息发布上的权威	Moon 等，2015；WHO Ebola Interim Assessment Panel，2015
提高世界卫生组织的疫情应对能力（如设立新部门，增加预算和人员，提高急救能力）	Moon 等，2015；WHO Ebola Interim Assessment Panel，2015
针对遵守/不遵守《国际卫生条例》的行为，制定财政激励/惩罚措施	WHO Ebola Interim Assessment Panel，2015
整合联合国框架内的人道主义救援与公共卫生治理活动	Moon 等，2015；WHO Ebola Interim Assessment Panel，2015

续表

经验与教训	资料来源
创建早期预警系统,以便在疫情没有完全成为"国际关注的紧急公共卫生事件"(PHEIC)之前采取行动	WHO Ebola Interim Assessment Panel, 2015

埃博拉疫情显示出拥有医护经验或组织医护培训的重要性。即便对于那些富裕国家中拥有丰富资源的医院来说,也未必能够进行有效的传染病控制(Bell 等,2016)。虽然有人指出美国疾控中心的疫情指导存在不足(McNeil,2014),但其他人更愿意指责达拉斯长老会未能培训足够的护理人员来帮助埃博拉病人(Mohan,Susma 和 Hennessy-Fiske,2014)。在达拉斯两名医护人员感染埃博拉病毒后,美国疾控中心改变了过去的思路,将患者分别送往三个生物控制室,其中两个控制室已经成功救治了若干名在西非感染病毒后专门撤离到美国的医护人员[①]。然后,他们将疾控中心的一个专家组派往全国各地医院,考察他们是否有能力治疗埃博拉患者,并创建一份他们认可的医院名单。这项工作否定了他们过去的观念,即认为任何医院都可以救助埃博拉患者[②]。

第五节　三场疫情的比较

若我们把三场疫情放在一起来审视,那么从单个案例中得到的经验教训就不太有说服力了。例如,虽然加拿大官员认为美国拥有更强大的公共卫生设施,并且公共卫生官员与私营医疗系统之间的沟通更为顺畅(NACSPH,2003),但美国首个埃博拉输入病例的情况表明,加拿大对美国防疫能力的信心可能是个错误。尽管美国疾控中心能够与各州卫生部门、地方卫生部门以及私营部门进行系统的沟通,但这并没有阻止美国疾控中心与得克萨斯州同行之间的一系列失误。比如,当公共卫生官员怀疑托马

① 生物控制机构包括亚特兰大的埃默里大学医院、奥马哈的内布拉斯加州医学中心和贝塞斯达的国立卫生研究院三家机构都没有出现患者传染医护人员的现象,但全国健康协会(NIH)直到 2015 年 3 月才收治埃博拉患者。

② 在达拉斯长老会的医护人员被感染后,疾控中心采用了分层收治方法。更多信息请访问疾控中心网站:www.cdc.gov/vhf/ebola/healthcare-us/preparing/assessmentment-hospitals.html。

斯·邓肯可能染上埃博拉病毒时，疾控中心官员建议不必对他进行病毒检测，因为他没有与确诊患者有过任何接触。疾控中心曾经允许一名有点发烧的护理托马斯·邓肯的医护人员登机。那名被感染的医护人员当天晚些时候就开始出现症状。在这两种情况下，疾控中心官员都严格遵循精心设计的防疫指南来管理确诊患者、疑似患者和密接人员。但是，现在回想起来，他们对防疫指南的遵守似乎未免过于公式化和僵化。虽然某些人的检测结果呈现假阳性，对他们加强管理可能无助于控制传染。但在公共卫生官员和防疫人员正在尽力处理第一个国内病例时，还是应该保持一种警惕态度[①]。这就引起了一个问题，也是一种困惑，即我们不知道如何抗疫。我们之所以感到困惑，既可能是因为缺乏良好的沟通，也可能是因为一个更为根本的问题，即我们实际上不知道如何采取最佳的抗疫策略。

总体反思三场疫情可以发现，SARS 防疫中较为突出的经验是，民众严格地遵守了官方建议的公共卫生措施。而在甲型 H1N1 流感和埃博拉疫情中，民众对公共卫生措施表现出一定程度的拒绝。这个事实表明，任何国家的公民都可能以他们自己的认知来看待疫情的性质，以自己的方式来“执行”官方的抗疫措施。这个事实也表明了，各个国家的民众都倾向于以非科学的方式来解释其经验。埃博拉疫情的教训是，人类学家需要与流行病学家一起深入疫区，以便找到与当地民众沟通的更好办法。防疫人员与本地民众的文化差异，不仅在埃博拉疫情中明显表现出来，在甲型 H1N1 流感中也同样存在。只是因为抗击甲型 H1N1 流感的工作基本上都由本国官员主持，所以没有大规模地表现出文化障碍。实际上，埃博拉疫情期间的经验也表明，西非的民众和官员的确找到了有效的合作方式来推动抗疫，反而是许多经合组织国家的民众不断地质疑卫生官员，怀疑他们鼓动接种疫苗的营利动机。

纵观三次疫情，《国际卫生条例》开始获得人们的信任和遵守，当然并非绝对如此。SARS 期间，以世界卫生组织为基础的国际合作提供了一个很好的国际抗疫案例。如果当时中国的疫情信息更加透明，那么防疫系统

① 一份回顾 SARS 的文献的确建议采取预防措施，并建议医护人员使用个人防护设备(Campbell，2006)。2014 年埃博拉疫情中，采取更多预防措施可能有效地抑制了病毒传播规模，但甲型 H1N1 流感的经验表明，即使官员们提出采取预防措施的建议，也不一定会被民众轻易接受。

就会更早地动员起来,从而阻止疫情的暴发。甲型H1N1流感是一个早期监测的很好案例,但也必须指出,世界卫生组织并没有就疫情的严重程度进行有效沟通,从而给相关国家在抗疫力度的选择上发出了错误信号。2014年埃博拉疫情中,几内亚向世界卫生组织报告了第一个实验室确诊病例。此后,实验室进一步确认埃博拉病毒毒株已经在几内亚传播,且有数例感染病人死亡,疫情的严重性应该已经知晓。但是,即使早期监测显示了疫情的严重程度,抗疫人员仍然不知道他们在西非将要面临什么样的挑战。当然,几乎所有针对埃博拉疫情的分析都指向同一个问题,即西非国家没有达到《国际卫生条例》对公共卫生能力的基本要求。它们没有监测能力,没有足够的实验室处理能力,没有足够的医护能力,因此很难"清晰地理解"它们到底发生了什么情况。绝大部分人都相信,《国际卫生条例》有助于确认国际公共卫生危机的发生。《国际卫生条例》获得信任的原因在于其职能,即提供早期预警与分享信息。但是,从当前的现实来看,贫困国家缺乏资源,根本无法达到最低公共卫生能力的标准,从而导致早期的病例报告和信息共享可能变成一个错误的来源。

错误的第二个来源(《国际卫生条例》的机制性缺陷)更加微妙。具体来说,人们可能存在着一种错误的认知,即公共卫生官员总是能够将疫情程度、民众和医疗系统三者综合起来考虑。因此,如果疫情已经得到确认并正在采取应对措施,人们通常认为官员们已经准确地把握了疫情的走势。如果存在这种观念,就很难发现早期抗疫工作中的不足,因为任何抗疫措施都不会立即产生效果。是将现有防疫手段延续几天甚至几周直到产生实际效果,还是将其视为无效手段而加以放弃,人们对此众说纷纭。

此外,如果官方从一开始就没有正确地把握疫情的具体情况,那么就不会采取适当的防疫措施,从而放大了最开始的错误。部分文献回顾了世界卫生组织抗击埃博拉疫情的过程,并揭示了这一问题。他们这样写道:当他们发现那些刚刚建立的治疗中心一夜之间就住满了病人时,他们意识到他们对疫情规模的初始评估是错误的(WHO,2015)。这表明,国际社会在初始时期的抗疫力度太小,因为他们的印象是疫情并没有实际发生的那样严重。这就改变了《国际卫生条例》的传统逻辑,即根据各国卫生事件的紧急程度来开展防疫工作。我们的确应该以早期预警信息和病例统计数量来指导防疫工作但是问题在于,准确的病例统计取决于对疫情规模的准确判断。如果早期病例统计不准确，那么就可能成为重大错误的来源。国际社会无法从疫情中吸取教训的这个事实，很好地解释了国际社会应该如何去面对疫情过程中的重大不确定性和偶然性。

第六节　讨论和结论

当我们通过三种不同的案例来讨论它们带来何种教训时，我们必须相当谨慎。从统计学角度来看，太少的案例无法支撑强有力的结论。但是，这种比较也提供了有益的启示，可以帮助我们提高识别跨边界的非常态危机的敏感性。

第一个启示是，通过比较公共卫生官员在面对危机时的惊慌程度，可以获得更直接、更相关的经验教训。尽管 SARS 是一种新型传染病，但人们在抗疫过程中经历的波折最少。这可能是因为病毒传播迅速，且具有较高的死亡率，引起了民众的恐慌，从而使得他们支持重大的公共卫生干预措施。但是，反观对于 2009 年甲型 H1N1 流感和 2014 年埃博拉病毒，公共卫生官员一直都在努力搞清楚如何才能实施规模适当的防疫措施。许多疫情后报告指出，他们必须尽早获得可靠的信息，才能采取适当的措施。如果可靠信息仅仅来源于防疫过程，那就需要我们去了解哪些抗疫措施有效、哪些无效。这是一个学习过程，因此我们必须更为关注疫情早期阶段的有效学习。

由于新版《国际卫生条例》将缺乏公共卫生基础设施作为疫情传播的主要风险来源，因此人们就不难理解 2014 年埃博拉病毒在西非的传播。但同时，我们需要知道，预测疫情是否升级源于这样的假设——病毒在公共卫生官员知道疫情暴发之前就已经开始传播。如果这些权威机构（世界卫生组织和美国疾控中心等）在知道疫情暴发之后，就迅速意识到他们可能在评估病毒传播方面出现了错误，那该多好。那样的话，即使还没有采取措施，人们也许会看到这些权威机构采取截然不同的行为。比如，它们更有可能承认无国界医生组织对疫情程度的描述是正确的。不幸的是，官方记录的病例数与过去的埃博拉疫情规模相似（都是小规模暴发），这也许提高了人们对官方正式报道的信心，从而忽略了无国界医生组织的警告。

第二个潜在的启示是，尽管事后看来失败的根源很明显，但当我们应对未来危机时,却很难预测,即便我们总想努力做好。尽管 SARS 的经历引发了人们对新型流感的担忧,但没有一个防疫规划讨论过疫情暴发(包括不那么严重的疫情)的偶然性。要想建立一个更好的全球疫情监测和防疫系统,就必须考虑到最恶劣的情况,即病毒击垮了一个监测和防疫能力都非常有限的国家。尽管世界卫生组织对那些未达到基本公共卫生能力(2005 年《国际卫生条例》规定)的国家进行了合理评估(WHO,2013;Fineberg,2010),但防疫人员仍然未能想到,当严重的疫情冲击一个脆弱国家的卫生系统时,同样缺乏行动能力的世界卫生组织将如何发挥它的作用。实际上,芬伯格在一篇回顾甲型 H1N1 流感的文献中承认,人们需要全球公共卫生机构,并称赞了世界卫生组织在应对非洲出血热的重要作用。他说,世界卫生组织更适合应对重大的、短期的紧急事件,如调查撒哈拉以南非洲暴发的出血热,或管理那些可以持续若干年的、较为稳定的疾病控制项目,而不是去应对那些迅速发展且需要集中力量控制的全球疫情(Fineberg,2010)。

从芬伯格的话可以看出,他将甲型 H1N1 流感归为传染病类型,将出血热归为严重但基本不传染的一类疾病。跟其他许多人一样,芬伯格没有将出血热视为传染病,原因在于其极少的病例数和极弱的传播性。现在我们已经接受了这样一个事实,传染病可能在全球蔓延,但它可能是温和的,而严重的疾病虽然往往局限于局部地区,但可能会失控。同时,我们的分析也表明,对过去疫情的认识基本无法帮助我们预测下一次全球卫生危机会如何挑战我们当前的防疫体系。

从比较中获得的第三个启示是,我们很难将防疫工作与其特定的社会地理环境分开。甲型 H1N1 流感期间,不同国家的民众对疫苗接种的接受程度有所不同,这个事实表明疫苗接种的成功不仅仅取决于其效果。接触者追踪是控制埃博拉疫情的重要措施,但很多因素影响着追踪措施的有效执行。美国疾控中心内部曾经发生过一场有趣的辩论(访谈,2015 年 8 月)。一位防疫人员坚称,2014 年夏季在西非"没有追踪接触者",但他的同事质疑了这一说法,认为防疫人员开展过接触者追踪,并提供了大量证据来证明这一点。美国疾控中心的许多人也认为,早期防疫措施的确没有接触者追踪。关于接触者追踪的讨论表明,"失败的追踪"给那些经历过埃博拉疫情的工作人员造成了认知失调。2014 年埃博拉疫情之前,并没有出现过这样的矛盾现象。因此，我们需要重新考虑防疫措施。关闭学校、机场检查、接触者追踪、疫苗接种等并不是天生有效的防疫工具。这些措施成功、失败或介于两者之间，取决于许多地理环境因素。每个社会环境都会产生一些不可预测、无法把握的因素。

我们从三场不同的国际卫生危机中总结经验教训，并不意味着我们想针对未来的防疫工作得出明确的结论。我们在本章中提出了不一样的分析视角，比如：根据防疫工作的社会地理环境来考虑防疫措施，早期防疫阶段应充分考虑到不确定性和偶然事件的发生（除了某些事先安排的防疫活动）。2014 年埃博拉疫情明白无误地告诉我们，单一疾病在不同的社会、经济和地理环境中可能产生截然不同的后果。如果我们基于现有经验去判断未来，将可能导致重大错误。这种错误，不应该将其视为源自管理层面的问题，而应该将其视为"难以控制"的问题的一部分。

虽然公共卫生专家希望建立一个"证据库"，从而可以借鉴过去的成功经验来指导未来的防疫工作，但这个"证据库"不能代替官员和公众在危机期间的沟通与协商，以决定他们是否需要采取集体行动。从这个意义上说，危机的性质不仅是，而且一定是社会构建的结果，即官员与公众在应对每一个新的事件中塑造危机的性质。公共机构总是习惯于在采取防疫措施之前，先对危机范围和严重程度做出预测。不幸的是，它们与公众在如何看待危机上存在着一定的差异，这种差异性常常被忽略。我们所熟知的健康杀手如季节性流感或疟疾，有着比埃博拉或 SARS 等疾病更高的年死亡率，但却没有多少人呼吁实施相应的干预措施。因此，要求公众配合防疫工作，需要以公众意识到公共危机的严重程度为前提条件。围绕三场不同危机的反思使我们明白，官员和公众如何看待危机可能存在着巨大的冲突，这种冲突可能会影响到危机的走势。

由于疫情可能表现出令人惊讶的社会反应与地理差异，因此，当我们面对危机时，"成功的干预"显然只是一种假想的结果。抗疫官员在假想自己将取得成功的信念驱动之下，更应该坚定信心去尝试可能获得成功的干预措施。当然，他们也应该对干预措施的预期结果进行更为仔细的评估，并且必须确认那些可能反映重大疫情变化的数据和反馈信息。这种方法可以帮助我们调整疫情监测的重点，即发现公共卫生危机中的偶然性。虽然评估"疫情是否演变成危机"的第一步是确认疫情的暴发，但在疫情升级为危机的过程中,也会出现很多意外和误判。因此,我们应该更加关注防疫措施是否与我们的预期存在偏差,而不是在疫情初始阶段就去寻找合理适度的防疫措施。

第二章　未来挑战：全球公共卫生危机与防灾意识的兴起

第一节　导　言

“9・11”以来，防灾意识已经成为美国国内安全的主导思维方式。这种“安全理性”的出现，源于人们日益感受到无法预料的未来威胁。为成为一个“有准备的国家”，美国由此展开了一系列行动。美国政府通过立法，建立了相关机构。防灾意识成为一种主导政策，在全社会得到推广和传播，以应对各种重大不确定性事件。在这一过程中，越来越多的社会活动和“社会领域”(Becker，1984)如公共卫生，得到了重新规划，以便将防灾原则纳入其中。

许多学者已通过不同的方式对这种转变进行了分析。部分技术型专家主要关注如何完善防灾的概念和实践。除此之外，更多的批判学者在更大的社会转型中来讨论这一现象，认为这种转型涉及我们如何看待未来。学术界认为，防灾意识与西方后工业化国家的未来观转变基本上同时出现，即从应对风险(与社会“保险”关联)(Beck，1992)转变为应对不确定性。这种转变带来了重要的结果。事实上，从概念上看，风险意味着未来是当前趋势的发展，而不确定性则意味着现在和未来之间存在着极端的不连续性(Zylberman，2013)。在风险思维中，未来与概率有关，而不确定性否定了这种逻辑关联。一个不确定的未来情景(当它被构想出来时)只能通过“可能性思维”(Clarke，2006)而不能用概率思维来进行预测。概率思维以统计方法为基础，但“可能性思维”是对未来场景的推测，与它们发生的概率无关(Clarke，2006；对这一立场的批评见：Furedi，2009)。因此，在防灾理念中,真正值得考虑的是“最坏情况”发生的可能性,因为只有这样才能防范任何一种威胁。

这种应对未来威胁的理念不仅广泛影响到美国各级政府的治理,还通过各国的灾害管理部门在国际上日益扩散。最具代表性的是2015年日本发布的《仙台减灾风险框架》(UNISDR, 2015)。同样,自20世纪90年代末以来,它也影响到全球卫生应急管理的理念和实践。2009年甲型H1N1流感和2014年西非埃博拉疫情暴发后,这一进程明显加快。国际社会对两次疫情的管控在当时被视为连续的失败。世界卫生组织作为负责公共卫生的联合国组织,因没有能力领导国际抗疫而遭到了严厉而广泛的批评。这一系列事件推动了世卫组织优化其疫情防控模式和运作程序,并提高其防控技术。

本章将解释这一组织性变革的过程,评估现实危机与未来不确定性之间的关系,以及厘清现实危机与防灾理念之间的关系。在此基础上,本章将揭示防灾理念与防灾实践背后的逻辑。然后,本章将分析其在全球卫生领域中的实践和传播情况。我们的分析着重关注了2014年西非埃博拉疫情及其对世界卫生组织应急能力的影响。

第二节　防灾的逻辑

一些学者将防灾视为风险管理的基本原则,研究了其历史过程和基本特征(全面的文献梳理可参阅:Zylberman,2013)。他们的研究为防灾的演变及其核心运作机制提供了丰富的观点。因此,我们可以看到,源自美国的防灾理念集合了不同实践领域的多种创新概念,例如战略军事规划中的“情景规划”、灾害管理中的“普遍风险”概念(Quarantelli,1981;Lakoff,2006;Perrow,2007,49)、消防中的“突发事件管理方法”(Bigley和Roberts,2001)或环境研究中的“修复力”概念。这些概念的纳入将防灾变成了一个全新的实践领域,并赋予了这一领域自身的内在合理性和连贯性。

实际操作上,防灾意识促成了社会对灾害的统一看法,促进了整个社会防灾能力的普遍提高。这些能力被灵活地整合起来,以应对任何类型的自然或人为灾难。因此,防灾意识表现出一种内在的增强态势。用当前的官方话语来说，就是“扩张”到所有实践领域和社会层面（公共部门、私营部门、社区和个体）。从概念上讲，防灾是资本主义社会日益关注未来的结果（Giddens，2002，22），以及其政府对未来承担责任的动力或压力。这导致了公共行动的领域扩展，不仅包括现在的公共行动，也包括将来的公共行动（Ewald，1986）。从历史角度来看，这种类型的治理表现为风险管理体制，如保险、预防或应急规划，它们都以特定的“管理技术”为基础（Lascoumes，2004）。这些方法的共同之处在于，它们都属于一种“时间管理机制”（Hartog，2003），即以某种方式，与某个历史背景相关联，在过去、现在和未来的时间框架中，以风险的名义来审视未来（Beck，1992）。

同样，我们对未来的态度是未雨绸缪，即我们通过探讨未来的方式来规划现在。防灾意识与我们处理时间的这种方式同时出现，它揭示了西方后工业社会的时间管理机制的转变。在新的时间管理机制中，未来不再被随机风险所塑造，而是被极端不确定性所塑造。因此，防灾可以被视为一种治理方式，旨在通过管理未来不可预测和潜在的灾难性事件（纽约“9·11”袭击、2004年印度洋海啸、福岛自然灾害和核泄漏）来保护现在的安全。在这种时间机制下，防灾活动通过阐释风险与不确定性，使用了一系列方法来看待过去、现在和未来。

为了理解防灾意识如何塑造现在、过去和未来之间的关系，我们来看看防灾过程中的“态势评估”，即追溯过去，展望未来，以便规划现在。因此，防灾工作的核心是在时间处理上使用这种迭代评估方式。由于态势评估可以描述当前状况（根据过去发生的事件和潜在威胁），因此可以使用它来帮助确定防灾体系的战略方向，并不断更新防灾体系，应对新发现的安全威胁和体制漏洞。要提供这样的评估，两条逻辑路径可供选择，一条是回顾过去，另一条是展望未来。

首先，有些安全威胁和漏洞可以从“现实生活”的相关教训中得以发现。对于美国政府来说，“9·11”恐怖袭击事件或卡特里娜飓风明显地揭示了美国体制中的“隐藏”漏洞。政府一旦发现这些弱点，就会以“事后报告”和“经验教训”的形式，对其重点关注并制定应对措施。这种方法仍然属于概率思维，即依靠过去来预测未来可能的威胁。“过去”被视为一种通向未来的时间工具，用来描述可能的未来，以便塑造相关应对能力。

其次,通过情景演练可以发现体制缺陷和漏洞。这种方式主要围绕着“最坏情况”而展开,设计模拟具有“极低概率却有惨烈后果”事件的发生,从而测试防灾系统是否经受得住考验。现实与过去有着紧密的联系。但情景演练与之相反,这些模拟的情景,不管未来是否发生,都与过去没有多大关系(但至少可信),因此可以用来测试防灾系统的极限值。因此,我们可以从两类事件中开展态势评估:(1)过去发生的事件;(2)通过想象力虚拟的事件(Lakoff, 2008)。通过从两类事件(实际的和虚拟的)中吸取教训,我们得以提高现有的防灾能力。

要理解这一过程(从过去中学习,预测未来和规划现在),有必要强调一个简单而基本的事实:防灾是在没有客观环境的情况下进行的,它处理的是未来的威胁,因此本质上是无法实践的(Bastide,2017;Anderson,2010)。因此,它使用“模拟未来发生”的方式,以便调整防灾能力,处理未来可能发生的事件。“模拟未来发生”(Anderson, 2010)既可以通过回忆过去的事件来实现,也可以通过精心设计虚拟场景(合情合理的未来)来实现。因此,它结合了概率思维(已经发生过,且可能再次发生)与可能性思维(从未发生但必须考虑的事件),因为它的发生将可能具有灾难性,摧毁整个社会。

在以往的危机“规划”中,第一类态势评估比比皆是,它们都基于传统的事后分析法。美国在经历了若干不同的公共卫生危机之后,已经撰写了大量的分析报告。比如,美国卫生和公众服务部(HHS)在大规模应对2009年甲型H1N1流感的两年之后,发布了《对2009年甲型H1N1流感的回顾与推进“全危害”防疫工作》(Department of Health and Human Services,2012a)。该文件按照抗疫措施分类编撰,包括监测、缓解、疫苗接种、沟通和教育。针对每种措施,文件都详细剖析了人们在过去采取的行动。每一章的结尾,都选出一些成功的案例,列举出一些“改进的机会窗口”。这些内容在HHS 2009年甲型流感H1N1防疫提升计划(Department of Health and Human Services,2012b)中有进一步的阐述。新版《2017年流感防疫规划》(Department of Health and Human Services,2017)建议在吸取先前教训的基础上,进一步重组美国公共卫生防疫系统。这些教训源于过去几年发生的卫生危机,如2014年西非埃博拉疫情、2016年寨卡病毒疫情、中东呼吸综合征(MERS)或持续发生的东亚H7N9流感。

然而，这类实践并不专门面向防灾。因此，我们转向第二种更“奇特”的预测手段，即情景规划，它代表着从风险思维向防灾思维的转变。

第三节　情景规划，但需要合乎情理

事后分析法基于这样一种信念，即我们能够从过去吸取教训。这种方法已经在战略规划中获得了系统化的使用。当然，这是一种过时的做法。与之相反，情景规划削弱了“从过去经历中吸取教训”的观念。人们认识到，即使不抛弃“事后分析”这种方法，也需要对其进行补充，因为现实往往令现有的应急管理猝不及防。因此，情景规划标志着美国防灾系统对待未来的看法发生了重要转变。

从历史角度来看，情景规划最初在冷战背景下作为一种军事手段发展起来，然后扩展到其他实践领域，如企业规划（Ringland，1998）、社区灾害管理（Ericksen，1975；Alexander，2000；Tusa，Chin 和 Tanikawa-Oglesby，1996）以及公共卫生管理（Lakoff，2006）。然而，在经历了 21 世纪初恐怖主义的威胁之后，这种方法获得了更大的关注。确实，“9・11”恐怖袭击使得美国政府更加关注未来的不确定性。这类“难以置信的事件”完全有可能发生，也已经发生了。美国没有为此做好准备，被认为是“想象力的失败”（“9・11”委员会，第 304 页，引用自 De Goeed，2008）。这种失败导致美国防灾机构将情景规划视为其机构重组的核心任务。同样，2002 年白宫发布的文件《美国国土安全战略》，确立了“国家防灾”原则。该文件呼吁更加重视灾难性威胁，因为这种威胁可能带来“最大规模的人员伤亡、巨大的财产损失和巨大的社会破坏”（U.S. Homeland Security Council，2002，2）。

随后，情景规划作为一种防灾措施，被纳入社会结构和防灾机制中。国土安全部（DHS）承担了情景规划的职责，模拟了一些情景，并开展危机演练。这种战略规划的“虚构化”，使得人们强烈地意识到，“未来是脆弱的”。随着 2011 年《国家防灾政策总统令》（PPD-8）的发布，这种意识得到了强化。虽然之前《国土安全总统令》（HSPD-8）附件 1 明确要求将情景集中在最危险和最有可能的威胁上，但 PPD-8 将重点转移到对国家安全构成最大威胁的事件上。时任美国联邦应急管理局（FEMA）局长克雷格・富盖特将这种能够压垮美国所有应对能力的极端事件称为“元情景”（meta scenarios），以表达其影响的广度（Caudle，2012）。因此，他们希望，集中关注大事件，并通过危机演练来获得认识，以此加强防灾系统的应急能力。这种观念潜在地假定，一旦这些防灾系统能够应对最严重的威胁，那么它们将能够面对任何威胁。

因此，情景模拟与演练已经成为管控未来不确定性事件的战略性手段，它们的组织方式也变得越来越复杂。最新的“国家演习项目”（NEP）（U.S. Department of Homeland Security，2013）为防灾演习制定了国家行动框架，防灾演习在各个政府部门（从联邦机构到公民个体）、私营部门和公共部门之间反复举行。继 21 世纪初的前几次演习（详细介绍参见：Zylberman，2013，161-164）之后，2009 年美国举行了第一次国家级演习（NLE）。这种演习现在每两年举行一次。同样，模拟情景的设定范围也在扩大。除了针对特定能力的演练，如 2006 年美国国土安全部模拟的炭疽袭击或流感疫情，联邦应急管理局现在也设计一些长期的危机情景。2010 年，联邦应急管理局启动了“战略前瞻倡议”（SFI），广泛地召集了一系列参与者，与他们共同起草了如今至 2030 年的危机情景，目标是构建“应急管理共同体”，做好应对未来各种挑战的准备，促成共同的方向感和紧迫感，以便从现在开始就采取行动来达到未来需求（U.S. Federal Emergency Management Agency，2012，V）。

2013 年，SFI 发布了《迈向更有韧性的未来：将展望付诸实践》（U.S. Federal Emergency Management Agency，2013）。相比 SFI 以前的理念介绍，这是一份行动计划。正如该文件指出的那样，“这份行动计划，使我们超越了过程分析和‘理论’探讨，走向了现实世界”。报告分为三个部分，第一部分的标题是“持续的远见”，旨在“激发对未来的思考”，以便了解“我们未来的需要是什么”；这“需要我们发挥想象力，探索变革的潜在性，无论未来如何发展，都要做好准备”。这些声明进一步证明了这样一个事实，即基于未来风险的情景演练已经成为美国防灾实践的关键手段，从而拓宽了传统风险分析的范围。

如前所述，情景规划是面对未来的当下行动。它针对即将到来的威胁，构建一种合理的情景，然后付诸行动。因此，与风险评估相反，情景演练的目的不是预测未来。事实上，情景演练在美国防灾实践中获得日益突出的地位，与这样一种看法分不开，即风险思维太过局限，无法为一个充满不确定性的未来做好准备。越来越多的人认为,未来不受任何前瞻性思维的影响。在这种情况下,选择具体的未来情景,不是因为它们对未来进行了准确描述,而是因为它们提供了广泛的潜在威胁("未来面临的任何挑战……不管未来走向何方")。这些潜在的威胁旨在将防灾系统发挥到极致。因此,防灾并不是通过预测未来而实现的。相反,它通过建立一系列灵活的"核心能力"来实现(U.S. Department of Homeland Security,2011)。这些核心能力分散在各个领域,但可以整合起来,应对任何可能的灾难。面对未来无限的可能,我们不需要始终如一地坚持对未来的看法,而是始终拥有强大的防灾能力。

第四节　从"潜能挖掘"到"全社会"防灾

《国家防灾政策总统令》(PPD-8)使得美国的防灾工作走上了新的轨道,因为它将重点从广泛的预设情景转移到"最坏情况"上,目的是试图将应对能力提高到前所未有的水平(Caudle,2012)。这一转变标志着,人们深刻地意识到当前应对措施的脆弱性和发生"大规模灾难"的可能性。正如人们所理解的那样,"大规模灾难"可能会压垮所有的政府资源和力量。随着"灾害的规模和严重程度不断扩大和增长",它们将"可能构成系统性威胁"(U.S. Federal Emergency Management Agency,2011,1)。对于这样的"邪恶困境"(Rittel 和 Webber,1973),传统的能力构建存在着不足。面对这些迫在眉睫的灾难,唯一的办法就是动员全社会的所有组成部分。因此,美国联邦应急管理局在 2010 年发起了一场关于"全社区"应对危机的全国对话(U.S. Federal Emergency Management Agency,2011),目的是整合社会各界关于提高应对能力的建议,以求在脆弱的环境中生存下来。这种对话产生了"全社区""全政府"或"全社会"等概念,这些概念正在成为防灾工作的主流话语。

这一行动产生了两个结果。首先,它表明,"9·11"后形成的高度专业化、层级化和集中式的国家防灾系统转变为更加分散的组织形式,并依赖危机时期调动非专业机构和参与者的能力。这种组织形式利用社会中"潜伏"的资源和能力,提高防灾意识并制定新的应对策略。正如美国联邦应急管理局所说,其目标是"了解社区复杂性,'以便'识别社区的能力和需求，鼓励地方行动，使用并加强社会基础设施、网络和其他有用的救灾资源”。

第二个结果影响深远。除了重视“全社区”概念之外，他们还有一种想法，就是在日常社会实践过程中植入防灾意识，以便在“社区内”或社会组织中建立应对不确定性威胁的弹性机制。然而，这种做法是否能够成功，取决于动员社区内个体的能力。为了促进这些细微的社会变革，使普通的社会个体适应这种观念变化，一系列倡议被发动起来。发动这些倡议的目的是把“全社会”（政府部门、私营部门、民间社会）调动起来参与到实践活动中，鼓励他们就未来的防灾工作提出意见和建议。例如，美国联邦应急管理局（FEMA）开发了一个在线众建平台，收集公众对防灾倡议和防灾组织重构的建议和意见。[①] 在“全社区”的框架下，美国联邦应急管理局还试图提高个人的参与度，如在社交媒体上发起关于“个人、家庭和社区防灾”的儿童和青年教育项目，制定“全社区、全参与、全伙伴”的灾后恢复计划。为了更好地促进社会参与，美国联邦应急管理局专门设立了“个人和社区防灾部”（ICPD），[②]并指出，“防灾始于个人”。

> 美国联邦应急管理局个人和社区防灾部（ICPD）是防灾期间联系个人和家庭的主要纽带。该部门支持在风险沟通、风险教育和其他领域开展科学性研究，以使社区能够准备、防范、应对灾难并从中恢复。

因此，它们试图在专业机构采取行动之前，塑造“公民个体参与者”，以促进社会参与。与其他任何管理形式一样（Foucault，2004），这些管理手段也积极地创造出了一个新的主题即防灾，其方式是构建公民参与防灾的话语体系（包括其特定的时间管理机制）。这些话语包括在学校中积极开展防灾主题教育，以及民众参与灾害演练的防灾实践活动。防灾主题的实践活动，折射出人类今天与未来之间的一种“反乌托邦”关系，并由此塑造了人类与世界的一种特殊联系。这一“主题化”过程，即特定管理形式的形成（Foucault，1982），致力于塑造这样一种公民——他们对防灾话语敏感，

---

① http://fema.ideascale.com/，访问时间，2018 年 5 月 19 日。

② www.fema.gov/individual-and-community-preparedness-division，访问时间，2018 年 5 月 19 日。

对防灾活动积极响应。

我们发现,一开始,人们“将未来视为不确定性的”①,然后出现了情景规划,再后来出现了“全社会”防灾理念,这三者之间存在着逻辑上的关联。基于此,防灾体系获得了一种组织上的合理性。这种合理性目前正获得各国政府、国际组织和全球社会的认可。接下来,我们转向国际公共卫生领域。我们将介绍最近的发展,特别是2009年甲型H1N1流感和2014年西非埃博拉疫情之后的进展。

第五节　全球卫生领域的防灾进展

在公共卫生领域,随着对微生物的新一轮关注,防疫工作随之产生。自20世纪80年代末以来,病毒学家和流行病学家越来越担心新出现的(如艾滋病)和重新出现的(已知的抗药性细菌)疾病(关于这个主题,参见:Morse,1990,1993;Berkelman,1994; Artsob,1995;King,2004)。1992年,美国医学研究所发表了一份题为《新发感染:微生物对健康的威胁》的报告(Lederberg,Shope和Oaks,1992)。这种日益增长的担忧促使疾病控制和预防中心(CDCs)制定防疫战略,以应对这种威胁(U.S. Centers for Disease Control and Prevention,1994,2002)。到了20世纪90年代末,人们对新病原体的恐惧与日俱增,因为东亚和东南亚反复出现H5N1流感,该病具有动物传给人类的致命传染性,后来又出现了2002年的SARS疫情,使得新传染病的出现似乎得到了证实。在美国,民众的恐惧感在遭遇生化袭击(使用病原体武器)中得到了进一步强化(Schoch-Spana,2000,2004;Keränen,2011)。显然,不同“认知共同体”(Haas,1992)(病毒学家/流行病学家、军事规划专家、应急管理专家)的观念组合在一起,帮助推动了美国一些防灾专门机构的建立,最终推动了21世纪初美国公共卫生体系的改组。自20世纪90年代末以来,世界卫生组织也一直在效仿该做法,将公共卫生和应急规划结合在一起,推动了这一新兴领域的全球实践。

---

① 关于将未来视为一种文化建构的分析,请参阅:Appadurai(2013)。

1999年，世界卫生组织起草了首个大流感防疫框架①，为国际流感防疫规划奠定了基础。基于1918年大流感的灾难性记忆（Figuié，2013），以及东亚反复出现的新流感，国际社会已经将流感视为最有可能带来致命疫情的疾病（Keck，2010；MacPhail，2014；Shortridge，Peiris 和 Guan，2003）。将流感纳入防疫体制的行动在2005年达到顶峰：当时美国国土安全部发布《大流感国家战略》（Kamradt-Scott，2012），世界卫生组织修订其1999年发布的计划，以总结SARS的教训，并表现"9·11"后人们对生物恐怖主义日益增长的恐惧。同年，新版《国际卫生条例》（IHR）得到了签署，要求建立成员国的公共卫生监测系统，以及强化职能部门建设（Sturtevant，Anema 和 Brownstein，2007）。与此同时，在世界卫生组织的推动下，许多国家开始建立自己的大流感防疫体系。因此，在公共卫生领域，世界卫生组织充当了防灾概念、思想和方法的"信息传播机构"，为其在全球范围内的迅速扩散做出了贡献。但是，美国在这个信息传播过程中表现得有一些不同。这种不同触及防灾工作最关键的基础，即如何看待并规划未来。事实上，随着公共卫生防灾观念在国际社会的传播，这些理念被世界卫生组织所吸纳，通过各种防疫手段得到实践，同时也在具体领域表现出明显不同的特征。

如果预防是管理未来的一种方式，或者更准确地说，基于"可能的未来"而管理现在的一种方式，那么这种转变就非常有意义。当然，重要的是，尽管世界卫生组织正在将情景规划和危机演练作为常规管理工具，但该组织目前似乎没有效仿美国防灾系统对"最坏情况"的关注。可以肯定的是，2017年发布的《世界卫生组织模拟演练手册》（WHO，2017b）依然坚持关注可能的风险，而不是"黑天鹅"般的重大意外事件（Taleb，2007）。同样，世界卫生组织的思路是提高防疫能力，以应对"可能的、迫在眉睫的、新出现的或当前的紧急事件"（WHO，2015，20），而不是应对低概率的灾难性事件。在美国的防灾计划中，传统的、基于概率的风险逻辑，被基于概率低、影响大的不确定性逻辑所取代，而世界卫生组织没有表现出同样的

① 大流感防疫框架。世界卫生组织的作用与国家或区域防疫规划指南，瑞士日内瓦，1999年4月。

变化[①]。

第六节 建立防灾模式,应对全球卫生危机

2009 年,甲型 H1N1 流感考验了这些新组建部门的能力。只有少数国家如美国和日本,其政府部门对疫情的处理得到了相当积极的评价(几乎没有引起争议)。在许多欧洲国家,它充其量算作半失败(Flynn, 2010)。然而,作为国际抗疫行动的领导机构,世界卫生组织的作用受到了密切关注,并受到了最激烈的质疑。由于甲型流感后来被证明是相当温和的一种疾病,但世界卫生组织还是宣布其成为"国际关注的紧急公共卫生事件"(PHEIC)。国际媒体严厉地批评了它在宣布(预先设置的)疫情阶段上的失败(时代周刊,2009 年 6 月 10 日),它在危机期间的决策不透明,在风险沟通方面的糟糕表现(Barrelet 等,2013),以及它可能与"大制药公司"的勾结(Cohen 和 Carter,2010)。因此,面对外界的批评,世界卫生组织彻底修订了其防疫框架,并于 2011 年发布了修订后的防疫规划,即《大流感防疫框架》(WHO,2011),此后定期对其进行(重新)评估和更新。

随着 2014 年西非暴发埃博拉疫情,国际公共卫生防疫工作又到了一个新的转折点。这场危机表明,人们把风险聚焦在流感上过于狭隘。世界卫生组织和其他机构在这场危机中显得准备不足。这种情况揭示出双重的"隧道效应",阻碍了人们看到更可能的灾害情景(Taleb,2007)[②]:首先,过度关注流感,将其视为最有可能到来的"瘟疫"(Garrett,1994);其次,认为埃博拉与中非存在着先天关联,疫情可能仅在中非传播。因此,国际社会既没有准备好将埃博拉视为潜在的大流行病来应对(美国和西班牙发生的传染病例迅速得到控制),也没有做好西非暴发埃博拉疫情的应对准备(西非民众对这种疾病也不熟悉)。有趣的是,我们在世界卫生组织总部、美国疾控中心、瑞士联邦和各州行政当局、日内瓦州医院和无国界医生组织瑞士分部开展的调查显示,在危机最剧烈的时期(2014 年 3 月至 2015 年

① 这可能与以下事实有关:世界卫生组织采取的是与循证医学(EBM)一致的行动逻辑,这促发了更传统的风险收益分析。

② 塔勒布将隧道定义为"专注于导致黑天鹅事件的某些特征,完全忽略其他事实"(Taleb 2007,83)。

1月），现有的应急系统基本上提供不了什么帮助。在官方机构能够提供稳定的帮助之前，个人力量与非正式的社会网络在抗击疫情方面发挥了重要作用（见巴斯蒂德，第五章）。

总体来说，此次国际抗疫行动，以及世界卫生组织在疫情中的领导作用，都遭到了广泛的批评（Moon 等，2015；Gostin 和 Friedman，2014；Gostin，2015；Clift，2015）。这些批评声音迫使世界卫生组织重新建构其应急能力。迄今为止，已有超过 40 份的评估报告（Moon 等，2017）对疫情绩效和后续行动进行了评价。世界卫生组织于 2016 年设立了“公共卫生应急项目”，并提供了大量应急资金[①]，以便快速实施应对方案。与其他部门不同，新的部门贯穿三个层级，从日内瓦总部到区域分部，再到国家办事处，目的是建立统一的指挥系统，并统一行动。这些变化表明，世界卫生组织正在扩大其公共卫生防控范围，同时防灾理念也超越了大流感或人道主义紧急事件，成为防控行动的一项总体原则而深入人心。具体表现是，一系列新的防灾计划得到了制定，它们都引入了许多美国使用的行动要素，如突发事件管理系统（U.S. Department of Homeland Security，2008）或防控演习，并根据它们自己的情况做出了一定调整。2017 年，世界卫生组织发布了《应急防疫战略框架》（WHO，2017a），该框架将公共卫生防控的范围扩大到任何具有公共卫生因素的紧急事件中。此外，世界卫生组织也通过“国家应急防疫与国际卫生管控”（CPI）等项目，在国际社会中推动相似的组织重构。CPI 由世界卫生组织公共卫生应急部领导，主要任务是向成员国提供技术援助，以帮助提高它们的防控能力[②]。

随着这种防控理念得到传播，以及防控规模不断扩大，一种重要的防灾方法得到使用，即应急规划中的“全社区”方式。世界卫生组织的 2017 年行动框架中不断出现这个词。如下所述：

> 社区对于有效的应急管理至关重要。社区成员是任何紧急事件的第一批响应者，同样也是第一批受害者。因此，社区成员

① 资金原定为 1 亿美元。截至 2018 年 4 月，它还没有达到 6000 万美元。www.who.int/emergencies/funding/contingency-fund/en/，访问时间，2018 年 5 月 19 日。

② 2014 年 G7 峰会上通过的《全球卫生安全议程》（GHSA）也支持新版《国际卫生条例》的推广。

是防控过程中的基本组成部分，在所有防灾计划的制定与贯彻执行中都应该听到他们的声音(WHO，2017a，3)。

关于社区防疫，我们需要记住，在最近的埃博拉疫情期间，部署国际抗疫力量的最大障碍在于被感染人群对紧急干预措施的抵触(Niang，2014；Bastide，2018；Bastide，第五章)。这种困境非常清晰地显示出，让受到疫情影响的个人和社会群体参与抗疫极为必要。事实证明，在这种紧急状态中，如果将危险人群视为必须加以控制的目标，不仅在道德上存在问题，而且在操作上也相当有害(Le Marcis，2015；Faye，2015；Calain 和 Poncin，第十一章)。对于某些极端公共卫生措施(如隔离、检疫、分诊或安葬)来说，培养民众对这些措施的"可接受性"(紧急沟通人员使用的一个术语)非常重要，它需要受影响人群与地方机构(社会、政治、文化层面的机构)自愿且积极地参与。

与美国防灾系统的"全社区"一样，我们也可以分析公共卫生领域中"全社区"方法，分析其如何将不愿配合防控的人群拉入应急管理的过程中。就像在美国一样，管控灾难性事件需要建构"防灾主体"，使其能够随时根据防灾机构的命令采取行动。然而，在国际层面上建构"防灾主体"，这项任务即便不是遥不可及，也似乎令人望而生畏。尽管在美国，甲型 H1N1 流感强化了"全社区"需求——针对少数群体和弱势群体制定具体的干预措施(U.S. Department of Health and Human Services，2012a，2012b，31；Uscher-Pines，Maurer 和 Harris，2011)，然而，从本质上讲，国际公共卫生防控工作涉及更多的具有不同历史文化背景的群体。这种情况在最近的埃博拉抗疫行动中非常明显地体现出来(Bastide，2018)，即他们总是按照自己的方式来理解未来(Bastide，2015；巴斯蒂德，第五章)。这个"主题化"过程之所以能够在一个国家内部实现，是因为国内制度与国家边界及其"统治"的人口正好重叠。但是，当其扩大到全球范围时，就会遇到更多的问题。

第七节　结　论

作为一个连贯的概念和一套实践方法，防灾目前正在重构国际公共卫生应急体系。如果我们认为防灾意识属于一种特定的时间机制(如何看待过去、现在与未来),并承认其合理性,那么防灾的扩展过程(防灾机制从美国起源,再扩散到国际社会)还应该继续深化。事实上,如果我们承认世界卫生组织的防灾模式代表了这一国际化进程,那么必须强调的是,该组织仍然坚持随机风险的理念。通过审视世界卫生组织在应对甲型 H1N1 流感和埃博拉疫情时的困难以及糟糕表现,我们认为世界卫生组织尚未充分使用好防灾手段。此外,若比较世界卫生组织与美国疾控中心的干预过程,就很容易证实且强化这一观点。美国疾控中心进入危机模式并进行调整的速度要快得多,这是事实。然而,这一观点也严重低估了世界卫生组织立场的特殊性及其干预的特殊背景。作为领导国际抗疫行动的组织,它在高度政治化的舞台上行动,并受到密集的审查,因此活动环境变得更加不可预测,其行动过程充满困难。在这种情况下,我们完全不能确定,纳入整体防控的"一揽子计划"是否会让世界卫生组织在应对未来的公共卫生危机中变得更有效率。

我们目前可能看到了一些迹象,这些迹象显示,防灾的制度化进程正倾向于"简化"防灾概念并加以内化和实施。特别是在 2018 年年初出现的关于"疾病 X"的表述,该表述列入了容易引发公共卫生紧急事件的病原体清单[①]。如下所述:

> 疾病 X 代表一种观念,即一种目前未知的病原体可能会导致一场严重的国际疫情,因此我们的研发计划应该明确做到尽可能直接地进入对"疾病 X"的防灾准备工作。

我们在一定程度上可以预料到,病原体清单中的疾病 X,虽然代表着一种可能引发卫生危机的不确定性,但人们可能还是会按照传统的风险评估方法来对它进行评估。由于世界卫生组织目前正在实施"全社区"的防控方法,并计划采用这种方法把社会个体转变为积极的防灾参与者,因此我们有必要让大众接受防灾文化(一种时间机制),以构建出我们需要的防灾主题。这一"主题化"过程,需要将"具有惨烈后果的不确定性"(high-impact uncertainties)置于"已知风险"之上,才能得到最顺利的实现。情景

① www.who.int/blueprint/priority-diseases/en/,访问时间,2018 年 5 月 15 日。

规划的早期倡导者也进行了类似的考虑;他们认为,构建“惨烈”的话语,不仅有助于评估机构的抗风险能力,也是一种提高公众和公共当局针对特定问题的危机意识的重要方法(Ericksen,1975)。这一举措能否提升公共卫生危机管理的能力与效率,仍有待观察。

第二部分

多学科视角：从甲型 H1N1 流感和 2014 年埃博拉疫情中学到的经验与教训

第三章　比较 2009 年甲型 H1N1 流感和 2014 年埃博拉疫情：全球卫生应对的出人意料之处

第一节　导　言

国际社会对甲型 H1N1 流感（2009—2010）和埃博拉疫情（2014—2016）的防控进行了诸多比较性反思。本章将根据我们在 2013 年至 2016 年所做的疫情调查，以大量文献档案和出版物为事实支撑，对两场疫情进行比较和总结。本章第一部分揭示了两场疫情早期阶段的危机表述方式如何影响到抗疫。在两场疫情中，传统观念毫无疑问都影响到了人们的危机认知框架，进而影响到人们对公共卫生措施的选择。第二部分将描述两次危机中的意外情况，这些意外影响到防疫策略的形成。本章最后一节将详细介绍两场疫情期间主要参与者面临的挑战。

本章认为，尽管两场疫情存在着巨大差异，但将它们进行比较依然具有意义。围绕着两场疫情的应对，出现了诸多争议。协调失败、缺乏远见、骄傲自满、政治权力博弈、狭隘的团体利益、无法顺利地执行专业手段、无法有效地推动政治决策，以及其他诸多因素，都困扰着防疫参与者。回想起来，两场疫情的困境毫无疑问都与这些因素有关，但更重要的影响因素是人们在公共卫生领域的错误认知。

第二节 路径依赖:病毒与人们的传统观念

一、流感:一种可能全球大流行的常见疾病

尽管甲型 H1N1 流感病毒已经存在了数百年,但这种病毒对于疾病专家和公共卫生专业人员来说仍然是一个谜。流感是由某种病毒引起的疾病,该病毒攻击呼吸系统并对整个身体造成影响。它通常持续三到七天,能够给感染者的日常活动造成障碍。病毒的组合不断变化,并且表现出地域特征。这就是为什么我们每年都可能感染新型流感。

世界上现有三种流感病毒:A、B 和 C。A 型最危险,它已经引起了几场致命的大流行病,如臭名昭著的 1918 年西班牙大流感(Kolata,1999),造成了超过 5000 万人的死亡。1968 年,我们又见证了中国香港大流感。A 型病毒可以在很短的时间内变异,这使得其更加难以控制。实际上,针对每一种传播中的新流感毒株,人体必须建立起相应的免疫应答。每个世纪,A 型病毒都会引起三到四次的大流感。B 型病毒带来的并发症要轻微得多。它仅在某些区域内流行。与 A 型病毒相比,其变异程度较小。最后,C 型病毒引起的症状与普通感冒相似,也比 A 型病毒更不易突变。

流感专家对人畜共患、季节性流感和全球大流感进行了区分。几十年来,他们对这三种疾病之间的关联给予了极大关注。流感占用了大量公共卫生资源,也是全球卫生监控网络、全球流感监测和应对体系(GISRS)的主要目标。自 1951 年成立以来,这个监控网络已经构建得非常完善,包括监测工具①、监测目标与“监测体系”(Kolata,1999; Dehner,2012; Caduff,2014; MacPhail,2014; Aranzazu,2013,2016)。自 21 世纪初以来,大流感已经迫使诸多防疫机构和人员制定了应对计划(Zylberman,2013; Bastide,2017;Brender 和 Gilbert,2018)。在国际卫生条例紧急委员会(IHR)的建议下,世界卫生组织、免疫战略咨询专家组(SAGE)和 GISRS

---

① 2014 年 9 月,我们作为观察员被邀请参加了一次磋商会,以确定适合南半球国家的疫苗成分。我们在世界卫生组织总部亲眼见证了人们对一位专家南希·考克斯博士的致敬。他是美国国家免疫和呼吸疾病中心(NCIRD)流感科主任,工作三十多年后从美国疾控中心退休。

三方展开协商,为全球季节性流感疫苗做出决策。该决策每年做出两次,疫苗并非十全十美。鉴于其多样化的制剂,它对某些季节性流感病毒多少有点效果。如果季节性流感可以依靠每年开发两种疫苗来控制,那么全球大流感就无法通过类似手段达到这种效果。本质上,全球大流感是无法预见的,其灾难性代表是 1918 年西班牙大流感,以及让亚洲十分恐惧的中国香港 H5N1 禽流感疫情复燃(2003 年 2 月)。禽流感本来只具有轻微的传染性,但在某些国家和地区已成为地方性流行病,主要在家禽中传播①。目前已经证实,人类感染禽流感的致死率很高(60%)。

2009 年甲型 H1N1 流感病毒的来源可以追溯到墨西哥圣克鲁斯地区的养猪场。很多患者的症状与普通季节性流感差不多。大多数情况下,患者无需治疗就可以自行康复。但是,某些重症患者仍然需要专业护理,例如使用呼吸机或抗病毒药物(奥司他韦和扎那米韦)。但是,健康状况良好的年轻人也可能因感染病毒而死亡。疫情早期,它就攻击了部分健康的年轻人,且在儿童和健康成年人中造成的死亡率比季节性流感还要高(Brammer 等, 2011)。这个结论对全球公共卫生当局的风险评估产生了持续性影响(Fraser 等,2009; Flahault 和 Zylberman,2010)。它使专家们想起了西班牙大流感,当时年轻人在这场大流感中付出了最沉重的代价。于是,世界卫生组织立即根据《国际卫生条例》(IHR,2005 年新版)的规定,于 2009 年 4 月 25 日宣布其为"国际关注的紧急公共卫生事件"(PHEIC)。

该病毒传播非常迅速。因此,英国和西班牙(美洲大陆航空公司一直以来的入境区域)深受其害。数周以后,世卫组织于 2009 年 6 月 6 日将其宣布为全球大流行病(世卫组织于 2010 年 8 月 10 日宣布疫情结束)。该病毒自我繁殖非常迅速,并以非同寻常的方式实现变异。该病毒最初的菌株被称为"加利福尼亚",现已成为制造季节性流感疫苗所需抑制剂的一部分。公共卫生专家非常担心这种 A 型病毒,特别是在流感逐渐扩大为地区性流行病的时候。研究人员担心,这种病毒可能跟其他病毒存在着潜在的关联。尽管针对流感病毒的研究人员数量众多,但他们仍然不太清楚流感病毒的传播、传染性、重组方式和传染方式,"流感的发展过程很大程度上

---

① 据美国疾控中心称,涉及六个国家:孟加拉国、中国、埃及、印度、印度尼西亚和越南,www.cdc.gov/flu/avianflu/h5n1-animals.htm。

仍然是个谜”(Flahault 和 Zylberman, 2010,331)。

毫无疑问,2009 年的甲型 H1N1 流感病毒从一开始就被社会误解。公众和公共卫生专家都不约而同地将其与西班牙大流感做比较,因为其源头都是猪(“猪流感”)。根据最近的统计,西班牙大流感在世界范围内造成 5000 万至 1 亿人的死亡(Johnson 和 Mueller,2002; Taubenberger 和 Morens,2006;Wilson,2011)。此外,出乎意料的是,至少从表面上看,2009 年甲型 H1N1 流感病毒最初起源于北美,而不是预期的亚洲动物宿主。事实上,无论是在专业还是非专业人士的叙述中,亚洲长期以来都被描述为流感病毒的潜在发源地(Keck,2010; MacPhail,2014,76)。

二、埃博拉:典型的致命病毒

两名研究人员在扎伊尔北部的扬布库(如今属于刚果民主共和国)共同发现了埃博拉病毒。一个是彼得·皮奥(安特卫普热带医学研究所的比利时医生),另一个是负责采血的刚果(金)研究员让-雅克·穆扬贝。埃博拉因发现该病毒的所在村庄附近的河流而命名。正是在这个村庄所属城镇的一家医院里,发现了第一例埃博拉病例。这标志着它正式成为一种地方流行病,随后传染了 318 人,其中 280 人死亡。与流感专家不太了解流感病毒的演变机制不同,埃博拉病毒专家似乎非常了解该病毒的“作案手法”。鉴于埃博拉病毒的简单性,似乎可以将其纳入一年级病毒学教科书的经典案例。即使埃博拉病毒经历过若干变异(最危险的变种被称为“Zaire”),但它也比流感病毒更稳定。它虽然也具有传染性,但没有流感那样强。

过去 40 年里,刚果、苏丹、乌干达和加蓬发生了几次埃博拉疫情。每次暴发都会造成数十起感染和数人死亡。但是,到目前为止,这些疫情的影响仍然相对有限,并且没有造成像 2014 至 2016 年那样多的人死亡[①]。2014 年春季,许多公共卫生专家得出了这样的结论——埃博拉疫情是可控的,最终它会像一团火焰一样自生自灭,像之前发生的数十次疫情一样,自行消失。当我们看到疫情“暴发”这个词语,我们可以想象发生了一场大

① 围绕该问题的分歧显示出,病毒不会传播到城市的观点是不正确的。1995 年,埃博拉病毒曾经传播到刚果民主共和国基奎特市的一家医院,该市约有 40 万居民。

火，发生地点既可以是森林也可以是丛林，如同Wald(2008,7)描述的“非洲雨林的‘原始’空间”。然后，我们会这样描述，火焰将把自己燃尽。也就是说，一旦该病毒能够攻击其传播路径上的所有生物，它就会像火焰一样燃尽，然后退回到丛林中，隐藏在蝙蝠(据说是病毒“守护者”)体内①。

截至目前，医疗机构确实没有针对这种疾病的有效治疗方法，其基础性治疗方法是使用补液和退烧药来控制发热。埃博拉疫情暴发之初，医药公司还没有开发出经过测试的疫苗。针对埃博拉病毒的实验性疫苗存储在美国和加拿大的军事实验室里，但从来没有对人类进行过测试。2014年，虽然某些制药公司已经可以生产具有潜在效果的抗病毒药，但是，2014年前几个月的总体治疗方案仍然是给予补液和退热药，旨在抑制发热。

法国里昂巴斯德研究所于2014年3月在几内亚正式确认了2014年埃博拉疫情的暴发，世界卫生组织于2014年8月8日宣布其为PHEIC。第一次暴发很可能在几个月前就已发生，即2013年12月。追溯的首个病例可能是一个孩子，这个孩子于2013年12月在美莲杜(位于盖克杜区的几内亚森林中)死亡。据称，病毒之所以暴发，是因为森林中的一些偏远社区与该病毒的动物宿主(以水果为食的蝙蝠)产生了密切接触。这是埃博拉疫情描述的传统观点，但尚未得到证实。经过两年的抗疫努力，世界卫生组织在2016年3月29日宣告PHEIC结束。至此，几内亚、利比里亚和塞拉利昂总共报道了28616个确诊和疑似病例，以及11310个死亡病例(WHO, 2016)。

在某些病例中，埃博拉症状与霍乱或拉沙热相似。这使得人们很难识别这种疾病，尤其对于那些不熟悉该疾病的社区民众和护理人员来说更是如此。这种疾病表现出了新型传染病(EID)的所有特征。自20世纪90年代以来，美国社会对于新型病毒感染的集体焦虑，部分地源于美国对炭疽攻击和生物恐怖主义的恐惧(Collier和Lakoff, 2008; Boin等, 2003; Bastide, 第二章)。从这个角度来看，不断流传的非洲印象加剧了人们的忧

---

① 我们可以看一看普雷斯顿的《热点地区：埃博拉病毒起源的可怕真相》的摘录(该书1994年首版，2014年再版)。普雷斯顿给他的读者描述了这种疾病在过去20年的生动画面：苏丹的埃博拉病毒消灭了中非的数百人，就像一场大火吞噬一堆稻草一样。火焰烧尽了一切，只剩下一堆灰烬。大火之后，病毒退回到灌木丛中，在未知的宿主身上不断传播、不断变异，直到今天。一旦它再度走出丛林，它将以一种新的方式席卷人类(Preston, 2014 [1994], 101)。

虑——患病的人饱受病痛的折磨;一半以上的病例死亡,大多数是妇女和儿童,他们得不到充分照顾;病毒通过滥交行为、直接接触和体液传播给他人。

还有一种观点认为,越来越多的森林砍伐导致生态平衡的破坏,为病毒(大多数时候限制在森林中)的逃逸提供了机会。因此,那些处于社会底层的几内亚森林中的居民发现,他们处于最恶毒的谣言中心,成为污名化的主要目标(Epstein,2014;Faye,2015)。

刚开始采取干预措施时,公共卫生界(世卫组织、疾控中心、无国界医生组织)对于非洲的埋葬习俗及其对病毒传染的影响程度相当不理解。他们知道当地习俗起着重要作用,但没有从文化层面加以适当的干预,结果使得危机无法得到正确处理。国际和国内公共卫生权力机构以及一些专家,迅速谴责了当地民众埋葬尸体的错误做法,但引起了他们以前不曾见过的群众“抵抗”。这种情况进一步强化了非洲难以摆脱旧文化习俗的固有印象(Kidjo,2014)。人类学家很快被组织起来应对这种狭隘的地方文化观念(Fairhead,2016;Moulin,2015,Abramowitz,2017)。人类学家作为增援人员,运用他们在诸多领域的专业知识,在这三个国家进行了风险沟通实践(Moulin,2015;Richards,2016;Abramovowitz,2017)。

关于如何与陷入疫情的当地居民进行对话,已经有许多论述。20 世纪 90 年代末,世界卫生组织流感管理部门的埃博拉专家皮埃尔·福门迪及其同事,与人类学家进行了合作(在温哥华的华盛顿大学的巴里和邦妮·休尼特;巴黎博物馆的阿兰·埃佩尔本)。他们根据自身在当地的实践经验,制定了文化干预方案。他们特别提到如何安全而又富有尊重地埋葬尸体,提出要尽可能以尊重的方式与本地人交流,增加他们对疾病传播方式的了解(Boumandouki 等, 2005; Hewlett 等, 2005; Hewlett 和 Hewlett, 2008; Brunnquell 等, 2007; Epelboin 等, 2007, 2008)。2014 年,他们又更新了这份干预方案(Formenty,2014)。

回想起来,2014 年的埃博拉病毒似乎是一种超级危险、具有超级传染性的病毒,它摧毁了卫生系统并改变了地缘政治和经济平衡。它是一种到处传播的病毒:它于 2014 年 7 月通过飞机航线传播到尼日利亚,并于 2014 年秋天进入马里、塞内加尔、西班牙、美国、英国、爱尔兰和意大利。

病毒袭击了三个遭受内战摧残且极度缺乏医疗设施的国家。如果全世界都注意到这个事实，那么我们就能明白，控制这场疫情已经超过了世界卫生组织的能力范围。2014年之前，世界卫生组织已经在其《国际卫生条例》中指出，医疗设施薄弱的贫困国家及其邻国可能在重大疫情中面临风险。2009年5月28日，在世界卫生大会期间，来自非洲国家的第一位女总统艾伦·约翰逊·瑟利夫（自2006年以来一直在利比里亚执政）在与会代表面前恳求：

> 我在这里要说的是，人们不应该仅仅因为贫穷而死，或者因为无法获得治疗而死……在利比里亚，千分之一的妇女在分娩时死亡，90%的人每天用少于两美元的钱维持生计。1989年，利比里亚仍然有800名医生。经过十四年的战争，只剩下五十名医生。
>
> （引自 Lempen，2010，282）[①]

正是这位总统在她自己的国家抗击埃博拉疫情。

两种疾病（大流感和埃博拉病毒）都有其自身的历史。人们对这两种疾病也形成了深厚的传统观念。这甚至无意识地影响到公共卫生官员最开始的应对策略。某种程度上，传统观念也对早期抗疫机构的组织方式产生了强大影响。长远来看，它们仍然会继续影响其组织行为，即便是在条件发生变化或是需要做出调整时，这种影响依然存在。然而，传统认知也在不断变化，正如普里西拉·沃尔德令人信服的解释："尽管我们关于疫情暴发的描述是传统的、程式化的，但也在不断演变。之所以对疾病暴发的描述如此丰富，因为疾病本身也非常具有活力，跟受疾病影响的人类群体一样具有活力。"（Wald，2008，28）

第三节　抗击疫情：应对意外情况

一、甲型H1N1流感：受困于最初的抗疫计划

从2000年开始，全球公共卫生专家在世界卫生组织的推动下，尤其是

① 我的译文是法文。

吸取了SARS的经验教训之后,推动制定大流感防疫规划(Brender,2014,40-44)。世界卫生组织重新拨款应对大流感问题,标志着其重新获得世界卫生领域的领导地位(Brender和Gilbert,2018,39)。自此,公共卫生史上规模最大的防疫行动在各个层面上展开,并吸引了来自不同行业的人。这些年来,他们彼此沟通,共同努力防范未来的大流感(Zylberman,2013;Keck,2010;MacPhail,2014;Lakoff,2017)。到2009年4月甲型H1N1流感暴发之时,世界卫生组织刚刚发布了新的《大流感防疫规划》。

我们询问过部分知情人,特别是那些来自瑞士、日本和美国的受访者。他们证实,他们参与了《大流感防疫规划》的起草。他们所有人都记得甲型H1N1流感暴发之前的那段岁月,他们多么努力地动员各自的同事,以便能够更好地为大流感防控做好准备。他们所有人都记得,这些准备工作使得自身能够与各个层级(地方、区域和国家)的其他实体(其他部门)建立起联系。具体的层级或部门,取决于它们自身在公共卫生系统中的地位。他们建立了真正的(正式和非正式)网络,有联系非常紧密的,也有不那么紧密的。显然,大流感将使他们激活这些网络,检验经过数年调整的防疫计划(Keller等,2012)。布伦德(Brender,2014)借用了Haas(1992)创造的"认知共同体"一词,以解释这些以专业知识为基础的组织网络。至少,根据受访者的事后反思,如果有足够的后勤保障,这些计划很大程度上能够派得上用场。它们被作为一种协调机制来使用,但最终还是被放弃了,因为这些计划只是基于严重危机而被迫采取的行动,而甲型H1N1流感的威胁并没有预期的那么严重(Keller等,2012)。

在甲型H1N1流感疫情中,他们忽略了一些信号。这些信号显示,尽管流感具有极强的传染性并且能够迅速传播,但大多数情况下只产生温和的症状。是的,那是一场大流感。但是,正如时间所证明的那样,那不是一场严重的大流感,尽管它的持续时间很长。正如我们的一名知情人所说的那样,这是一场"副危机"(paracrisis)。大多数专家仍然保持警惕,等待着第二波疫情的来临。1918年大流感证明,第二波疫情更加致命。专家们特别担心的是病毒可能的重组和变异(Garrett,2005;Flahault和Zylberman,2010)。卫生部门很大程度上坚持了最初的疫情预测,他们的依据是疾病传播的数学模型(Fraser等,2009)以及死亡患者的数量。这些模型预测,年轻人和健康人群将受到严重影响。世界卫生组织于2009年6月11日宣布疫情进入到第六个阶段，由此推动了有史以来最多的疫苗订单和抗逆转录病毒治疗订单。富裕国家抓住这一机会，将疫苗开发作为抗击疫情的核心支柱（Abeysinghe，2013；Pasquini-Descomps 等，第八章）。他们受到预先购置协议的激励，开始了与时间的赛跑。2009 年春季第一波疫情期间，疫苗还没有被开发出来，但专家们认为，到了秋季第二波疫情来袭时，疫苗将非常有用（Saluzzo，2011）。

尽管如此，从每个国家的过度反应中，也可以看到一些细微差异。例如，美国调整了他们的应对措施，疫苗接种仍然针对特定高危人群（抗疫人员和孕妇）。美国没有像某些欧洲国家那样实施大规模的接种，原因在于疫苗短缺他们没有其他选择①。瑞士和法国提出的方案是，针对特定人群优先接种两剂疫苗（包括护理人员、高级公职人员、高危人群，尤其是孕妇和患有哮喘病的妇女，以及任何希望接种疫苗的人）。

在欧洲，各国的疫苗覆盖率差异很大（Brien 等 2012 年提供的信息显示，其范围从 4.8％到 92％不等）。根据 2010 年 VENICE（欧洲疫苗联合阵线）的研究，在 29 个抗击疫情的欧洲国家中，有 26 个进行了国家层面的流感疫苗接种。在 27 个建议使用疫苗的国家中，所有国家都重点覆盖医护人员和孕妇。12 个国家给所有年龄段的人群接种疫苗②。大多数国家为疫苗确定了相似的目标人群，但疫苗接种覆盖率存在很大差异（Mereckiene 等，2012）。在欧洲，卫生部门在体育场、军营或其他大型基础设施中建立了疫苗接种中心，以供成千上万的人接种疫苗。

但是，疫苗接种并不总是能获得国民普遍的支持，例如瑞典就是其中的例外（Barrelet 等，2013）。在美国，针对孕妇和医护人员的疫苗接种却取得了成功，并产生了持续数年的影响。几位研究人员指出，若人们对其政府领导人具有较高的信任度，这个国家的疫苗接种水平就会更高；相反，在信任度偏低的国家，疫苗接种就会失败。例如，在瑞士，接种疫苗的人数不

---

① 1976 年，美国暴发了猪流感，4000 万美国人接种了疫苗。但预期中的大流感并没有出现，当然也让人们变得更谨慎。此外，当时还发生了数十例格林-巴利（Guillain-Barré syndrome）综合征，导致人们对公共卫生决策产生了持续的不信任（Fineberg 和 Neustadt，1978；Saluzzo，2011）。

② 据报道，疫苗接种覆盖率在各个国家（22 个国家）中从 0.4％到 59％不等。医护人员（13 个国家/地区）为 3％至 68％；孕妇（12 个国家）为 0 至 58％；儿童（12 个国家/地区）为 0.2％至 74％。

超过总人口的 17%(Barrelet 等, 2013)。一些研究人员指出,疫苗接种的失败,不应该仅仅归咎于 2009 年大流感的温和性,从更大的范围来说,这种失败也是因为某些欧洲人对疫苗的使用产生了越来越多的不信任(Burton-Jeangros 等, 2005; Schindler 等, 2012)。

至于日本,该国传统上就比较重视流感防治,也准备得比较充分。日本政府支持大范围的疫苗接种。但是,日本政府的做法也遭到了媒体的批评,因为媒体发现疫苗过剩,大量疫苗未得到充分利用而产生了额外费用。到 2009 年底,日本政府共提供了 1700 万剂疫苗。大量疫苗从国外进口(GSK 和 Novartis),但大多数都未使用,导致极大的浪费(请参阅帕基尼-德孔等,第八章)。

各种防疫逻辑都在人们的考虑之中。他们关注如何调动资源,这些资源不仅仅是财政上的,也有组织、沟通和认知上的。制定大流感防控规划,就必须考虑到应急措施,还要规划商业如何维持,这涉及行政部门、医院、学校、公共交通、私营部门、机场和那些人口密集的地方。这些责任落在了成百上千的个人肩上,只有他们的有效行动才能让整个防疫体系做好准备。针对最严重疫情来制定行动计划的那些宣传,以及挥之不去的"最坏场景",都深深扎根于抗疫参与者的记忆中,甚至五年后接受我们采访时,他们也依然记忆犹新。他们中的许多人,特别是那些在国家公共卫生部门工作的人,将这种行动升级归因于以世界卫生组织为代表的国际机构的强制性命令。

一些批评者谴责了世界卫生组织在疫情期间的"嚎叫"。世界卫生组织于 2010 年 6 月 10 日对此做出回应,声称他们在处理流感病毒时面临着巨大的生物医学挑战。

> 2009 年 4 月确认了人类首次感染的新病毒。实验室样本分析表明,新病毒从未出现过人际传播。这是一种动物源性病毒,而且是一种独特的包括猪、禽和人类流感病毒的基因混合。该病毒的基因组合与 1977 年以来一直引起季节性流感的 H1N1 病毒截然不同。
>
> (WHO, 2010)

综上所述,甲型 H1N1 流感的应对措施主要是生产疫苗。但是,生产疫苗所花费的时间,以及说服民众接种疫苗的困难,引发了社会争议,且不断成为新闻版面的头条。有趣的是,与之相反,2014 年埃博拉疫情暴发时,无法及时提供疫苗倒成了一个问题。

二、埃博拉病毒:使用传统手段应对不断扩大的灾难

2014 年春季,对于许多公共卫生专家来说,他们这样描述当时的情形:埃博拉疫情是可以控制的突发卫生事件,像以前所有的疫情一样,最终会自生自灭。关于埃博拉疫情的传统叙述基调也是如此。但是,我们的知情人在世界卫生组织总部和美国疾控中心都证实,他们最初认为的"普通埃博拉"正在不断扩大。Lakoff(2017,158)在他最新的著作中也得出了同样的结论,并将其称为"行政管理上的想象力失败"。为了控制埃博拉病毒所采取的措施已经众所周知,其操作方法如下:(1)隔离患者,并在必要时进行强制隔离;(2)系统地搜索与每个患者接触过的人,并追踪传播链;(3)针对受灾社区,专门实施风险沟通方案,告知当地人避免通过危险行为传播疾病;(4)在没有特效药的情况下,实施优先补液和提供止痛药的医疗服务;(5)监督丧葬活动。当时,没有人怀疑这些公共卫生措施可能会存在着不足。

然而,几内亚、利比里亚和塞拉利昂三国的边境人口流动性很强(Richards,2016)。边境贸易市场在完全关闭之前,有时会在一个国家举行,有时会在另一个国家举行,时间定于一周内的某几天。最终,病毒依托于商业路线和流动性最强的群体传播开来。这个群体包括商人、宗教领袖、医疗人员、农民和小商贩。他们因为饥饿、资源缺乏和冲突之后的国家混乱状态,不得不走上寻求更好生活和更多生存资源的道路。这些流动性最强的人群就这样在他们的原籍村庄和城市(更多工作机会)之间不断往返。

还有另外两个因素强化了人们认为这是一场"普通埃博拉"的最初观念,并在危机蔓延过程中阻碍了人们对疫情新迹象的认识。第一个因素涉及交通状况。病毒最开始传播的边境地区通信设施缺乏,且由于连年战争导致交通设施破败不堪。因此,专家预计该病毒难以大规模传播。然而实际上,道路系统并没有想象中的那么糟糕,正如 Richards(2016,45-48)所证明的那样,这些道路都得到了定期的使用。第二个因素涉及气候状况,并

强化了第一个因素。当时正值雨季,可能会减缓人员的流动,并阻碍病毒的传播和进一步传染。

国际和国家层面上的卫生机构以传统流行病模型为基础,制定了应对措施。按照惯例,他们派遣了一个由世界卫生组织、疾控中心和无国界医生组织组成的小型专家组赶赴现场[①]。该小组由世界卫生组织协调,并以全球疫情预警和反应网络(GOARN)的名义展开活动。先前已经证明,这些措施在其他地方是有效的。正如美国疾控中心一位专家2015年8月告诉我们的那样,他们已经习惯了这类部署。

2014年4月,病例数量的减少似乎证实了专家们的看法。感染曲线开始向下倾斜,从而给人们留下了这样一种印象——流行病高发地区似乎已经得到控制。在几内亚,更是如此。但是,2014年春季快结束时,有人开始要求重新审议最初的疫情分析。这些声音主要来自抗疫中心的参与人员,尤其是无国界医生组织。例如,一些国家驻日内瓦的工作人员以及若干人类学家,直接绕过了公共卫生干预措施,提出了更多非主流的手段(Fairhead,2016)。

随着危机的持续,世界卫生组织不同层级之间的复杂关系(从日内瓦总部到布拉柴维尔的非洲区域办事处,再到受灾国家)严重阻碍了对疫情的有力评估。世界卫生组织的结构复杂性再度引起争议(Sridhar等,2014;Horton, 2014)。也有公共卫生专家强调,没有成员国的授权,世界卫生组织总干事无法开展有效行动。因为,世卫组织不仅无法提名其在各个国家的负责人,而且连世卫组织区域负责人的提名,都不在它的权限范围之内。

无论是在世界卫生组织内部还是外部,我们的知情人都向我们指出,并不是所有国家的政府都愿意宣布PHEIC。尤其是,这类声明毫无疑问会带来无法忽视的关联性影响,例如产品抵制、边界关闭,以及减缓甚至完全终止商业交流。显然,在采取观望态度的那几个月,如何开展大规模援助的诸多因素都得到了考虑。因此,观望并不意味着什么事情都没发生,发生的事情也遵循着其他逻辑,尤其是全球公共卫生外交的逻辑。

2014年夏季,无国界医生组织继续定期向国际公共卫生机构发出预警。人们预期中的疫情逐渐失去控制,但在全球层面,每个参与者都在发

① 有关GOARN的详细信息,请参见Ansell等(2012)。

挥着他们自己的作用。世界卫生组织虽然代表联合国的权威，但正被其成员国“阻止”履行职责（Lall，2017）。同时，世界卫生组织又是各种资源的提供者，可以在外交或其他辅助性领域调动资源。尽管世界卫生组织依然至关重要，尤其是推动临床试验过程中的快速协调，但人们也总是用这句话来讽刺它，“我希望我能，但我的双手被束缚”（Evans 等，2016）[①]。反观另一个组织——无国界医生组织，这是一个号召力强大且资金充裕的非政府组织，在民众中拥有极高的声誉和支持度。一位知情人告诉我们：“对于 MSF 来说，参与抗疫工作是正常的，这是他们的职责，也是他们的任务。”但这种立场，反而可能阻碍了他们的声音被社会各界尽早地听到。

最初的疫情评估是，疫情发生在偏远农村地区，每一次分散性疫情都能够被控制，疫情可能会导致数百人而不是数千人死亡。但是，这种固有观念导致疫情没有尽早地被重新评估。2015 年 2 月，一名世界卫生组织聘用的病毒学家从利比里亚返回东京后接受我们的采访，他告诉我们：

> 我们需要回答的问题是——埃博拉病毒进入城市后该怎么办？其他一切问题都是次要的。没有人能够回答这个问题。不管是当地人，还是被疫情影响的国家，还是区域组织，还是日内瓦的世界卫生组织，都没有讨论这个问题。任何协调工作都没有涉及这一基本问题。

最后，同一场疫情中也存在着不同的病毒高发区。在这个意义上，社区民众能不能肩负起防控疫情的责任，就变得非常重要了。实际上，公共卫生措施主要集中于生物安全手段，这些手段在以前的流行病中都被采用过，但效果不佳。许多人类学家警告，通过采用忽略当地民众想法的传统抗疫手段来处理传染病将会带来风险（Richards，2016），可能会阻碍防疫措施在当地的实施（Wilkinson 和 Leach，2015；Fairhead，2016；Anoko 等，2014；Le Marcis，2015；Faye，2015）。首批抗疫人员宣称他们陷入困境，常常无法在当地实施防疫措施（MSF，2015；CDC，2015）。他们特别提到，他们不得不开展针对当地群众的风险沟通活动，如此大的工作量给自

---

① 2017 年 5 月，当刚果民主共和国受到埃博拉疫情影响时，疫苗试验迅速启动。默克公司生产了一种疫苗，并储存在美国。虽然该疫苗尚未获得许可，但无国界医生组织（以及总部设在巴黎的无国界医生研究小组）和世界卫生组织于 2015 年进行了测试，但仅用作临床试验。

身带来了非常大的负面影响。国际抗疫团队部署到他们最应该去的地区,但是这一举动引起了那些“受到关注”群体的暴力抵制。这种情况一直持续到2014年9月的沃米事件[①]。然而,针对一线抗疫团队的敌意和暴力并不新鲜,无论是本地抗疫团队还是国际抗疫团队都是如此(Bausch等,2007; Fribault, 2015; Calain和Poncin,第十一章)。无国界医生组织的知情人告诉我们,他们对敌意和暴力都已经习以为常了。

第四节　全球卫生工作者与他们的对策

本小节中,我们打算从三个不同的角度来更全面地理解全球卫生工作。第一个涉及大流感的抗疫人员,第二个涉及埃博拉疫情的抗疫人员,第三个主要关注全球卫生工作者。一般而言,全球卫生工作者主要指医疗专业人员,他们分别来自公共卫生学、医学和生命科学领域。

一、大流感:专家们的针对性措施

面对大流行病,世界卫生组织成员国最高公共卫生部门和国土安全部门,也包括那些可能受到疫情影响的其他社会经济部门,都迅速动员起来。公共卫生部门在疫情中能够获得多大程度的领导权取决于各国的具体情况。在法国,疫情领导权必须与其他相关组织分享(Brender和Gilbert,2018)。但是在瑞士,公共卫生官员和专家一直处于权力中心。

根据大流感之后撰写的大量回顾性报告(国际、国家和地区)(U. S. Department of Health and Human Services, 2012; ASTHO, 2010; European Commission, 2010; Forster, 2012; Greco等, 2011; Lister和Redhead, 2009; President's Council of Advisors on Science and Technology, 2009; Delaporte等, 2010; WHO-Regional Office Europe, 2010; Ernst和Young/OFSP, 2010; WHO, 2011; Door和Blandin, 2010),还有关于该主题的大量学术著作,以及我们在世界卫生组织、瑞士

---

① 沃米大屠杀针对名为“寻找共同点”的非营利组织。该团队的医护人员、新闻工作者和政府官员共8名遭到了致命袭击。2014年9月中旬,他们前往几内亚西南地区的沃米村,对当地群众进行埃博拉病毒教育,警告他们有关埃博拉病毒的风险。他们的尸体在厕所里被发现,有的被棍棒袭击,有的被砍刀杀害,其中3人被割喉。

和日本的采访,我们可以发现,针对甲型H1N1流感的防疫计划一开始就得以启动。一些知情人告诉我们:“我们当时只有一个想法:抗疫规划。”面对甲型H1N1流感,公共卫生机构拥有强大的政策工具可以使用。这个政策工具就是抗疫行动框架,是“已经存在的”、可操作和令人放心的。大多数国家很快就将注意力集中在两个政策上:(1)社会疏离措施——提高人们的卫生意识,如安全地打喷嚏、经常洗手、感冒时限制集体外出;(2)尽快开发疫苗以应对最可怕的紧急事态。2009年秋季的确出现了第二波疫情(借鉴1918年大流感模型),但比第一波更加温和。

与实施《大流感防疫规划》一样,国家和地区公共卫生机构发现它们自己身处危机管理中心,与负责安全的人一起协调工作。法国和瑞士就是这种情况。政府对安全监控的重视,以及“9·11”之后人们对生物恐怖主义的预期,催生了新的指挥系统。新指挥系统要求公共卫生机构与维持公共秩序的安全机构密切协作,例如日内瓦州为应对灾难而部署的OSIRIS。该方案由危机管理中心负责协调工作,在警察总部设置了办公空间,并在警局总长的负责下整合了其多种职能。日内瓦州卫生总局代表、负责控制传染病的日内瓦州医生代表、负责管理“疫苗接种”和“抗病毒药”(主要是瑞士罗氏公司生产的达菲)的日内瓦州药剂师代表、公共交通部门的代表、日内瓦州立医院从事感染学或疫苗学的流感专家、机场代表,以及法语企业联合会(法国—瑞士商业联合会)的代表,他们共享同一个办公空间。公共卫生专家迅速占了上风,他们自己又组织了一个“卫生中心”,好像应对一场“次危机”(sub-crisis)一样。但是,他们非常依赖联邦一级的决策,尤其是联邦公共卫生局(位于伯尔尼)的决策,需要它们的指令来分配疫苗和达菲。因此,OSIRIS的参与者指出,“这经常带来大相径庭的决定”。至于安全力量与卫生专家之间是否存在密切的协作,当时的参与者为我们提供了模棱两可的信息。他们说,在警察或军队中,确实存在明确的指挥系统,但是,他们也强调,不要试图依靠警察来获得公共卫生领域的任何专业知识。一位当时在危机管理中心工作的知情人解释说:“我们不能指望一切都来自日内瓦的OSIRIS。”

至于参与者如何看待这个组织,研究人员得出了矛盾的结论(Keller等,2012;MacPhail,2014;Brender和Gilbert,2018)。对于某些参与者来说,危机中心为他们提供了基本的服务,他们可以通过一张写着“所有电话号码”的A4纸找到可以获得帮助的组织网络。但是对于其他许多人来说,2009年的春季、秋季和冬季,与(国家、联邦和国际层面的)公共卫生机构频繁举行的电话会议是极大的时间浪费。烦琐的组织程序与大量的通信费用,都表明这种组织根本不适合来应对公共卫生危机。大家在2009年秋天就感到疲惫不堪了。

然而,总体来看,有些情况需要更加细微的甄别。日本针对大流行病的“超级管理”给人们留下了深刻印象。正如许多专家指出的那样,日本卫生机构习惯于采取综合措施应对季节性流感。世界卫生组织的专家对日本流感数据重新计算后非常满意,称日本卫生当局是“好学生”。日本应对季节性流感的最常用措施包括:与他人保持社交距离、佩戴口罩、及时服用抗病毒药物、学校停课、医疗隔离、疫苗接种和边境管制。正如我们的受访者解释的那样,2009年之前,大流感的防范工作侧重于早期防控,主要包括“早期医疗监测和积极的控制措施”。2005年12月,日本制定了《防控大流感的国家行动规划》(最近一次更新是2009年2月)。根据该规划,日本当局的早期应对措施是,自2009年4月28日起开始执行“积极的边境管制措施”,包括对受疫情影响的国家或地区的所有乘客进行发热筛查。日本卫生当局还决定2009年5月在兵库县和大阪府关闭学校5天(Kawaguchi等,2009)。2015年3月,我们在厚生劳动省采访的日本专家告诉我们,学校停课对于遏制病毒的早期传播非常成功[①]。

瑞士选择了强有力的抗疫手段(订购1300万剂疫苗,覆盖80%的人口),而没有采取日本那样的综合性措施。美国则采取了中间策略。实际上,情况很快就变得明显,即该病毒只具有轻微的毒性。2010年1月,美国国土安全部部长珍妮特·纳波利塔诺宣布,现在病毒不再大规模扩散,而是逐渐平息了。大规模的疫苗接种从来都不是一个选项。当然,这更多的是因为缺乏疫苗,而不是理性的政治选择。但是,如同我们2015年夏天确认的那样,美国疾控中心突发事件指挥系统(疫情最严重时,该机构拥有不少于300名“流感”防疫人员,而世界卫生组织总部只有60人)在2010年1月之后仍然保持着活跃的工作状态。

---

① 与其他国家相比,日本的死亡率很低,每百万人口(因甲型H1N1流感病毒感染)的死亡率为0.16,而加拿大为1.32,墨西哥为1.05,美国为3.3(来源:日本厚生劳动省)。

整个欧洲对大流行病的应对存在着明显差异，甚至在非常相似的国家之间也是如此。这是甲型H1N1流感研究的困惑之一。尽管欧洲国家都具有强大的抗疫动力，也都投入了大量的资源，都面临类似的威胁，但它们还是表现出不同的抗疫姿态。疫苗接种很清楚地说明了这种状况（Mereckiene，2012）。Baekkeskov（2016）比较了荷兰和丹麦的流感措施。他试图解释，为什么如此类似的国家在疫苗接种方面却又如此不同（荷兰为所有居民订购了疫苗，而丹麦仅为28%的人口订购了疫苗）。他最终得出结论，认为两国的顶级卫生专家对疫情有着不一样的看法，从而导致他们向政府提出了不同的建议。荷兰将疫情视为一场超级致命的大流感，从而选择了大规模的疫苗接种……而丹麦将其视为一场相对温和的流感，认为可以通过有限的疫苗接种来解决（Baekkeskov，2016，307-308）。

疫情过后，成员国根据反馈报告中的意见，对世界卫生组织采取了一种矛盾的立场——一方面，试图摆脱世界卫生组织在风险评估方面的监督，但另一方面又承认世界卫生组织的核心作用。疫情之后的几年里，日本和瑞士修订了几项关于流行病的法律，旨在表明开展自我风险评估的必要性。世界卫生组织在2009年之后也没有发布新的总体防疫规划。但是，它确实做了一些小调整。2017年5月，世界卫生组织发布了《大流感风险管理》，更新并替代了2013年发布的《大流感风险管理：WHO临时指南》。2018年1月，世界卫生组织发布了《大流感风险与后果管理清单》，2018年3月又发布了一份名为《制定或更新大流感国家防疫规划的必要步骤》的文件。文件精神与专家们的看法一致："欧洲国家的防疫规划正在升级，需要全球领导才能确保这些规划在各个地区得到统一推动……如果没有区域或全球领导，防疫规划可能会在整个欧洲进一步分化。"（Nicoll等，2012，317）人们可以注意到文件用词的变化，"清单"和"步骤"两个词跟"计划"一样都出现在文件中。最后，一些国家和地区不再针对特定事件制定大流行防疫计划，而是纳入了更多类型的紧急事件，并制定了更具普遍性的计划，这些计划可在多种紧急情况中使用，而不仅仅是在公共卫生危机中。可见，"全危害"观念正在获得更多的认可。

二、埃博拉病毒：紧急救援人员的早期行动已达极限

MSF经过了2014年埃博拉疫情之前的若干年实践，真正成为抗击埃

博拉疫情的中坚力量。在埃博拉疫情的最初几个月，MSF 是防疫现场的主要参与者(Casaer, 2015; Hofman 和 Au,2017)。这种情况一点也不意外。自 2005 年以来，MSF 瑞士分部已经在几内亚的盖克杜地区开展活动。他们对该地区非常熟悉，而且他们的装备精良，设施齐全，能够做出快速响应。比如，当利比里亚宣布疫情紧急时，他们派了一个医疗小队穿过几内亚边界。很明显，与前几周通过 GOARN 部署的世界卫生组织和美国疾控中心专家一样，MSF 的专家对埃博拉病毒也很熟悉。非政府组织善于处理这些危机，他们依靠训练有素的人员和强大的后勤力量采取行动。

但是，他们最终还是不堪重负(MSF,2015)，即便他们的团队都是由埃博拉病毒专家组成的(Wolz,2014)。MSF 国际部(无国界医生组织各部门的统筹机构)负责人乔安妮·刘博士于 2014 年 9 月 2 日向联合国呼吁，要求成员国一起应对这场可能导致非洲人口大量减少的流行病。这种行为在该组织的历史上尚属首次。她将当时的情形描述为"全球旁观者联盟"。她还说，"时钟在一分一秒地流逝，埃博拉却正在蔓延……召开会议和制定计划的时间已经结束了，现在该采取行动了。每一天的无所作为，都意味着更多的死亡和社会的缓慢崩溃"。

在几乎所有受灾地区和国家中，反复出现的挑战是：隔离病人、寻找受感染的个体，以及接受医疗队的支援。人道主义救援人员经常遭到敌视。无国界医生组织并非第一次遭到疫区民众的强烈抵制。很多当地社区群体，有的被内战严重影响，有的虐待行为盛行，也有的对西方医生反感(某些"白人"医生采用错误的救治方法导致)。谣言在这些群体中四处蔓延(Lachenal, 2014; Calain 和 Sa'Da, 2015; Tilley, 2011)。在利比里亚，有传言说，瑟利夫总统可能在她的国家故意释放病毒，以换来国际人道主义援助。另一则谣言说，外国公共卫生专家受其政府之命来到他们国家，目的是拿走他们的生物医学样本，以便用于药物和疫苗的开发。这种行为只有利于外国，而不会惠及非洲当地居民。更糟糕的是，有谣言竟然声称某些公共卫生专家在当地偷运人体器官。

2014 年夏季末，一些古巴医生、美国基督教非政府组织、国际医疗队和英国组织"儿童救助会"，也一起加入到 MSF 的抗疫行动中。2014 年 10 月 31 日，无国界医生组织瑞士分部总裁托马斯·尼尔勒和总干事布鲁诺·约鸿给瑞士的法语报纸 *Le Temps* 写了一封公开信，要求尊重 MSF 在全球卫生事务中发挥的作用,但他们也解释说,MSF 不能代替国家之间的合作。这封信暗示了,发展中国家的医疗长期存在着不足(Péchayre,2014)。

无国界医生组织的抗疫措施在其内部(Nierlé, 2015)和世界卫生组织内部都引起了争议。其中有两条如下:(1)无国界医生组织最初选择在市镇中心位置建立埃博拉治疗机构,而其他组织的参与者(包括无国界医生组织内部和世界卫生组织总部)则更倾向于建立社区护理中心,或开展家庭护理工作(两个组织都有防疫指导原则。关于 WHO 的指导原则:参考 Kerstiëns 和 Matthys, 1999; Formenty 等, 2003; Roddy 等, 2007; Formenty, 2014; 关于 MSF:参考 Sterk, 2008)。(2)选择使用全套个人防护装备(PPE)。全套个人防护装备的使用受到无国界医生组织抗疫人员的强烈支持,因为他们的工作非常危险,以至于面临着招募医护人员的困难。尽管他们在疫情早期希望大干一场,但是仍然被严重的疫情压垮。我们需要记住,到 2015 年,已有 815 名医务人员感染了埃博拉病毒,其中有三分之二死亡(MSF,2015)。但是,个人防护装备的支持者也认为,只有在难以提供基本安全保障且资源匮乏的地方,使用个人防护装备可能更为合适。此外,有大量文章描述了运输这些防护装备的困难,特别是针对儿童的防护装备(Pallister-Wilkins,2016; Georges,2015)。对于世界卫生组织的临床医生和无国界医生组织的某些专家来说,“足够的”PPE 是一个折中方案,他们对此都表示了支持。无国界医生组织不赞同弱保护方案,因为他们不愿意把医护人员过分暴露在致命风险中。无国界医生组织曾经建议,应根据具体情况调整保护措施。比如,在资源有限的情况下(例如,只有一双靴子和若干长塑料袋,没有全套个人防护装备),或者某些环境中,人们间隔一段距离或隔着挡板时,可以允许不遮脸。但是,当面对一线抗疫人员越来越强烈的反对意见时,他们不得不做出改变(MacIntyre 等, 2014, 2015)。为了招募到新的抗疫人员,他们建议使用全套个人防护装备(WHO,2014c)。

我们的受访者告诉我们的事实与危机开始时所看到的情况相反。他们认为,在全球卫生系统的不同领域,并没有出现太多的资金短缺问题,而是缺少训练有素的防疫人员。这个结论是无国界医生组织得出的。他们收到的捐款根本不成问题,实际上他们真正缺少的是有资质的医护人员,其他公共卫生组织也是如此,特别是红十字会(Georges, 2015)和世界卫生组织。

第五节　行动中的全球卫生工作者

首先,追踪分析两次疫情中世卫组织总部人员的参与情况尤其重要。它可以揭示出他们持续数十年的自相矛盾的立场(Hein 和 Kickbusch,2010)。2014 年,WHO 的一位高级代表跟我们解释:“世界卫生组织长久以来就不直接参与患者护理。我们的主要任务是确保全球卫生安全。”(Jaberg,2014)那么,他们能够提供技术专长吗?或者成为全球卫生危机中的总协调机构?我们的许多知情人对这些问题的看法不尽一致。其次,联合国埃博拉紧急特派团(UNMEER)在疫情期间对解决大规模跨界危机的短暂尝试(尽管只是一次),也揭示出国际治理的复杂性。

一、世界卫生组织代表:技术专家,还是抗疫协调者?

世界卫生组织在两次疫情中发挥的作用再度引发了争议和批评。在大流感防疫体系中,世界卫生组织自 20 世纪 50 年代开始就在这个越来越密集的体系中占据中心位置(McPhail,2014; Keck,2010),并得到了墨西哥卫生部长、美国卫生部长和部分欧洲国家卫生部长的支持。2009 年甲型 H1N1 流感疫情中,世界卫生组织迅速在组织协调上取得领导地位,并持续至今。疾控中心前流行病学家、流感专家福田敬司博士,也是陈冯富珍总干事的助理之一,他告诉我们,“不可否认,全球卫生是一种政治,当然就意味着领导权的存在”(Forster,2012)。世界卫生组织在整个疫情期间不断引起争议(*British Medical Journal*,2010; Kamradt-Scott 和 Lee, 2011; Nerlich 和 Koteyko, 2012),特别是欧洲委员会在 2010 年实施的防疫策略中对其提出了严厉批评(WHO,2010),其理由是预警能力低下、在疫情分期方面缺乏远见、对大流行病定义模糊(Doshi,2011)、使用某些与制药公司关系密切的专家、专家委员会(为 WHO 领导层提供建议)成员提名不透明。

由于 2010—2011 年疫情引发的争议,世界卫生组织被再次要求实施改革(Sridhar 和 Gostin,2011)。随后,世界卫生组织被迫削减了 900 个职位,其预算从 2010—2011 年的 45.4 亿美元减少到 2012—2013 年的 39.6 亿美元。整个 2011 年,世界卫生组织日内瓦总部就流失了近 200 名员工。

流行病防疫部门也受到了影响,其中的一些专家离开了。部分研究者将人员裁减视为一种“惩罚”。他们认为,甲型 H1N1 流感的疫情预警失败一定程度上导致了组织人员的裁减。当埃博拉疫情暴发时,世界卫生组织正忙于改革组织体系和调整资源的分配程序。

世界卫生组织在 2014 年前几个月的表现与之后形成鲜明的对比。几个月来,世界卫生组织很少出现在媒体版面中,导致当时找不到真正的领导机构来抗击疫情。世界卫生组织改革遇到的内部困难,以及围绕如何制定最佳抗疫措施的争议,是世界卫生组织缺少话语权的关键。世界卫生组织似乎在遭受了 2009 年大流感非议之后,一直保持着“低调”。

世界卫生组织当时的处境意味着,它在埃博拉疫情中将再次面对激烈的争议。对于世界卫生组织的某些成员和高级官员来说,世界卫生组织是一个“技术”组织,负责提出建议,制定全球卫生政策并推动成员国一起行动。从这个角度看,世界卫生组织的作用并不是到疫情地区部署防疫力量并开展救援活动。对于其他人来说,特别是那些应急团队的人,他们认为世界卫生组织的责任是向疫情暴发区派遣专家,协助公共卫生机构的抗疫行动。还有一些持相同观点的人,他们一直以来在全世界参与各种抗灾救灾活动。他们有些参与了抗击自然灾害或工业灾害的行动,有些是负责消灭脊髓灰质炎和疟疾的专家。正如一位知情人总结的那样:“两种文化在碰撞。”其中,一边是医学专家,专攻特定疾病(流感、鼠疫、埃博拉),他们是流行病监测和评估专家;另一边是公共卫生专家,他们被派往现场,开展大规模的防疫行动。

流感防控部主任 2014 年秋在《新英格兰医学杂志》上发表了一篇观点性文章,让我们知道她的同事们正在努力抗击埃博拉疫情(Briand 等,2014)。稍后,其他一些负责抗疫的高级官员也将为公众所熟知。

2014 年春季,为了应对埃博拉疫情,世界卫生组织的“国家紧急行动方案”(2013 年制定)开始付诸实施。在疫情超过某个国家应对能力时,该行动方案有助于动员各个层面的组织机构,以充分调取抗疫资源。当危机处于二级紧急状态时,世界卫生组织开始部署流感防疫部门的人员,但不限于该部门。GOARN 也能够对此提供人力支持,当时该组织正在与各国卫生机构以及世界卫生组织非洲区域办事处(AFRO)一起参与行动。然后,2014 年 7 月,根据 SEOCC(埃博拉次区域行动与协调中心)的建议,开始尝试地区之间的政治和外交协调。直到2014年8月,世界卫生组织才以布鲁斯·艾尔沃德的名义,代表总干事及其三名助理,起草了《埃博拉防疫路线图》(WHO,2014a)。这个时候,世界卫生组织的流行病防控部也开始与突发卫生事件部一起合作。为了满足每天和每周都在变化的巨大需求,他们不断地修改和更新该"路线图"(WHO,2014b)。

2014年3月,当一些国家宣布进入二级紧急状态时,GOARN部署了20人来应对。然后,当危机状态升为"国际"等级时(该等级仍然符合世界卫生组织的国家紧急行动框架),GOARN部署了50人。2014年6月收到第二次请求后,GOARN又部署了100人。2014年7月26日,世界卫生组织宣布达到了三级紧急状态。之后,抗疫变成地区行动,同时牵涉三个国家,并通过SEOCC进行地区间协调。此时,GOARN已向该区域部署了250人。2015年5月,部署了1100人。这些抗疫人员活跃在73个不同的据点。自危机开始以来,GOARN总共部署了2000人。

随着疫情变得越来越危险,《埃博拉防疫路线图》不断被修改。但受到疫情影响的非洲国家还没有制定真正的紧急公共卫生规划。这些国家还存在着许多其他公共卫生事件需要处理,埃博拉病毒从来不是它们的优先处理对象。如何将埃博拉病毒纳入全球议程,变成了一场持续的战斗(WHO,2015a,2015b)。很多重要的参与者和捐赠者也没有关注到当时的疫情状况,并将其转变为财政和人力支持。关于2014年的情形,官方通报如下:动员工作遇到了组织上的困难,主要是由财务问题、缺乏专家和工作人员造成的。其他批评声音也指出,核心问题在于世界卫生组织,其资源无法得到及时分配,有些资金也没有被正确支付(Grépin, 2015; UNMEER, 2015)。

2014年12月,知情人向我们透露,多个国际抗疫部门制定出的"工作计划"仍未得到上级部门的正式批准。为什么财务人员、会计师和人力资源部门主管没有批准他们的同事或其他专家的工作计划(如"临床管理""临床培训"和"联系人追踪")?其中到底缺失了什么?在2014年底具有决定性的几个月里,为什么世界卫生组织总部与各个埃博拉应对小组似乎无法协调、难以同心协力?

政治压力与疫情的不确定性,都给如何选择最佳抗疫策略带来重要影响。世界卫生组织内部以及外部(包括无国界医生组织内部)都存在着争议,原因在于抗疫人员正面临着巨大压力。犹豫不决影响着世界卫生组织的决策。安全问题也是一个因素,甚至找一个安全的地方来交换意见都很困难。随着我们研究项目的推进,我们逐渐意识到,不管疫情的规模大小、复杂性的高低或杀伤力的强弱,要想控制住疫情,都会受到各个层面上的抵抗和传统观念的干扰。在世界卫生组织层面上,没有真正的理性决策可言。在非洲大地上,也只有非理性的恐惧。抗疫规划必须根据实际情况,以自下而上而不是自上而下的思路来制定。因为,几十年来,我们一直都知道有些公共卫生措施会遭到民众抵制。但实际上,要制定这样一个"按照基本要求"(back to basics)开展活动的抗疫规划都很困难。这并不意味着我们就无能为力了。正如许多人类学家和其他专家在许多场合所说的那样,应该根据已有的知识来设计抗疫措施。就像 Hewlett 十年前写的那样:

> 防疫人员应将当地人视为防疫工作中的盟友,而不是敌人……尽管他们的某些行为需要加以改正,但当地人也还是愿意尽可能地提供其他方面的帮助。当地人可以在疾病监测方面发挥作用……也可以动员家人和邻居接受健康教育。
>
> (Hewlett 和 Hewlett,2008,115)

二、联合国埃博拉应急特派团的干预

2014 年 9 月,国际社会已经就世界卫生组织的协作能力进行了公开的政治辩论,而且这场疫情"已经产生了政治、社会、经济、人道主义、后勤和安全等多方面的危机"(联合国秘书长语),再加上当时病毒已经从受控区域开始向外传播。联合国面对这样的形势,开始寻求协调一致的行动,并创建了一个新的机构。国际社会第一次针对大流行病通过了安理会决议(2014 年 9 月 18 日安全理事会第 2177 号决议)。根据该决议,联合国埃博拉应急特派团(UNMEER)被创建,这是联合国的第一个多机构协作平台(2014 年 9 月 19 日建立,2015 年 7 月 31 日关闭)。UNMEER 以加纳的 Accra 为基地,负责协调联合国各机构抗击埃博拉的行动。这些机构当然包括世界卫生组织,此外还包括世界粮食计划署、世界银行、联合国儿童基金会、国际货币基金组织、联合国发展计划署(UNDP)、联合国人口基金会、联合国人道主义事务协调办公室(OCHA)和国际移民组织。联合国秘书长任命大卫·纳巴罗为埃博拉问题特使,任命安东尼·班伯里为他的特别代表兼UNMEER的负责人。

自那以后,关于UNMEER如何发挥作用鲜有报道(Garrett,2015;Benton和Dionne,2015)。我们的知情人(世界卫生组织和无国界医生组织都有),给我们提供了一些自相矛盾的解释。对于他们中的许多人来说,这个机构的建立毫无疑问是因为世界卫生组织在前几个月的不作为。这是世界卫生机构陷入功能失调的明显信号,因为这个机构本来应该一直处于行动状态,不管是不是在埃博拉疫情期间。世界卫生组织的高级专家公开批评了这种"多余的官僚机构",因为它"完全"依赖世界卫生组织的信息和专业知识。但是,其他人特别是驻日内瓦使馆的人,提供了一种不同且更宽容的看法。他们指出,UNMEER提供的援助至关重要,有助于联合国在这些国家开展统一行动。

2014年秋季,联合国又按照不同的职能、机构和国家,分别制定了计划。"纳巴罗计划"提出了两个阶段抗疫规划:首先重新分配防疫力量,然后按照区域执行相应行动。因此,根据该计划的第一部分,抗疫组织的任务分配如下:(1)委托联合国儿童基金会开展"社区参与"和"风险沟通"活动;(2)各个红十字组织监督当地的葬礼,以确保尸体得到尊重且安全地埋葬;(3)世界粮食计划署负责粮食分配,特别是保障被隔离社区的粮食供应;(4)世界银行作为各种项目的总资助者;(5)美国疾控中心与德国实验室和欧盟三方合作,负责埃博拉患者的联系人追踪,同时建立157个实验室,以便快速检测患者的样本;(6)最后,世界卫生组织负责抗疫行动的协调。据一些在抗疫前线的工作人员回忆,世界卫生组织的工作非常艰难,几乎陷入瘫痪状态。我们的一位知情人坦言:"很难一下子协调那么多人,而且他们还不想被协调。"也如纳巴罗自己所说,领导与服从领导都很重要(WHO,2015c)。

但是,我们在考察这些不同类型的防疫任务时需要保持谨慎,因为许多机构在反馈报告中说,它们采用的防疫措施从细节上看是混合的。除了按照组织机构和核心领域分别开展防疫活动之外,地理对应也是防疫活动的一个特征。英国主要帮助塞拉利昂,法国侧重于几内亚,而美国则侧重于利比里亚。情况仿佛回到了划分势力范围的殖民地时期。它们将一些防疫行动委托给当地军队,从而产生了一种公共卫生军事化的倾向。它们将其称之为“全球卫生安全”,却绝口不提这些计划可能带来的让人忧虑的后殖民影响。

第六节　全球卫生系统的危机:预期之中还是意料之外?

通过比较两次危机,我们看到了全球卫生系统的状况——组织不充分、力量不足、装备不足,太多的地方需要弥补。我们也需要追问:我们面临的是国际防疫体系的不断失败吗?(Moon 等, 2017)或者这样说,我们面临的是否是非常态化的危机?任何应对措施都是徒劳的。这些危机是如此的特殊,看起来如此不同,以至于我们学到的教训也对下一次危机没有什么作用。我们正在面临这样的危机吗?或者,我们是否面临着“行政管理上的想象力失败”?(Lakoff,2017)尤其是,是否我们所有人都陷入了无望的幻想,幻想通过世卫组织和几个主要合作伙伴的居中协调就可以应对全球卫生危机?这种错误的幻想不断引起争议,也带来挫折。当医务人员(从地方到中央各个层级)不能满足那些不切实际的期待时,他们就遭到指责。不管是 2009 年甲型 H1N1 流感还是 2014 年埃博拉疫情,都是如此。本章的分析表明,每次危机之前,人们都存在着先入为主的知识和观念;每次危机之中,人们都在各个层面上采用了有争议的行动准则。因此,加强指挥和控制、强化领导权与集体的关系、提供更好的协调方式,无疑是疫情防控议程上的重要任务。但是,综合两种观点来看,当前更为紧迫的任务是:防疫机构需要达成共识,制定出在伦理上更能为民众所接受的防疫措施;创建一系列沟通机制,促进民众对防疫知识的理解。

第四章　流行病与风险沟通：为什么没有吸取教训？

第一节　导　言

本章主要分析全球卫生领域另一个具有争议性的主题——风险沟通，并讨论风险沟通的理论原则与现实实践之间的差距。大体上说，风险沟通致力于公共卫生机构与社会群体之间的交流，目标是促使防疫措施能够在民众中产生效果。人们存在着不同的风险认知。如何处理这些持续存在的差异化认知，在过去几十年里一直塑造着风险沟通的模式。尽管风险沟通正越来越多地考虑影响人们沟通的社会学要素，但本章将揭示在实践中纳入社会科学知识是多么的困难。

在着手分析甲型 H1N1 流感和 2014 年埃博拉疫情的风险沟通实践之前，我们首先来看看推动风险沟通不断发展的社会背景。首先，政府机构和公众抗击传染病都受到全球化的影响，但全球化并不仅仅表现为一个经济过程(Giddens,1990)。一方面，全球社会对传染病的关注，传达出一种不曾经历过的生物脆弱感，并被跨国机构和政府机构以生物安全的名义扩散到全世界(Lakoff 和 Collier, 2008)。另一方面，全球化也见证了通信技术的大规模进步，“通信工具的强大能力”(Nerlich 和 Koteyko, 2012, 711)强化了全球社会对新疫情暴发的担忧。其次，预防和防灾的理念逐渐替代危机治理理念，以指导公共卫生行动。防灾不仅扩大了公共卫生行动的范围，而且呼吁尽早采取国际行动应对新疫情的威胁(Lakoff, 2017)。再次，全球卫生行动虽然得到了科学与生物医学证据的支撑，但这些措施通常关注个体对于公共卫生的责任，忽视了实施这些措施可能带来的社会、文化和经济影响(Joffe, 1999)。

时至今日,风险沟通已经在防疫上发挥着核心作用。过去几十年间,全球主要卫生机构都已经制定了风险沟通准则。2009—2010年甲型H1N1流感和2014年埃博拉疫情都对这些准则进行了具体的实践。本章旨在检验风险沟通在两场疫情中遇到的挑战。虽然公共卫生机构总是努力为风险沟通制定普遍准则和通行标准,使得人们在疫情期间可以展开充分的沟通,但我们通过分析不断出现的沟通障碍发现,一些非常关键却又被低估的非技术性问题对于成功的沟通至关重要。这些问题包括组织内部的权力结构或各组织之间的权力关系,以及民众在面对恶劣环境时所呈现出的文化差异。

本章是"甲型H1N1流感与2014年埃博拉疫情的经验教训"项目中的一部分。本章是基于多种文献的综合性分析,文献主要包括关于风险沟通的社会科学文献,以及世界卫生组织和美国、瑞士国家公共卫生机构编制的正式文件,参加会议收集到的数据,以及对风险沟通工作人员的访谈(有关本文研究方法的更多信息,请见导言)。

第二节　风险沟通的远大目标

风险沟通作为一个专门的研究领域出现在20世纪80年代。它以风险认知研究的成果为基础,其目的是将技术性的风险评估与人们对风险的社会反应结合在一起。心理学家认为,一系列因素影响着人们对风险的认知,因而他们对未来的判断也各不相同(Slovic, 2000)。社会学学者强调,社会机制影响着不同群体对风险的接受度(Douglas, 1985; Short, 1984)。由于(技术性的)风险管理并不能够保证全社会形成关于风险的共识,因此,风险沟通被用来整合多样化的风险观念,从而将整个社会纳入风险管理过程中(Renn,2008)。

过去几十年间,科学与人类社会之间的关系经历了转型。在此背景下,风险沟通也在不断演变(Krimsky, 2007; Leiss, 1996)。在早期阶段,风险沟通是一种自上而下的单向沟通,具体表现为,公共卫生专家向公众通报疫情风险等级,并解释采取何种措施来减轻疫情的不良结果。这一阶段中,只有专家才能获得科学与技术知识。专家决定向公众提供哪些信息,公众只是被动地接受信息(Wilkinson, 1999)。这种狭隘的沟通理念建立在一个基本假设之上,即专家只要向媒体提供了正确的信息,他们就能控制公众舆论。但是最近,越来越多的渠道提供信息,同时公众也不断质疑科学的价值及其独立性,人们开始更加关注那些受到疫情打击的群体,以及他们对危机的看法。因此,风险沟通正在被重新定义,即一系列利益相关方开展信息交流的互动过程(Höppner 等, 2012)。这种视角强调过程参与,因此必然纳入一些有争议性的观点。当今社交媒体的迅速发展进一步强化了观点多元化的趋势(Krimsky, 2007)。在强调双向沟通的新视角中,公众既是风险管理的积极参与者,也是风险管理的潜在贡献者。

风险沟通的思维转变表明,社会科学越来越有助于风险管理。风险沟通最开始聚焦于一种狭隘的领域(讨论并不充分的风险认知),然后扩展到更广泛的防疫决策讨论(是否接受防疫措施),强调防疫政策的政治属性。它们也可以被视为一种"预判—反应"行动模式的成功,例如预防和防灾。这种模式把风险管理的非技术、非专家层面放在更重要的位置(Anderson, 2010)。预防机制针对不确定性事件。在预防机制中,不确定性指的是,在完全掌握信息之前就必须采取行动,从而强调非技术性因素的重要性,如决策中的政治分歧或价值偏好。防灾机制,主要面对非专家层面的利益相关方,要求动员所有社会部门,以便在危机暴发时做出适当反应(参见Bastide,第二章)。"预判—反应"行动模式涉及更为复杂的社会活动,因而对风险沟通也具有更包容性的态度。

风险沟通对于公共卫生行动尤其重要。从 20 世纪 70 年代开始,公共卫生教育的主要目标就是,告知处于危险中的个体如何改变他们的不卫生行为(Renn, 2008)。针对特定环境中的公众或个人,监管机构对他们进行了风险沟通,告知他们可能正处于某些特定的环境、食物和药品的风险之中(Glik, 2007)。一系列公共卫生危机中的沟通失败,如 2001 年 9 月的炭疽事件或 2005 年的卡特里娜飓风,促使美国疾控中心制定了专门的风险沟通准则。2002 年首次出版的《危机和紧急风险沟通手册》(CERC)指出,"CERC 是公共卫生专业人员的一次尝试。该文件要求向公众提供信息,帮助个人、利益相关方和整个社区都能够在危机或紧急情况下为自身的福祉做出最佳决定"(Centers for Disease Control and Prevention, 2014, i)。紧接着,世界卫生组织于 2005 年发布了《防疫沟通指南》,制订了一个涵盖最佳沟通手段的清单(WHO,2005)。这份指南追求实现多个目标,如提高监测水平、提倡使用保护措施、减轻疑虑。2005年实施的《国际卫生条例》修订版进一步强调了沟通机制的作用。这份文档指出,风险沟通能力是八大核心公共卫生能力之一,这意味着每个世界卫生组织成员国都应该建立风险沟通机制,提高风险沟通能力。

风险沟通是一个不同专业交汇的"混合领域"(Glik, 2007),包括风险认知研究、灾难研究、健康教育研究、沟通行为研究,以及媒体研究。在当前的风险治理框架中,风险沟通被赋予多个目标(Höppner 等, 2012)。第一个目标是提高受疫情影响的社区民众的风险意识,以及尽量减少他们的风险行为。第二个目标是倡导当前的双向沟通模式,加强疫情各方之间的相互了解。第三个目标是提高抗疫人员(机构内部和机构之间)在降低风险方面的协调与合作,这对于全球卫生系统内的复杂网络至关重要(参见布里尔,第九章)。最后,赋予抗疫机构以责任。风险沟通被视为监管机构的受托责任,监管机构最终需要上报它们所做出的决策。

尽管学术界和监管机构支持疫情期间的风险沟通,但研究显示该领域存在着持续不断的争议(Barrelet 等, 2013)。公共卫生危机暴发过程中,媒体报道使得公众(公共卫生专家圈子之外的群体)获得了这些消息,从而提高了公众的风险意识。公众本来看不见这些风险,或者以为这些风险离他们很遥远(Roslyng 和 Eskjær, 2017)。对于媒体来说,它们既想让公众在危机期间提高警惕,又不想给公众制造恐慌。要想同时实现这两种目标并非易事(Davis 等, 2011)。因此,公共卫生专家通常会对媒体关于危机的不当报道表示遗憾(Hughes 等, 2006)。与上述担忧不同,甲型H1N1流感和埃博拉疫情期间也出现了大量新闻媒体报道,但大多数报道符合事实且保持中立立场(Kilgo 等, 2018; Klemm 等, 2016; Vasterman 和 Ruigrok, 2013)。公共卫生专家通常认为,媒体喜欢过度渲染疫情,这样可能在民众中引起恐慌,但这种假设没有得到证据的支撑。但是,我们也发现,2014年埃博拉疫情中,由于社交媒体没有像传统媒体那样受到监管,因此它们传播的疫情信息可能加深了民众的恐慌(Kilgo 等, 2018)。

公共卫生组织中的沟通人员与新闻记者之间的相互影响日益增强,也体现出这种矛盾(Roslyng 和 Eskjær,2017)。媒体是国际和国家公共卫生机构的伙伴,不仅如此,媒体对官方机构还存在着依赖。疫情早期,媒体报道的新闻主要来自公共卫生机构(Klemm 等, 2016; Vasterman 和 Ruigrok, 2013)。通过分析一则荷兰媒体对甲型 H1N1 流感的报道可以发现,一些新闻报道的口吻实际上类似于官方预警(Vasterman 和 Ruigrok, 2013)。

风险沟通是公共卫生政策的基石,可以推动风险沟通专家与民众之间的沟通,将他们的观点和行动结合起来。它提供了一个更具社会包容性的模型,描述了一个复杂的风险过程,即"风险信息的生产与传播;社会(社会制度、社会结构、社会群体以及个体)如何构建并认知风险,并带来风险后果"(Kasperson 等, 1988, 181)。然而,相比数量众多的媒体报道研究,关于风险沟通的实证研究却非常有限,因为它们主要在公共卫生机构内部展开,学者很难获得研究的一手材料。的确,跨学科的风险沟通研究仅仅在少数学者带领下发展起来,其分析过于直观,缺乏一个综合的理论框架(Dickmann 等, 2015; Gurabardhi 等, 2004; McComas, 2006)。本节将评估风险沟通在最近两次疫情中的实践情况,包括其措施是否得当,其目标是否达到。

第三节　甲型 H1N1 流感和 2014 年埃博拉疫情期间的风险沟通

虽然甲型 H1N1 流感和 2014 年埃博拉疫情发生在不同地区,并产生了不同影响,但它们都被称为"国际关注的紧急公共卫生事件"(PHEIC),都动员了(几乎同一批)风险沟通专家。两次疫情之后,一系列评论猛烈地批评了他们的行动,如以下标题所示:"疫情沟通失败的代价"(Abraham, 2010)或"埃博拉危机:我们混乱而无序的沟通"(Ratzan 和 Moritsugu, 2014)。本节以一线风险沟通人员的经历为基础,分析他们与其他抗疫参与者如公众、媒体和专家的互动。参访对象主要包括瑞士和美国公共卫生机构和世界卫生组织的工作人员,他们参与了甲型 H1N1 流感或 2014 年埃博拉疫情的风险沟通。这些数据可以用来比较不同机构、不同国家的风险沟通活动,以及不同疫情期间的沟通效果。三个层面的数据将有助于分析风险沟通的理论模型与实际应用之间存在的差距。本节将先以官方抗疫指南和文件来分析人们对于风险沟通的期待,然后再以我们收集的访谈记录和文件为基础来分析一线风险沟通人员所面临的挑战。这些挑战包括：民众较为分化，难以全面了解他们的需求；难以在风险沟通活动中展开可持续的协作；与风险沟通专业化相关的问题；组织内部遇到的难题；以及与组织名誉相关的问题。

一、人们对风险沟通的期待

过去几年里，为了控制新发的传染病，疾控中心和世界卫生组织越来越重视风险沟通。2005 年新版《国际卫生条例》赋予了风险沟通以重要作用。除此之外，2006 年《美国抗疫国家战略》和 2007 年《瑞士防疫计划》都纳入一节或一章来讨论风险沟通。2008 年《世界卫生组织抗疫沟通指南》指出，疫情初期，技术手段（医疗措施、疫苗等）尚未到位时，“有效的沟通可以限制疾病传播”（WHO，2008，4）。世界卫生组织在最近的《风险沟通指南》（WHO，2017，ix）中重申：“风险沟通是任何抗疫规划的必要组成部分。”

一线沟通人员也肯定了风险沟通的核心作用。我们采访的一位参与抗击甲型 H1N1 流感的瑞士公共卫生专家表示，风险沟通是“至关重要的”。另一位经历过埃博拉疫情折磨的世界卫生组织专家在她发表的论文中指出，风险沟通是“应对疫情的基石”（Odugleh-Kolev，2014，23）。还有其他一系列抗击埃博拉疫情的机构，如无国界医生组织、红十字会与红新月国际联合会（IFRC）和海外发展研究所（Wilkinson，2016），都强调了风险沟通的核心作用。甲型 H1N1 流感之后，部分更新的官方文件进一步强调了风险沟通的重要性。2011 年世界卫生组织审查委员会将风险沟通置于与防疫医学同等重要的地位：“对于全球疫情，我们需要的专业知识包括病毒学、流行病学、公共卫生学、兽医学、组织学、实验室评估、风险评估、风险沟通，以及梳理科学文献的方法。”（WHO，2011，18）在新版《瑞士防疫计划》中，风险沟通从 2007 年的第 9 章提前到 2018 年的第 2 章（Office fédéral de la santé publique，2018）。而在美国，新的防疫行动框架将风险沟通放在“防疫工作的八大领域”之一上（Holloway 等，2014）。同样，一份针对疾控中心沟通活动的文献也提出了类似理念：“风险沟通是可持续防灾和全球卫生长期安全的基本组成部分。”（Bedrosian 等，2016，73）这些文件都强调了，“有效的风险沟通”不仅是一种改变公众行为的方法，而且也是一种建立信任和理解的战略(WHO, 2012, 3)。因而它强调了双向沟通的重要性:"有效的风险沟通可以使行政当局和专家去倾听和解决民众的关切和需要,从而使他们的防疫建议具备实用性和可信度,且能够被民众所接受。"(WHO, 2017, 1)

所有这些防疫指南都对风险沟通寄予了很高的期望。此外,这么多年以来:这些期望不是减少了,而是增加了;不是降低了,而是提高了。与此相反的是,本文接下来将描述一线风险沟通人员所面临的一系列挑战。

二、双向沟通面临的困难

面对甲型 H1N1 流感的冲击,美国在风险沟通方面做好了充分准备。这可能与以前的公共卫生危机有关,这些危机强化了美国对重大公共卫生事件特别是大流感暴发的预期。政府在甲型 H1N1 流感之后的评估报告中强调:"与公众沟通是 2009 年抗击甲型 H1N1 流感较为成功的一个方面。"(Department of Health and Human Services, United States, 2012, 63)消除种族歧视委员会的防疫手册建议开展双向沟通,对象包括普通民众、保险公司、私营部门、社区以及宗教组织在内的诸多相关方。这些沟通实际上都得到了实践(Centers for Disease Control and Prevention, 2014)。尽管美国疾控中心主任承认沟通的效果存在不确定性,但沟通活动非常透明。我们对美国疾控中心工作人员的访谈证实了风险沟通的内部反馈非常积极,沟通效果非常好。他们强调这些活动都有据可查,"风险沟通的准备工作也非常成熟"。几位受访者将公众对疾控中心的信任归因于风险沟通人员良好的沟通能力。

但是,沟通也并不是取得了完全的成功,因为与国内少数族群的接触较少,沟通机会不多。一份报告指出,"许多人认为,2009 年甲型 H1N1 流感期间的风险沟通和风险教育没有惠及少数族群、生活艰难者以及其他难以接触到的人群,包括美洲印第安人、阿拉斯加原住民、部分移民和非英语群体"(Department of Health and Human Services, United States, 2012, 70)。但是这份报告也指出,人们已经采取了一些有益的措施,比如,"在一些信任度较高的社区和宗教组织内开展风险沟通,提高他们的抗疫能力"。

在瑞士,最开始与公众的沟通非常顺畅,但随着疫情的持续,相互矛盾的信息造成了民众的困惑(Van-Tam 等, 2010)。疫情后评估表明,我们需要针对疫情期间可能出现的一系列情况进行沟通，而不是仅仅针对最坏的情形进行沟通。甲型 H1N1 流感之后，国际社会对国际组织的风险沟通活动进行了反思。其中，世界卫生组织因为持续劝说公众关于流感的危害性和疫苗接种的重要性而备受质疑。这种单向沟通方式遭到了严厉的批评（Abraham，2010）。

的确，甲型 H1N1 流感和 2014 年埃博拉疫情让风险沟通人员看到了公众的分裂。这似乎有点出人意料。这种情况在 2014 年埃博拉疫情中表现得尤其明显，对于美国疾控中心更是如此。美国疾控中心跟以往一样，它们在本国国内和西非都开展了风险沟通活动（Bedrosian 等，2016）。公众的分裂让它们意识到，沟通小组缺乏必要的技巧来弥合公众不同的观点和期待，同时也证明了在西非开展风险沟通非常需要讲法语的工作人员和人类学家。一位疾控中心的受访者承认，公共卫生机构与当地民众对疫情的看法存在着冲突。面对西非的文化障碍，特别是看到一些愚昧行为时，比如一些人因为相信谣言而死亡（西非人相信盐水可以治愈埃博拉患者），他感到非常无助。在谈到从埃博拉疫情中吸取何种教训时，世界卫生组织和疾控中心的工作人员都强调，必须促进社区交流，详细了解他们的想法。“社区交流需要共享话语权、走进社区倾听他们的声音。这远远超越了媒体简报、新闻稿和社交推文的沟通方法。”（Odugleh-Kolev，2014，243）一位受访者指出，人类学知识对于受埃博拉疫情影响的国家的确有用，但这些知识没有得到充分的利用。除了文化差异，语言差异在受疫情影响的法语国家中也极具挑战。美国疾控中心的工作人员提到，他们自己不能熟练地使用法语，也招聘不到能够用法语交流的工作人员。其中一位受访者的说法颇具讽刺性：“我们用英语跟他们交流，已经很不顺畅了……想象一下，如果我们用法语去跟他们交流，会是什么后果！”

因此，西非开展的埃博拉沟通行动不再是纯粹的风险沟通，而是通过“健康教育”“社会动员”“社区参与”等不同术语进行了重新定位。术语变化反映出它们承担的不同任务，抗疫机构以前也是按照具体的标题来确定自己的职能范围。随着联合国儿童基金会也被要求与世界卫生组织一起共同参与风险沟通活动，社会动员和社区参与问题就变得非常突出（Gillespie 等，2016）。除了术语的变化之外，这种转变还反映了沟通人员在开展沟通之前需要真正了解他们的沟通对象。美国疾控中心的一位受访者指出,先不谈沟通人员是否拥有沟通经验,他们对沟通对象的了解也非常有限,“因此,我们必须走出去寻找答案”。他们的观点直接揭示了双向沟通的重要性,这也是风险沟通所提倡的原则。

理解不同群体的健康和疾病观念对于成功的沟通非常重要。有些沟通专家对此缺乏认识,这种现象在埃博拉疫情中尤其明显。这也表明,不同健康观念背后的社会文化差异,只有非常明显地表现出来时才会被沟通专家看清楚。同样,这也解释了为什么美国和瑞士暴发甲型 H1N1 流感期间没有多少人呼吁社会学家或人类学家参与沟通,因为民众与沟通人员不存在文化差异。呼吁人类学家参与沟通,往往源于人们天真的期望,希望他们能充当文化的桥梁(McElroy 和 Jezewski, 2000),提供一些有效的方法来改变当地群众的偏见,使其能够与抗疫行动保持一致。已有资料显示,某些长期存在的“错误”观念需要被纠正,这些观念通常反映在一些社会亚群体中。比如,美国卫生与公众服务部在疫情回顾报告中强调,需要纠正“某些社会群体对于疫苗的错误想象和误解”(Department of Health and Human Services, United States, 2012, 58)。

对于风险沟通专家来说,他们之所以面临“群众分裂”的困境,主要是因为没有意识到文化的多元化。由于沟通人员忽视了对人类学知识的使用,异质性文化就常常成为全球卫生行动的障碍。只有开展双向沟通,缩小公共卫生机构和目标群众之间的社会文化鸿沟,才能够摆脱彼此无法顺利沟通的尴尬境地。

三、风险沟通的挑战

除了接触公众存在困难之外,从事沟通活动的一线工作人员还谈到他们在日常工作中遇到的其他一系列挑战,包括资源限制和协调问题(巴斯蒂德,第五章)。

第一,获取资源的压力很大。世界卫生组织一名受访者谈到,甲型 H1N1 流感的暴发实际上增加了世界卫生组织内部的风险沟通活动。世界卫生组织 2009 年 4 月将此次流感宣布为“国际关注的紧急公共卫生事件”,从而产生了非常大的信息需求。有关人士谈到,在疫情早期阶段,人们希望每天 24 小时、每周 7 天不间断地发布信息。这保持了全球新闻频道 7 天 24 小时不间断播放的节奏。一位知情者告诉我们,当时一百名媒体记者在世界卫生组织大楼前的草坪上露营，希望直接从这里获得信息。美国疾控中心的工作人员也谈到，他们通过其他方式要求得到信息，如电子邮件、电话会议、网络等不同形式（Department of Health and Human Services, United States, 2012），信息需求量完全超过负荷。一些受访者说，虽然他们努力满足这种前所未有的信息需求，但他们感到不知所措、精疲力竭，持续不断的信息需求影响到他们的个人生活。至于埃博拉，风险沟通专家需要部署到受疫情影响的西非国家，而有些国家又频繁撤销部署计划导致了混乱，再加上风险沟通需要一系列技能，不容易招募到相关人员，因而埃博拉疫情期间，风险沟通的人才需求缺口很大。一位世界卫生组织受访者说道："在那个节点，很明显，每个国家需要 9 名沟通人员。"除此之外，他们还要考虑到部署到那里的沟通人员的安全，这也增加了沟通团队负责人的压力。

第二，高强度沟通无法长期持续。事实上，就在世界卫生组织 2009 年 6 月宣布甲型 H1N1 流感暴发之后，沟通工作就开始减弱。在针对甲型 H1N1 流感的回顾报告中，这个时机受到专门的批评。"刚刚宣布疫情第六阶段，就立即减少与新闻媒体的沟通（比如，停止举办针对疫情态势的例行新闻发布会）。这个决定相当愚蠢。"（WHO, 2011, 16）虽然宣布疫情进入第六阶段又激发了人们对信息的需求，但由于沟通人员经历了前几周的密集工作之后身心俱疲，因而世界卫生组织未能很好地满足这些信息需求。根据我们对一名疾控中心人员的访谈，沟通的持续性问题同样也存在于埃博拉疫情中。与依赖早期干预（WHO, 2005）和应急措施不同，甲型 H1N1 流感和 2014 年埃博拉都是持续时间较长的流行病，因此早期干预措施必须长期维持。因此，风险沟通似乎比最初预期的更为复杂。它可以被描述为一个动态过程，即根据疫情的走势和变化不断进行调整。沟通的持续性问题甚至在疫情暴发之前就已被预见到。"大流感并不是偶然的一次性事件，而是一场持续发展的危机，像一个不断推升的波浪。随着病例增加，专家们逐渐认清了疫情并达成共识，疫情最初的不确定性也随之减少（也可能重新出现）。"（Vaughan 和 Tinker, 2009, S326）但是，沟通团队对疫情的把握却没有这样的预期。此外，甲型 H1N1 流感预算中并没有纳入风险沟通所需的费用（帕基尼-德孔等，第八章）。这表明，风险沟通只是被当成常规任务的一部分，不需要额外的资金支持。这样的话，资源限制就表现得更加明显了。

第三,机构之间的沟通协调出现了许多问题。根据美国和瑞士对甲型H1N1流感的疫情回顾,各国与各州之间的沟通协调都面临困难。瑞士有报道说,一线抗疫人员难以联系到医生。根据瑞士国家公共卫生局(Office fédéral de la santé publique, 2011)开展的一项调查,大多数医生认为沟通不畅是他们不得不面临的最大挑战,因为他们获得的信息不够,且常常得到片面的、相互矛盾的信息。对甲型H1N1流感的回顾证实了这种矛盾。疫情之初,信息明确而连贯,但是随着疫情的进展,由于缺乏沟通和协调而造成了信息混乱,以至于人们越来越不相信公共卫生机构(Van-Tam等,2010)。疾控中心的一位受访者指出,他为参与沟通活动的工作人员感到惋惜,因为公共卫生系统缺乏沟通策略和指导沟通的权威机构,从而导致沟通人员的责任不清。这个问题加剧了协调困难。如上所述,由于被疫情影响的人越来越多,全球流行病给人们提出了重大挑战。也有一些人对疫情信息的自相矛盾表达了担忧:"正如一些评论员观察到的,沟通工作采取了自上而下的方式,提供了一些简单的、经常自相矛盾的信息,告诉人们应该做什么或不该做什么。"(Wilkinson, 2016, 11)

第四,风险沟通因其提供的信息量不够遭到批评。CERC手册封面上印的口号是:"快速,正确,可信。"他们之所以强调早期沟通和密集沟通,是因为他们必须与谣言赛跑,对付其他不同的观点,消除民众潜在的恐慌。事实上,对于常规疫情管理来说,谣言被认为是不正常的社会现象。因此,专业人员就应该最大限度地使用各种渠道来提供"官方信息"。美国疾控中心在反思埃博拉疫情期间的沟通活动时,明确地提到这一点。"美国疾控中心不断提供更多的真实信息,开展更多的沟通活动,来阻止某些谣言引起的恐慌,如埃博拉病毒可以通过握手、宠物或蚊子传播。"(Bedrosian等, 2016, 72)一位疾控中心的受访者说(他可能有些夸大):"疫情期间,他们在网站上浏览关于埃博拉的网页数量从14个增加到147个。"内容和信息的大幅度增加不仅带来了资源获取的压力,同时也给发布信息的机构和工作人员带来了协调压力。

第五,早期沟通和密集沟通意味着,在获得充分的证据之前就必须向公众通报情况。但是,正如一些受访者所承认的那样,如何解释不确定的疫情走势是相当大的挑战。美国疾控中心的一名工作人员表示,应对未知因素是甲型 H1N1 流感和 2014 年埃博拉疫情面临的最大挑战。也有人说，两场疫情存在不同的情形。人们对于大流感的记录更多，知识更丰富，认知也更深刻。尽管如此，时任美国疾控中心代理主任的理查德·贝瑟说，通过媒体让公众了解疫情走势的不确定性至关重要（Maher，2010）。与流感相反，人们对埃博拉的认识非常缺乏。“总体而言，全球公共卫生界缺乏应对这一流行病的经验。”（Bedrosian 等，2016，69）美国疾控中心曾经试图尽力减少埃博拉病毒在美国医院传播的机会，但他们的某些做法后来遭到了批评（Gilbert 和 Kerridge，2015）。虽然美国疾控中心和世界卫生组织在抗疫指南中提倡增加信息的透明度，但实践中并未得到全面贯彻。信息不透明，引起了沟通障碍。一些参与沟通的工作人员认为，公众总是希望“现在就要知道一切”（美国疾控中心受访者）。

查阅采访记录和疫情文献可以发现，类似的困难在不同国家和不同疫情中反复出现，这表明国际抗疫体系存在着系统性弱点。此外，这些困难表明，风险沟通不仅仅在于接触公众、与公众沟通，而且还涉及如何成功地让那些处于困境中的卫生机构和专业团体互通信息。

四、风险沟通的专业性

风险沟通在 2007 年与 2018 年瑞士防疫战略中都被列为优先手段之一，其中 2018 年的新战略规定，“专业化的沟通活动”（Office fédéral de la santé publique，2018，18）是国家公共卫生部门应对危机的重要组成部分。《国际卫生条例》对沟通能力建设的要求、世界卫生组织的《大流感防疫框架》，以及不断出现的流行病疫情，三个因素结合在一起，强化了全球范围内培训风险沟通人员的必要性。2014 年 11 月，世界卫生组织一位受访者的谈话，可以用来证明该组织在沟通能力建设方面付出的巨大努力——

> 过去 2 周内，我培训了 200 多位风险沟通人员。这也是我们的承诺。东南亚 13 个国家，欧洲 9 个国家…… 一共 30 个国家在巴巴多斯岛培训，然后所有美洲国家在华盛顿特区培训！这是在 11 天内完成的啊！

世界卫生组织除了召开区域性会议之外，也非常强调疫情暴发之前的沟通准备工作。为此，世界卫生组织在 2013 年专门建立了一个专家名册。

此外,世界卫生组织还设立了紧急沟通网络(ECN),该网络由来自世界各地的专业人员组成,他们都接受为期十天的紧急培训,然后根据实际疫情需要和他们个人日程,接受每年两个月的工作任务安排。世界卫生组织招聘和培训风险沟通专家进一步表明了沟通的重要性(巴斯蒂德,第五章)。世界卫生组织与美国疾控中心编撰的关于风险沟通的文件(WHO, 2017; Centers for Disease Control and Prevention, 2014)以及它们举办的在线培训,都强调了培训的重要性。

人们对沟通人员的沟通技能要求非常高。根据世界卫生组织网站上的 ECN 视频,ECN 小组的负责人说:“我们部署的团队,将能够胜任一切工作。”一位美国疾控中心专家也坚持认为,沟通人员应该能够“做一切事情”,包括能够处理好与媒体的关系,拥有广泛的专业知识,并能够胜任针对社区民众的风险行为评估工作。然而,一些受访者承认,虽然国际公共卫生机构对风险沟通寄予非常高的期望,但大多数风险沟通专家实际能力有限,无法达到预期。一位疾控中心的受访者指出,风险沟通人员难以完全把握现有防疫指南的内容。比如《危机和紧急风险沟通手册》,“很少有人真正掌握其内容”。事实上,国际公共卫生机构更强调专家的过往经验,而不是他们的学术训练,“他们更喜欢实践,而不是文凭”。

它们之所以要开展培训,部分地与沟通方式的多样性和复杂性有关。正如在甲型 H1N1 流感中已经发现的,“专家或官方之间的沟通必须与大量新的非专业沟通方式竞争”(Nerlich 和 Koteyko, 2012, 711)。美国在甲型 H1N1 流感中因其大规模使用媒体渠道而广受赞誉,这些渠道包括网站(如 HHS's flu. gov)、网络广播、播客、短信、新闻简报、小册子、传单和其他媒体(Department of Health and Human Services, United States, 2012, 63)。人们广泛地咨询这些媒体以获得最新信息。全球层面上也是如此。世界卫生组织工作的专家承认,在甲型 H1N1 流感早期,工作人员不太善于使用这些沟通工具,但随着时间的推移,他们开始变得更加熟练。一些知情人跟我们谈起了他们的经历:

有些事情……如网上新闻发布会。你知道,我们很努力地去做,但是很难做……这些事情现在看起来算不上什么了。我们现在定期发布新闻简报,举行网上新闻发布会,通过推特发布信息……所以我觉得我们已经好多了。

2017年世界卫生组织指南认为，沟通场景的复杂性要求沟通方式的多样化，这是风险沟通的一个重大挑战（WHO，2017，ix）。总体而言，风险沟通的专业培训主要着眼于能力建设，提高风险沟通人员使用不同传媒工具与公众进行沟通的能力。它存在两个问题，没有涉及沟通部门在组织中的地位，也没有涉及公共卫生机构的沟通责任问题。但是，本章最后两节将表明，它们的重要性也不应该被低估。

五、来自组织内部的挑战

尽管官方文件强调了风险沟通的重要性，但风险沟通专家承认，这种观点并没有在组织内部得到全面认可。从他们的工作经验和实际反馈中可以明显地发现，公共卫生机构内部存在着权力竞争关系，这种权力关系决定着何种沟通能力受到重视，哪些资源得到分配。几位受访者谈到，风险沟通的地位总是在不同的沟通方案中变来变去。在以沟通为中心的方案中，沟通非常关键；而在相反的方案中，沟通并不那么重要。比如，世界卫生组织在甲型H1N1流感暴发之前让各个部门分别承担各自的沟通任务。2012年后，世界卫生组织专门成立了一个沟通部（DCO），以管理所有的沟通活动。这些变化反映出世界卫生组织内部反复出现的矛盾，即特定领域的专家认为，在自己相关的领域开展沟通活动是他们的职责，而应急沟通专家认为他们可以负责所有领域的沟通。这种理解上的分歧可能导致前面谈到的沟通协调困难。我们采访的一位美国疾控中心专业人士告诉我们，沟通地位的忽轻忽重反映出沟通的价值并没有得到完全确认，“人们对于沟通的科学价值还没有达成共识”。

对沟通地位的贬损反映出公共卫生机构的传统认知，这些机构轻视沟通技能，重视医疗、技术和流行病学知识，将其视为更高级、更有用的知识。某些特定领域的专家将沟通视为一门软科学，因而认为他们自己也可以去完成沟通任务，而不是委托给那些经过专门培训的沟通人员。此外，沟通的时间成本也是一个问题。沟通是一个学习过程。认识到如何开展正确的沟通，需要时间。如果还要与民众进行对话，则需要更多时间。然而，医学专家和流行病学专家认为，沟通的效果出现得太慢了。机构内部不同部门之间的分歧，反映了他们对医疗资源的竞争。这种现象表现在不同的防疫部门，折射出各自不同的防疫理念。有些机构如无国界医生组织和乐施会曾经讨论过，人们为什么越来越关注医疗设施、床位、葬礼小组和设备这样的“硬件”，而不是沟通活动这样的“软件”(Wilkinson，2016，15)。红十字会和红新月会报告说，暴发埃博拉疫情的国家没有充分重视沟通，结果是部分用于沟通的预算经费甚至没有被使用(Wilkinson，2016，13)。

上述情况表明，在公共卫生机构中，风险沟通目前尚未占据官方文件所赋予它的核心位置。一位具有丰富经验的官员认为，要让风险沟通变得更加重要，就必须改变公共卫生机构中医学技术人员与沟通协调人员之间的组织结构，同时也需要决策者和资助者做出更大的政治承诺(Odugleh-Kolev，2014)。有迹象表明，人们从2014年埃博拉疫情中学到了一些教训，如2016年世界卫生组织将寨卡疫情预算的一半资金用于沟通。实际上，适当的资金支持是2017年世界卫生组织指南的建议之一。“ERC明确要求把风险沟通持续列入预算，而且应该是紧急防疫核心预算的一部分。”(WHO，2017，23)但是，只有公共卫生机构内部医学专家与沟通专家之间的权力分配发生变化，沟通部门才有可能获得足够的资源。

六、声誉问题

沟通人员指出，沟通的重要性除了在机构内部存在争议之外，还不得不面对外界评价，比如，人们对于公共卫生机构在抗疫责任方面的批评。这些批评通常发生在疫情第一阶段之后，并由媒体传达出来。这种批评典型地表现在SARS和禽流感中(Hughes等，2006；Nerlich和Koteyko，2012)。当那些看起来很严重的风险出现时，媒体和公众一开始毫无保留地接受官方观点。当甲型H1N1流感被宣布为“国际关注的紧急公共卫生事件”时，记者们非常渴望从世界卫生组织那里获得信息，并报道世界卫生组织告诉他们的所有信息。然而，正如世界卫生组织风险沟通人员发现的那样，这种一致性并没有持续下去。随着时间的推移，流感似乎没有最初预测的那样严重，传统媒体和网络媒体便开始出现了批评声音。

从更大的范围看，这种现象反映了公众在讨论风险时的话语转变在风险沟通的后期阶段，公众的兴趣转向了与责任有关的话题(Höppner等，2012；Krimsky，2007)。世界卫生组织的一位受访者证实了这一点，他指出,随着威胁性的降低,风险沟通的重点从机构对公众的安全行为建议变为公众对机构的问责,以及机构对自身的声誉维护。“媒体开始更多地关注机构,关注它们做了什么。”这种变化并不意外,因为“指责现象常常在风险报告中占据着重要位置”(Hughes 等, 2006, 258)。此外,媒体喜欢报道具有争议的事件,特别是在利益方发生冲突时。甲型 H1N1 流感疫情中,批评者十分关注什么才能算得上大流行病,以及甲型 H1N1 流感被宣布为大流行病之后,如何生产大量的疫苗或制药业应该发挥什么样的作用。埃博拉疫情中,国际媒体也向世界卫生组织提出了严厉批评,因为世界卫生组织没有及时宣布埃博拉为“国际关注的紧急公共卫生事件”(Kamradt-Scott, 2016)。疫情后的评估报告承认,由于世界卫生组织对该疾病的定位不尽一致以及缺乏足够的信息披露,从而给民众造成了混乱和猜疑(WHO, 2011)。另一方面,根据一些世界卫生组织专家(参与过 2009 年春季的风险沟通活动)的描述,由于他们被指责宣布了一场“假流行病”,目的是服务于医药产业的利益,这给他们造成了特别严重的形象打击。对于埃博拉疫情,一名世界卫生组织工作人员也表达了类似的失望。她对媒体攻击世界卫生组织感到遗憾。她承认在控制疫情的过程中遇到一些困难,但她积极参与防疫行动并努力做好工作,因此她对媒体批评她的方式感到不满。

媒体在问责方面发挥着重要作用。媒体可以让人们了解到,资源如何被使用,以及采纳的措施是不是解决了实际问题(Wilkinson, 2016)。这实际上是媒体在现代民主政治中的作用之一,即“监督企业和政府机构的行为”(Hughes 等, 2006, 251)。我们在瑞士采访了一位记者,她指出了公共机构对媒体的矛盾心理。虽然公共卫生机构非常需要媒体,但同时专家们又害怕记者报道他们的活动。根据她的经验,甲型 H1N1 流感之后,世界卫生组织工作人员不太乐意听取批评人士的意见,但听取意见也是他们的一种责任,可以使他们获得公众和赞助者的信任。世界卫生组织在甲型 H1N1 流感的疫后反思中接受了这些批评,并表示他们应当听取意见,努力恢复世卫组织的可信度(WHO, 2011)。当世界卫生组织遭到了严重的预算削减,或被要求启动重大改革时,这种官方表态就会出现(Kamradt-Scott, 2016)。这些与维护声誉有关的经历证明,沟通是一个复杂的双向过程,在这个过程中,利益各方都可以提出他们的观点,包括对官方的批评。

第四节 结论

风险沟通已经发展成为一个拥有明确规范的分析领域,主要目的是讨论公共机构在应对风险和危机时如何与整个社会建立有效的联系。本章通过分析不同的疫情,揭示出风险沟通面临的一系列挑战。在官方文件中,风险沟通被视为遏制流行病的核心支柱。根据以往的教训,以及沟通带给不同民众的影响,风险沟通的规范得到进一步明确,更多的规则得以制定。但是,甲型 H1N1 流感和埃博拉疫情再次表明,尽管可以广泛地记录下这些错误,但要从中吸取教训却很难(Ratzan 和 Moritsugu, 2014)。

本章描述的这些困难与我们处理风险的思维变化有关,即从风险管理逐渐变为其他一些新方式,如预防和防灾(巴斯蒂德,第二章)。传统方式主要通过针对不断增加的疫情不确定性,计算疫情风险的大小,但新方式正不断摆脱这种框架。正如疾控中心主任在甲型 H1N1 流感疫情中所说的,“采用正确的方法和产生最快的效果之间存在着内在矛盾”(Maher, 2010,151)。有趣的是,除了对疫情采取预防性措施之外,另一种思路意外地被陈冯富珍提到。她在世界卫生组织紧急委员会会议之后举行的媒体见面会上说:

> 大流行病无法预测。疫情很容易发生意外状况。任何两场疫情都不一样。埃博拉疫情比我们一年前担心的要好一些。因为这一次,我们得到了好运的眷顾。

陈冯富珍的话表明,尽管与以前的流行病相比,埃博拉疫情受到了最密切的监视,但运气成分在埃博拉疫情的控制过程中仍然起到了一定的作用。这种观点与流行病医学观点大相径庭,他们主张流行病可以在全球卫生和生物安全框架内得到有效的管理和控制。

预测总是存在着偏差,基于流行病学做出的疫情预测具有局限性。除此之外,沟通似乎也是一个难以把握的领域。记者与公众会质疑公共卫生机构采取行动的正当性。正如本章文献中数次提到的那样,沟通将给公众带来何种影响与公众对机构的信任度密切相关。美国疾控中心因为善于沟通建立起良好的形象,而世界卫生组织则在全球卫生系统中备受质疑。与其他公共卫生行动一样,沟通也有可能成为一种适得其反的危机干预行动。在埃博拉疫情中,人们期待适当的沟通可以减少病例发生;但恰恰与此相反,沟通可能是某些社区受到伤害的来源。“事实上,沟通可能无意中传播了恐惧和误解,增加了埃博拉患者的耻辱感,从而加重了疫情。”(Wilkinson, 2016, 8)这对我们是一种警告,即在没有考虑民众的不同观点和需求的情况下,试图以沟通内容的丰富性和沟通方式的多样化来实现沟通目标。此外,疫情期间,代表公众的机构往往被忽略(Davis 等, 2011)。事实上,公众表现非常活跃——他们会积极解释、比较和质疑官方的信息,并很容易发现它们的矛盾之处。

另一个问题是,组织内部沟通的重要性没有得到充分认识。一方面,各组织内部与不同领域的专家之间并非一定存在着共识,因而需要沟通。疫情早期的走势极不确定,疫情信息不断变化,因而给早期沟通带来了难度,也给组织内部的争论留下了空间。另一方面,由于对疫情的不同解释可以共存且相互竞争,从而导致组织内部的观点也不可能保持一致。尽管风险沟通应该将内部观念和外部观念结合起来(Renn, 2008),但本章的分析表明,组织内部的信息沟通更应该加强。

正如社会科学几十年来一直提到的,公共卫生风险与具体的社会环境紧密关联。当人们面对风险时,一系列经济、政治、社会和文化的复杂因素都在影响着人们的看法,因而我们需要协调这些多元、冲突的观念。风险沟通提供了这种协调功能,我们必须予以认可。只有更大范围地承认这些沟通机制,呼吁有关各方展开对话,才能确保风险沟通的规则得到切实遵守,其目标得以顺利实现。当然,如果要同时实现全球与地方的公共卫生目标,仅仅制定一套风险沟通的方法还不够。更重要的是,这些方法必须付诸实践。

第五章　世界卫生组织在2014年埃博拉疫情期间的应急能力分析

第一节　导　言

2014年，西非埃博拉病毒暴发之际，全体防疫工作者面临着空前复杂的工作环境——病毒传染速度快、在各大城市蔓延、人们缺乏应对措施的相关知识、疫情国家公共卫生系统的糟糕状况、应对措施的规模以及所涉法律和机构的多样性（仅列举几个因素）。防疫工作者被迫在知识稀缺、高度危险的情况下，在千变万化的组织部门中采取行动。对于这样的紧急事态，人们能够预测到这些不利因素的出现，也相信它们会在应急计划和公共卫生防疫系统中得到解决（Lakoff，2007；Zylberman，2013）。然而，由于埃博拉病毒的高死亡率、西非国家对其临床和流行病学资料的匮乏、埃博拉病毒在世界范围内的扩散以及西非抗疫资源的不足，种种不利条件导致了疫情的恶化。

在这种情况下，各组织部署在西非的专家面临着许多障碍，这些障碍至少在2015年春季之前都持续影响国际社会。面对无效的既定程序和行动规程，专家们不得不制定应对战略，以便在这种复杂环境中重新占据主导地位。本章将重点讨论这一问题，分析一线防疫工作者的实地活动，从而确定：

- 他们在工作中面临的多层面挑战。
- 他们在这种艰难环境中开展行动所需要的资源和能力。

本章的讨论基于日内瓦大学社会学系和世界卫生组织沟通部联合研究项目下的实验数据。该项目于2015年3月至4月期间进行，旨在收集和整理部署在西非的沟通专家通过世卫组织应急沟通网络(ECN)提供的信息。该网络包含各类专业人员,他们接受过世卫组织的应急沟通培训,并时刻准备应对各种公共卫生紧急情况。

我们将重点关注ECN在维持其人员专业素质方面的能力,从而确保他们在危急关头完成抗疫任务。我们认为ECN的能力与其组织的松散性密切相关。作为组织机构,ECN通过提供不同类型的资源和能力,提高专家的能动性和现场工作能力。对此,我们首先对阿马蒂亚·森的潜能概念进行了改动,提出"情境行动"和"能力构建"理论。作为一个组织,ECN具有集体行动能力,并且事实证明,这一能力有效地解决了各种组织性故障与功能失调问题。对此,我们认为,这一能力包括了构建各种形式的信任,以及"网络之网"(network of networks)的构建,为ECN雇员提供个性化的资源和能力需求①。

第二节　紧急情况下的"情境行动"和"能力构建"

一、行动的场景

埃博拉疫情严重扰乱了地方、区域乃至全球范围内的应急系统,并且深刻影响了西非各国的社会状态。而被派往实地的世卫组织人员发现,尽管他们接受了急救人员培训,但依旧很难清晰地理解当地发生的实际情况,从而确定适当的行动方案(Bastide, 2018)。为了解释这个"清晰地理解"实际情况的过程(Weick, 1995)以及组织行动的过程(了解当地情况,做出有效应对措施),我们有必要提出一套行动理论,并着重关注以下两个方面:

1. 危机环境的特殊性,尤其是其高度不稳定性和不确定性;

2. 应急物资与应急人员的提供和调配。

为了将上述关注点纳入统一的解释框架中,本节将根据"情境行动"理论来分析埃博拉抗疫行动(Garfinkel, 1967; Suchman, 1987; Quéré,

① 本章中的采访均受严格保密条款的保护。因此,我们在引用采访记录时,无法提供任何一位受访者的具体身份信息,包括其部署地点等。

1997)。简单地说,这种方法假定,任何行动都将按照预先的设定(或者预先编排好的顺序),在特定的场景中展开。更具体地说,“情境行动”理论认为,任何行动与其发生的场景都是通过反馈环(feedback loop)而动态连接在一起的,这意味着:

1. 场景约束行动,即场景为行动提供其所需的特定资源,并对行动施加特定的限制。这种观念体现在吉布森的“能供性”(affordances)理论中(Gibson, 1977),该理论假定,特定的场景可以使得某些特定的实践活动变得更容易,但使其他实践活动更困难,甚至无法实现。

2. 先前行动的(实质性和象征性)结果,带来了资源的重新分配,给当前的实践活动打开了新的空间,从而重新塑造了一个跟过去不一样的场景。

有了上述理解后,埃博拉疫情相应地就可以被视为一种特定的行动场景。然而,我们在描述这个场景之前,还需要提醒自己必须谨慎地使用这种方法。

如果社会行动(Weber, 1978)总是在一定情境中发生(特定情境中个体行动与集体行动的结果),那么它就必然存在不同的规模。任何一种行动都有不同的范围(Dodier, 1993; Bastide, 2015, 39-43)。比如,我们可以发现一些长期的、有计划的、有组织的行动,它们都有或长或短的时间跨度。对于埃博拉抗疫行动来说,它的时间目标就是结束疫情,这也是抗疫过程的最终目标(WHO,2015)。为了实现这个目标,需要制定长期的战略目标和行动方针,之后这种长期战略又为制定短期目标和行动提供了动力(Grossetti,2007)。的确,埃博拉抗疫是由多个短期目标组成的,如建立埃博拉治疗中心、设计宣传活动、制定相关的形势评估等,涵盖流行病学、实验室分析、临床护理、物流等各个领域。但是,反过来看,更长的时间框架也在发挥作用;例如,国际疫情应对机制的生命周期(Zylberman,2013)。国际公共卫生体系存在着一定的生命周期现象,这就必然涉及对现有应急系统的体制性改革。在这一特定层面,世卫组织的风险很大,作为应对公共卫生危机的主要角色,其信誉形象会受到成员国、其他国际组织和非政府组织以及媒体的争论甚至质疑。因此,组织危机将延续到埃博拉疫情后——在撰写本章时仍旧存在(关于世卫组织的后埃博拉改革,参见:Fleck,2017;Moon 等,2017)。

通过大数据,包括与ECN部署人员和两名ECN管理人员进行的17次半结构化访谈、29份未发表的抗疫反思报告、30份ECN部署人员的“职权范围”表格和各种有关部署的文件,来尝试理解埃博拉抗疫行动的具体环境。通过对这些不同类型的数据进行三角分析,并从与世卫组织(14次正式、半结构化访谈和多次非正式互动)和美国疾控中心的其他专业人员的访谈中(15次半结构化访谈)获得补充性见解,我们能够对该领域的总体情况进行一致的描述。因此,我们重新构建了西非埃博拉疫情的一般特征(或者是理想化特征)。我们的数据是来自2014年3月至2015年2月期间的,同时考虑到受访者作为一线应急人员的地位,我们将这一时期的背景集中在利比里亚、塞拉利昂和几内亚。

二、“情境行动”与能力

如前所述,情境行动不仅涉及相关场景,还包括情境中使用的资源和能力。为了进行分析,我们使用了阿马蒂亚·森的“潜能”(capabilities)概念(Sen, 2010)[①]。根据“社会行为”的分析(Weber,1978),阿马蒂亚·森将实际行为视为下面两种因素的结果:

1. 个人资源和能力(物质资源、技能、能力、知识等),是通过继承(经济资本)获得的,或者是通过教育、培训和实践经历获得的(Fernagu-Oudet和Batal,2016)。费尔纳古将其称之为“机能”(functionings)[②];

2. 给定的社会场景,按照环境限制和资源供给来决定机能实现的范围。

因此,阿马蒂亚·森认为,一定程度上,社会行为者应被理解为他们自身社会轨迹的结果。但是他的方法侧重于实践这一机能,而不是获取它,因此从社会化和社会配置的角度出发,对个体轨迹采用了更少决定论的方法(Bourdieu, 1990; Lahire, 2006)。但是,我们也遵循Bénédicte Zimmermann(2006)的建议,即她认为Sen的情境行动在某种程度上仍未得到充分说明。因此,我们重新定义了行动情境。

---

① 这是对作者方法的有限运用,因为已经将作者的核心概念从更广泛的理论背景中抽离出来,作为分配正义理论的构成要素。本章的理论讨论尽量在行动理论的框架中去适应Sen的观点。

② “机能”是一种“存在和行为”的状态——保持健康状况良好便是一个实例,或者实现某种特定类型的特定动作的能力。

我们的方法假定,如果要实践某项特定的技能,就需要一个合适的环境,否则它仍然是潜能。这个事实在高科技领域愈发明显,因为在这种情况下,获得适当工具是成功激活技能的必要条件。为了清楚起见,我们打个比方。比如,如果没有一台可用的计算机,计算机科学家的专业技能就会大打折扣。

所以,在这一框架中,潜能应被理解为在当前情况下能够达到或实现的一系列机能。对此,有必要区分机能(资源、技能、先天优势)和潜能,后者被定义为在特定情况下实践这些机能的能力(Fernagu-Oudet 和 Batal, 2016)。这种划分使得人们可以理解为什么在埃博拉疫情中,完备的技能和应急系统未能被触发和激活。在危机管理规划中,它是最重要的,因为高压力环境很容易抑制个人以及可能的集体行动能力,例如,被恐惧麻痹,或被不确定性的程度压倒。对此,可以理解高技能专业人员的能力在这种情况下会受到严重损害。美国疾病控制和预防中心的一位高级专业人员曾被派往塞拉利昂,他解释说,由于对死亡来临的恐惧,一些专业人员的情绪近乎崩溃,这使得他不得不将他们从现场“撤出”[①]。

鉴于能力不仅仅是个人属性,我们将效仿 Ibrahim(2006)将其扩展到集体层面。建立工作型的集体组织,如世卫组织应急沟通网络(ECN),就是将个人资源和能力整合起来以提高集体潜能的一种方式。集体能力,不仅可以通过组织成员一起“清晰地理解”现实情况、强化组织合作机制而获得(Weick 和 Roberts, 1993; Weick, 1995),还可以通过 ECN(作为社会网络)中更为普通的日常活动来提高。集体能力在两个层面上发挥作用。一方面,ECN 作为一个整体,可以承担个体不可能完成的任务。另一方面,ECN 整合并储备人才,甚至(通过培训)创造人才,提高其个体成员的潜能。因此,该组织在两个层面上开展工作:一方面,作为一个集体开辟了新的行动领域,也为埃博拉抗疫增加了新的可能性;另一方面,如同我们将要看到的那样,通过培训技能、储备人才和重新分配资源,以提高成员的个体行动能力。

① 2015 年 8 月 13 日于佐治亚州亚特兰大市,美国疾控中心总部接受采访。

第三节　世卫组织应急沟通网络(ECN)的培训

为了了解ECN专业人员在西非抗疫的具体情况，我们需要首先了解ECN的培训机制。这种培训机制为埃博拉抗疫行动提供了重要的支持。该机制通过提供不同类型的工具，旨在顺利推动高度不确定性环境下的抗疫行动。

进入ECN之前，专家们必须成功完成“应急沟通前期培训”(WHO, 2016)。研究小组有机会观摩了这一培训[①]。“这是为世卫组织和外部专家提供的跨学科、多灾害的沟通培训。”如果顺利完成该课程，就可以纳入“应急沟通网络”名单，然后根据专家的专业领域，在公共卫生紧急事件中部署专家。培训将世卫组织的沟通官员和来自其他国际组织和国际非政府组织的沟通专家聚集在一起，目的是拥有一批面向实践的且能够迅速部署的各种沟通专家。

培训期间，学员要经过一周的课堂学习。第一阶段之后是为期三天的模拟演习——SIMEX，这是一个模拟人道主义紧急事件或疾病暴发的“严肃游戏”。在演练过程中，学员需要接受在压力环境中的工作能力检验。从ECN 2015年的培训开始，学员们全程都有导师指导。这些人以前都是ECN学员，已经被部署为ECN成员。每位导师负责指导10名学员。培训结束时，每个学员都需要一到两天的时间向“教学人员”进行保密汇报(WHO, 2016)。教学人员由沟通部主任、沟通部能力建设科科长、导师和其他几位世卫组织专家以及外方机构的专家组成(WHO, 2015, 2016)。汇报的目的是，根据危机情况找到最适合的候选人；根据候选人在SIMEX中的表现，找到她/他适合部署的具体事件。截至2015年4月，ECN共有104名沟通专家。

---

① 这一次培训的分析很大程度上归功于两名实习生比阿斯里斯·纳斯和凯拉·珍妮，他们以观察员身份参与2015年ECN培训。

第四节　埃博拉疫情的特征

当我们在描述受访的ECN部署人员的工作环境时,必须记住,我们的数据涵盖了疫情最"剧烈"的时期[①],当时国际社会的传染病控制能力备受质疑。因此,这种情况与抗疫组织管理失序的时期情况相一致,工作能力很难得到发挥。

一、机制的应急性与复杂性

在这种紧急事态中,第一个挑战是多层级抗疫机构(地方、国家和国际)带来的机制复杂性。例如,在利比里亚,公共卫生问题由卫生部处理,而媒体资源则集中在新闻部,从而造成信息流动和协调的中断,这使沟通变得非常困难。此外,机制复杂性也可能是因为国际组织的结构过于复杂。许多员工,特别是非世卫组织员工,很难理解世卫组织的组织运作。联合国系统更为复杂,而联合国埃博拉应急特派团的设立又造成了更为复杂的局面,导致管理模式混乱,加剧了人们的困惑。应急机构变得十分臃肿,部分原因是参与者[②]过多,沟通十分混乱。

另一个障碍与防疫措施的不断变化有关;因为随着时间的推移,抗疫参与者的角色和组织归属模糊不清,不断地改变和调整,从而给防疫行动带来了不确定性。由于现有疫情应对机制遭到质疑,有时候甚至被严重质疑或被迫转型。现有抗疫机制的消亡导致了组织上的严重不稳定,无论是在总体抗疫结构方面,还是在各个组织内部。这种组织涣散的状态,导致参与应急工作的个体、服务机构和组织之间的权力博弈不受约束地发展,这是人道主义救援行动中的一个常见现象(Hilhorst 和 Jansen,2010)。这些权力博弈适得其反,让人们厌恶,因为它们与加强协调与合作的现实需求背道而驰。例如,疫情期间,世卫组织内部不同机构之间、总部和非洲区

---

① 个人访谈,于美国疾病控制与预防中心。

② 包括但不限于:联合国埃博拉疫情应急特派团(UNMEER)、世界卫生组织(WHO)、无国界医生组织(MSF)、联合国开发计划署(UNDP)、联合国国际儿童应急基金会(UNICEF)、世界粮食计划署(WFP)、美国疾病控制和预防中心(USCDCs)、国际和国家红十字会、国际移民组织(IOM)。

域办事处(AFRO)之间出现了紧张关系。这种现象在危机期间非常突出(Klein,2007)。

组织涣散的后果是,在世卫组织内部,不管是在全球层面还是国家层面,都缺乏明确的应急机构。在全球层面,埃博拉次区域行动和协调中心(SEOCC,2014年7月至9月)的建立,及其迅速被联合国埃博拉应急特派团所取代(2014年9月—2015年7月)就是一个很好的例证。另一个例子是,社区沟通活动既在世卫组织埃博拉应急小组的安排下开展活动,但又面临着部署的重新调整。更全面地说,世卫组织日内瓦总部的埃博拉应对小组的组织结构在不断变化,该小组的任务是协调世卫组织的抗疫工作,并负责向西非派遣工作人员(杜普拉斯,第六章)。在这种不断变化的环境中,员工们很难弄清自己的角色和职能,也搞不懂谁在负责以及向谁汇报工作。人们还感觉到,各级应对措施的连续变化是根据政治议程设计的,而不是根据合理的组织原则,以提高组织效率。

ECN部署人员还强调,埃博拉作为一个公共问题被高度政治化,从而给沟通造成困难。在利比里亚(《纽约时报》,2014年12月4日)和几内亚(卡塔尔半岛电视台,2015年10月10日)的议会选举期间,埃博拉病毒被政客们利用,就像美国2014年中期选举期间一样(美国疾控中心的个人采访,2014年10月10日)。因此,各种富有争议、模糊的公共卫生信息以及边境管制或检疫等措施,持续干扰政治决策过程,沟通任务变得更为复杂。人们认为,媒体在这方面有混淆视听的作用,它助长了不必要的争议,而且往往过于危言耸听,从而扰乱了应急行动。

二、难以获取疫情信息(包括疾病的背景知识)并有效管理

此外,理解疫情形势,还要面对信息管理和知识获取方面的问题。世卫组织等机构以科学精神为准绳,其最重要的组织支撑之一是,坚定地致力于以证据为基础的行动,以最新的情况评估为依据,以减少不确定性为准则。然而,早期埃博拉疫情的应对措施在各个层面(从病毒学到流行病学、从文化模式到组织背景等)上都缺乏可靠信息(Garrett,2014)。根据抗疫人员的说法,他们有时候无法获得某个国家的埃博拉治疗中心(ETCs)名单等基本信息。因此,获得准确信息实际上成为许多外派人员的主要任务之一。然而,畅通的信息渠道依然缺乏。许多情况下,他们无法系统性

地收集信息,也没有其他机构来整合和发送那些受影响地区的数据。因此,许多工作人员花费了大量的时间,试图找出信息瓶颈,让个人和机构联络起来,以建立稳定的信息渠道。这样的话,他们最终从事的是组织工作,而不是沟通工作。这是一项未曾预料到的工作。在充满不确定性和组织涣散的情况下,创造出一个有利于沟通活动展开的外部环境(或创造更有益的"启示"),往往成为比沟通行动本身更为重要的一部分。

数据收集和信息管理方面的困难,再加上对当地社会和文化环境的情况缺乏了解,导致他们难以设计适合当地的沟通策略。但这种情况反映出的问题并不是疫情信息的缺乏,而是疫情信息的管理。有关埃博拉的社会研究(疾病背景知识)实际上是现成的,其中很大一部分是由世卫组织本身委托进行的,但并没有得到有效使用(布里尔,第三章)。

三、工作角色和组织归属

对于 ECN 的外派人员来说,他们持续面临的困难是,拟定的职权范围、出发前的情况简报与工作地点的实际情况并不相符。很多外派人员到达工作地点后发现局势混乱,且没有什么能够发挥作用的机构。在这种情况下,他们往往这么做:

1.搞懂现场的真实情况,包括相关的合作伙伴及其组织归属、现有的组织结构。

2.弄清他们自己在整个组织架构中的位置和归属,与其他人的工作任务相互区分。

此外,各个机构期待沟通人员承担的角色过于宽泛,而这也是他们共同的担忧。一系列因素导致沟通人员不得不在抗疫机构中重新寻找自己的位置,如职能分配较为松散,机构之间存在竞争,某些政府或机构对于沟通行动缺乏理解等。此外,不断调整的工作任务和组织归属也是原因之一。比如,"社会动员"逐渐发展为所谓的"社区沟通"(Bastide, 2018)。儿童基金会承担的相应职责,也逐渐由 ECN 接管。这种"模糊的"环境带来的最终结果就是,一些工作人员经常被要求去承担超出他们能力范围的工作任务。例如,从事"社会动员"的工作人员常常被要求与媒体一起开展采访活动,但他们中的一些人并没有采访经验。

第五节　世卫组织应急沟通网络(ECN)——一个社会网络

根据这些情况,我们现在来看一下ECN是如何帮助外派人员在危机环境中构建他们的个人角色和集体身份的。我们认为,ECN的主要作用——作为一个埃博拉疫情中的“赋能组织”(Fernagu-Oudet和Batal,2016)——在于它构建了一个正式的社会网络,而不是因为它的培训内容。ECN通过训练打造了强有力的社会纽带,帮助建立了不同形式的信任。在高度不确定的环境中,信任是一个至关重要的“道德价值”。我们将会看到,这些社会纽带有助于外派人员通过ECN网络获得更多的技能并扩展他们的社会资源。

一、信任的形式

根据ECN对2015 SIMEX期间的观察和对ECN成员们的访谈,ECN培训能够在参与者之间创造出可持续的社会纽带。特别是对于那些在演练活动中属于同一支队伍的成员来说尤其如此,因为他们在三天的紧张培训中,都面对同一个任务并保持非常紧密的集体协作关系。在演练过程中,他们熟悉了彼此的工作风格。在任务结束之后的就餐或同处一室的时间内,他们拥有更多的机会去更深入地相互了解。他们在艰难环境中面对共同任务的紧密合作关系,可以在他们之间铸造一种强大的团队精神。这是ECN的一个重要特征,也是ECN对构建集体身份的持续承诺。

很多外派人员因此非常强调他们在ECN中和同事的关系。他们认为,这种训练在参与者之间形成了一种亲近感和归属感。“这便是团体的价值所在。”他们之间“有这种纽带,因为都来自ECN,因而拥有归属感,拥有依托他人的可能性,拥有随时为他们提供帮助或向他们寻求帮助的动力”。

这些纽带如同人际关系一样,被定义为友谊,甚至类似于家庭情谊。因此,成为一个ECN成员便可称自己“成为该组织或家庭的一部分”。ECN的每一位成员还加入了专门的脸书群,这既反映了也强化了他们之间的亲近感。通过这些群组,他们可以在任何时间,甚至在执行派遣任务时保持联系。

除了交往密切之外,他们之间还拥有高度的信任。假使信任是一个模棱两可的概念(Marzano, 2010),它在极度不确定的环境中,仍然可以发挥关键作用。它可以在短时间内推动合作和集体行动。如同一位受访者所说,“尽快找到一个你能够信任的好人,这对你的工作非常重要”。

(与ECN的成员们)一起工作显然是更棒的,工作速度也会更快。你相当于一上来就做好了起跑的准备姿势:你知道组员们知道的,你知道他们的技能水平。因为你近距离地观察和加入过他们的工作,也已经和他们形成了我们这里所说的信任关系。(采访)

二、共谋信任

彼此信任是ECN的一个组织特征,但他们之间的信任也存在着不同的内容,表现出不同的形式。第一种信任形式,是训练期间获得的紧密人际关系,它是ECN的一部分,在执行共同的派遣任务中得到强化。这种信任形式常常表现为一种很强烈的人际关系,包括情感关系。这种类型的信任在ECN内部分布不均,因为它要求成员必然拥有一段共同的个人经历。相比其他小组成员,SIMEX内的特定小组成员的信任纽带更强。同样,对于经常联系的群体来说(如在同一个组织中工作,被派遣到同一个任务中,或是通过沟通工具保持着联系),他们之间的信任感也会更强。

采访者:“你觉得建立人与人之间的亲密联系是ECN的价值观之一吗?”

被采访者:“当然是,尤其当你和他们一起训练时更是如此。如果你和他们曾经在同一个训练项目中,你感觉你是他们中的一员,你感觉自己和他们更加亲近。加入ECN之前,我就在这里和很多人一起工作,但我们没有……我们只是同事关系。加入ECN之后,特别是在我们一起训练以后,我感觉我们就是一路人了,仿佛益友一般。”

我们把这种信任叫作“共谋信任”,以强调其共享性、面对面的情境性,还有强烈的主体间性和情感性。因此，从人口统计学的角度看，这些纽带仅限制在某些小群体中。但是，需要强调的是，群体也可以扩大或深化。近些年在ECN训练期间引入的导师制度，成为成员之间扩展“信任链”（Roulleau-Berger，2011，155）的一种方式。

> “（ECN）继续扩张是件好事。因为在这里当导师是很棒的事情，因为这样，我就能遇到一批批的新人……第一年，我还是一个参与者，第二年，我就是一个模拟练习中的指导者。两个月前，我刚刚碰到他们，两个月后就和他们一起参与处理紧急情况。这非常……非常的不可思议。”（采访）

导师以前也经历过相同的培训，他们对外派人员部署非常熟悉。因此，与导师的关系也可以帮助形成同样的信任。这种信任关系贯穿在整个ECN沟通任务的执行过程中，因为导师将会监督训练者，会给他们建议和支持。即使在培训之后的外派期间，也是如此。

三、认同信任

从更广泛的角度来说，很多受访者认为，作为ECN一员这一事实，在他们之间创造出一种信任感，使得他们可以随时直接联系。因此，另一种类型的信任是基于一种纯粹的共性，即作为ECN培训班毕业生所拥有的共同背景、培训期间学习的共同知识，以及处理应急事务时的共同技能和专业态度。只要相关人员接受过培训，不管他们在何时接受培训，他们就已经拥有彼此认可的共性，而不仅仅局限在他们培训期间形成的关系。在风险沟通方面，ECN成员共享基本的技能水平、共同的语言和共同的工具。“虽然他们中的一些人更有经验，但你们有共同的背景……你们拥有共同信息，去分辨疫情所处的阶段，特别是疫情紧急时期的阶段。”

因此，作为“同一群体的一部分”，拥有“共同一致的目标”，并知悉这一目标有赖于彼此的信任关系，便显得十分重要了。这些共同的工作环境、共同语言和共享“工具箱”有助于促进彼此的工作关系，因为它们让成员之间有了共识，从而大大减少了对行动框架进行协商的必要。考虑到其省时的优势，若在处理紧急事件时，这显然是一笔宝贵的财富。

因此，ECN除了作为应急部署组织的正式机构外，在危机管理方面也具有“潜在”的效能。一方面，它类似于全球疫情预警和应对网络(GOARN)——一个在突发公共卫生事件领域中运作的“网络化”组织(Ansell，Sondorp 和 Stevens，2012)，能够从来自不同组织的受训者中快速识别出需要的人员，快速动员他们，并高效地部署。然而，它也为个体协作与集体协作提供了额外的帮助。尽管沟通专家拥有不同的背景和差异化的关注点，但 ECN 将他们的目标和价值观统一起来，简化规范流程，完善行动措施，并在紧急事件中为成员提供认识框架。

因此，ECN 相当于一个“信任装置”(Karpik，2010)，致力于维护一个拥有共同知识、价值和规范的共同网络，并由此将前面谈到的一系列特质赋予其成员。ECN 成员在工作过程中都会形成对彼此的预期，并有效地维持这种预期。ECN 的这种“组织特色”，极大地促进了组织成员的工作关系，因为每个成员都知道彼此期望得到什么，即使他们当时没有私人关系，和/或者在他们没有找到正式的“组织归属”的情况下。这也使得 ECN 成为一个特别“松散耦合”的组织(Weick，1995)。我们将第二种类型的信任称为认同信任。当缺乏这种信任时，我们就能意识到其重要性。

> 如果没有这样的团队(ECN 团队)，或者团队关系不能正常运作，那么你就不得不建立自己的网络，而亲自建立这种信任需要花费大量时间。等你建立了牢固的关系后，就到你结束工作回去的时间了。(采访)

如果说共谋信任是建立在“宽泛”的关系和丰富的人际知识和主体间知识的基础上，那么认同信任的领域就比较狭窄了，属于 ECN 特有的性质。共谋信任的关系纽带是多维度的，并将塑造人们的情感；而认同信任的关系纽带更为集中，专业性也更强(见表 5.1)。前者与个人之间的亲密度有关，而后者则关系到一套正式的知识体系、规范和价值观，以及一系列的实践活动。前者在范围上限制更严格，因为它们包含的个人元素更少，但推崇更紧密的人际承诺；而后者在范围上延伸得更远，因为它们对“人情”的依赖更少。共谋信任具有更强的地理局限性和个体特殊性；而认同信任具有更强的流动性，也更容易在人与人之间实现连接和转移。

表5.1　共谋信任和认同信任

	共谋信任	认同信任
关系类型	个人的	非个人的
人际关系承诺的强度	强	弱
范围	集中	宽泛

第六节　积累社会资本

作为社会关系的一种属性，这些信任形式暗示了ECN的另一个功能：它极大地增强了其成员在高度紧张的环境中对各种稀缺物品和资源的获取能力——机能。这种通过社会纽带来拓宽个人和集体"潜能"的能力，可以被视为一种"社会资本"，因为这种社会纽带能够(积极或消极地)影响人们去获得(或借用)其他的资源或能力(Bourdieu，1980)。

为了理解这个方面，我们有必要借鉴Daniel Aldrich(2017)对社会资本的定义。在他看来，社会资本可以分为三种不同类型的社会联系形式，即纽带、桥接和联系。第一类社会资本以人与人之间的联系渠道为基础。这些联系渠道与人们的联结偏好有关，即人们总是会同具有相似社会属性的他人进行联系(根据同质性逻辑)。相反，桥接能够将社会特征复杂多样的人们联系起来。而联系可以让人们与组织中的"权力掮客、权威人物和决策者"联结在一起。重要的是，以上每种联系维度都提供了不同类型的资源。我们的观点是，ECN将这三个维度结合了起来。

一、纽带

纽带，作为一种关系类型，它基于一种主观的归属感(Brubaker和Cooper，2000)。共谋信任与纽带社会资本(bonding social capital)联系最为紧密，因为它结合了客观的纽带——共性(皆为ECN成员)和主观的纽带(包括情感)。阿尔德里奇使用这种类型来描述"家庭、亲属和亲密朋友"之间的社会关系。这里我们将其扩展，来描述某些ECN成员之间的社会联系。为此，我们假设，存在着一个比纽带的同质性原则更加基础的潜在原则，它要求成员之间互相担责并相互忠诚。这种主观的归属感和客观的

共性在ECN成员之间很突出,并塑造出该组织独有的团结一致:

> 据我所知,ECN的运作方式就是知道我正在经历什么,他(我身边普通的ECN同事)那边会说:"好的,不管你需要什么,给我打电话就行。"当我意识到他缺席了他的任务时,我也会给他打电话提示。所以,我们之间是一种相互支持的关系。我的ECN团队中有几位成员不在疫情暴发区,有的不在埃博拉抗疫团队中,但他们用寄材料等方式,在外围对我进行支持,比如确认我近况是否良好。(采访)

因此,纽带将ECN塑造成一个紧密联系的集体,其成员之间有着多种联系。ECN的管理层充分利用了这个特征,创建了"导师"角色,通过导师在组织内的相互促进,提高网络的聚类系数①。与阿尔德里奇的方法形成对比的是,我们认同了归属感可以跨越社会差距来获得(因此,它不仅仅是同质性基础上的关系)。ECN培训有助于这种归属感的发展,因为它让具有不同背景的专业人员聚集起来,并帮助他们在共同参与行动的紧张经历中,建立牢固的社会关系。ECN便是通过创建和扩大成员之间的共性来创造纽带社会资本。

这些联系(归属感和集体性)也通过他们在埃博拉疫情期间进行实地部署的共享经历而得以产生或加深。这类风险频发、让人心力透支的环境促进了ECN成员之间的相互认可和强烈的共同担当。这种关系有助于成员在面对困难和潜在的有害影响(如恐惧心理)时相互沟通。这些社会动力使得ECN成员持续地关心对方,并帮助外派人员顺利处理埃博拉危机(高风险环境)中的一些特殊事件。

二、桥接和联系

ECN还有助于发展并积累大量的桥接型社会资本和联系型社会资本。该网络的成员来自不同的组织,具有不同的专业背景,在组织层级中也担任和承担着不同的职位和任务。在2015年的培训中,学员来自世卫组织

---

① 在图论中,聚类系数用于表示一个社会群体内的关系强度。高聚类系数意味着群体中的每个个体都能直接与大多数其他成员取得联系。

所有区域负责部门、世卫组织总部、国际红十字会、美国疾控中心和卡塔尔卫生部。此外,还有独立的沟通专家,有的有新闻记者背景,有的有在无国界医生组织(MSF)等国际非政府组织中的实地工作经验[①]。跨国组织和非政府组织中工作人员的高流动率,以及他们为不同组织工作的职业特性,都在强化这种多样性。因此,在这些专业领域的个人之间往往有着良好的沟通。这种多样性搭建起了有效的"桥梁",使成员能够接触到不同的组织,也激发了权力掮客的作用。重要的是,其允许成员使用直接的人际关系,而不是通过组织渠道。

> 办公室主管继续接受沟通方面的培训……他们甚至在非紧急情况时也与公共事务交流官密切合作,以便了解我们。他们不只了解我们的分工,还要真正了解并信任我们每个人。实际上,他以前从没见过我。我是个来自(外部组织)总部的女孩,只是一名顾问,甚至不是世卫组织的员工。那么他怎么知道我是否信得过,怎么知道我是否会给在《纽约时报》的朋友发送秘密信息呢?他不信任我,因为他不了解我。尽管你可以在他面前尽可能表现得友好,但他不会和你发展长久的关系。这就是建立这些关系网和训练项目的好处所在。这样的话,比如说你来到国家办事处,和他们的人一起接受培训时,他们就能够告诉他们的老板你的确很优秀。因此,这些关系网就非常重要了。(采访)

因此,把不同背景的人集合在一起,就可以发展他们之间各自的网络。在这方面,ECN的功能就更像一个"网络之网",比成员关系仅限制在组织内部的大多数其他机构要更高一层。因此,ECN成员可以通过个人社交网络构建自己的"信任链"(Roulleau-Berger, 2011, 155),同时,这些二级关系("信任链")也将把ECN中的共谋信任和认同信任扩展开来。

第七节 结论

2013—2016年西非埃博拉疫情期间,ECN这一组织充分展现了其特

① 根据个人不同的专业情况,每位派遣人员部署的情况是不同的:一些沟通专家被部署为顾问,一些则被部署为世卫组织工作人员。根据部署合同,世卫组织负责医疗后送。

性。重要的是,它有效地结合了不同类型的社会资本,帮助成员突破组织体制的局限,使其能在一个资源极度匮乏的环境中寻求援助。它尤其促进了信息的流通。在高度不确定且沟通渠道很少的抗疫系统中,信息对外派人员来说是一个非常重要的因素,特别在是抗疫行动展开之后且组织系统仍不完善的时期。“ECN 做的事情是非常伟大的,它让你能够依靠他人,并向他们寻求建议。所以,一开始我就完全信赖 ECN 了。”信息对于工作人员是否能够准确评估形势、得出明智的决策和采取正确的行动措施至关重要。无论一个人拥有什么样的能力,缺乏信息都会大大降低他让这些能力发挥作用的可能性。

ECN 作为一个专业组织网络,提高了处于西非环境中工作人员的能力。该网络本身以一个“赋能组织”形象出现,因而成为紧急环境中的一个重要组成部分,也影响了 ECN 外派人员的工作环境。它有助于塑造多种形式的“能供性”,例如信任、信息渠道,也包括不同形式的相互关照,从而部分地抵消了现实中资源匮乏的掣肘。它结合了灵活且强大的社会纽带,减少了繁文缛节。事实证明,随着埃博拉疫情的发展,ECN 在寻找并整合特定资源、利用特定能力方面卓有成效。

第六章　流行病管理中的矩阵结构

第一节　导　言

每当疾病暴发或是突发性公共卫生事件出现时，就像 2014 年到 2016 年埃博拉暴发期间（Kamradt-Scott, 2016），世界卫生组织不仅总是备受关注，更是受到来自其成员国的仔细审视和媒体毫不犹疑的公开批评。这并不是国际组织第一次受到这样的审视（Godlee, 1994a; Godlee, 1994b; Godlee, 1994c; Liden, 2014）。联合国机构的工作并不局限于疫情应对，还包括从妇幼健康到微生物耐药性，从卫生系统和伦理道德到心理健康，等等。值得注意的是，联合国机构有权处理任何健康问题，并支持所有成员国准备和应对"任何关涉到公共健康的危机"（WHO, 2013, 29）。

世卫组织也是一个依赖其成员国资金和决策的公共组织。与私人实体不同，公共组织力图"实现复杂的社会职能，提供的是无法被包装并在市场上交易的商品和服务"（Pandey 和 Wright,2006,513）。它们依赖公共资源，有义务满足公共需求，这使得它们"受到外部环境的影响很大"（Pakarinen 和 Virtanen,2016,232）。这些组织自身工作的复杂性要求其对劳动进行内部管理，而不仅仅是实行严格的劳动分工和标准化的工作流程。矩阵管理通常被认为是一种"将公共组织作为复杂系统"的管理方案（Pakarinen 和 Virtanen,2016,232）；一些研究表明，相对于传统的职能管理，矩阵结构更能提高组织绩效（Gobeli 和 Larson,1986;Kuprenas,2003）。过去，世界卫生组织也曾在内部较小规模地采用过矩阵管理。假定世卫组织面对重大疫情，该组织必将进行大规模的指挥调度，这个时候近距离观察其组织结构是很有意思的。本章将以 2014 年埃博拉疫情应对为例，分析矩阵管理在世界卫生组织内的应用程度及其对组织应对突发卫生事件效率的影响。

第二节　矩阵管理

为了给生产带来灵活性(Kuprenas,2003),矩阵管理出现(代替呆板的筒仓结构式管理)的时间可以追溯到20世纪60年代(Lawson,1986)。矩阵结构“将职能设计的效率与多部门组织的灵活性和快速反应性结合起来”(Pakarinen和Virtanen,2016,232)。它由两个部分组成:职能单元和项目单元。职能单元(如部门)在大多数情况下以纪律为导向,调动“围绕特殊关系的组织资源”(Lawson,1986,64)。换言之,他们拥有项目或方案所需的专业知识和资源。另一边,项目单元则从不同职能部门处收集专业知识,以便从多学科的角度实现目标。正如Baber等(1990,236)的解释,矩阵结构“从各个职能部门抽调成员组成以任务为导向的工作组,具有双重权力结构”。工作人员被要求突破思维定式,将他们的专业知识用于完成某个特定的项目,而不是传统的职能管理,即“由上级管理层建立目标”且“项目要素被分配给相关的职能领域”(Gobeli和Larson,1986,72)。职能管理提供了实现“稳定性、核心价值观的维护和长期发展”的可能,但从另一方面来说,“项目管理被认为更适合做出改变、更具灵活性和行动导向性”(Arvidsson,2009,99)。

根据文献资料,矩阵管理可能提高组织工作的复杂度。事实上,矩阵管理存在两条驱动路径,这有可能会造成角色和责任的混淆,阻碍清晰的决策,增加额外的官僚层,导致职能主管和项目主管之间因为自身利益在资金控制权的获得上产生冲突(Davis和Lawrence,1978;Stuckenbruck,1997;Laslo和Goldberg,2008)。为了克服这些缺陷并增强员工的自主性与团队精神(Hall,2013),专家们建议对组织文化进行彻底变革。

第三节　方　法

2015年2月至2015年10月,我在世界卫生组织实习(由日内瓦大学资助,与由布里尔、布伦德和伯顿-琼罗斯共同主持的一个较大的瑞士国家科学项目相关），并被要求编写有关矩阵管理的文献综述。当时，世卫组织因其对埃博拉疫情的应对措施正备受批评，而在内部就组织重组展开了辩论。因此，管理人员和工作人员开始思考如何采用更好的工作方式和结构化手段来更有效地应对紧急情况。而矩阵管理的概念为解决当时这一难题提供了值得考量的方案。之后，我把以埃博拉应对小组作为案例研究的文献综述转化为了内部报告。本章以三年前矩阵管理报告的数据为背景编写而成。自那之后，组织发生了变化，本章仅反映当时发生的争论。

本章的内容安排如下：第一部分借用了一些二手文献，分析世卫组织与其所处环境的关系，同时还分析了世卫组织的筹资机制；第二部分论述了世卫组织为应对2014年埃博拉疫情而采取的不同步骤；在仔细研究矩阵管理的概念之后，第三部分将试图分析矩阵管理在多大程度上适合应急响应。

第四节　处在不断变化格局中的世卫组织

为了评估矩阵管理在世卫组织中的应用程度及其对组织行动效率的影响，仔细观察组织本身非常重要。此外，我们需要知道，不仅实施矩阵管理本身面临挑战，而且要在世卫组织这样的复杂机构中实施它，可能会面临更大的挑战。

世卫组织成立于1948年，其使命是促进“所有人实现尽可能高的健康水平”（世卫组织章程第1条）。WHO的职责范围很广且无所不包，与许多其他组织致力于解决健康问题不同。的确，20世纪90年代末至21世纪初这段时期的特点是，应对健康问题的非政府组织和公私合作伙伴数量激增（Liden，2014），这标志着全世界对该领域的兴趣日益增加，也使得世界卫生组织置身于一个竞争更加激烈的发展环境中。众所周知，全球卫生组织数量的激增削弱了世界卫生组织的权威（Brown等，2006；Prah，Ruger和Yach，2008/2009；Chorev，2013；Chorev等，2011；Liden，2014）。在全球基金、盖茨基金会、制药公司和八国集团等财政实力雄厚的新国际参与者中，世卫组织在卫生治理方面的权威常常受到威胁。

此外，其国际影响力和声誉很大程度上取决于人们如何看待其对全球流行病的应对。例如，里登强调“2003年的非典疫情使世卫组织重新成为处理全球疾病暴发的权威机构和协调者”，而“世卫组织在2009年对禽流感暴发时受到的广泛批评削弱了该组织的权威”(Liden,2014,145)。尽管如此，世界卫生组织仍然是全球卫生系统的核心参与者。正如Abeysinghe(2015)所强调的那样，世卫组织的行动和宣言对全球范围内关于健康威胁的看法都产生了巨大影响，它仍然是一个制定公共卫生规范的重要机构。他也同时指出，WHO对流行病发展的阐述极大地影响了后续的应对措施。同时，因为需要应对潜在的全球健康威胁(Baker和Fidler,2006,1058)，2005年《国际卫生条例》(IHR)的修订进一步完善了公共卫生监测系统(Calain等,2009,24)，使世界卫生组织要求成员国在疾病控制方面加强合作时更具合法性。

世卫组织是一个权力下放的组织，由日内瓦总部、六个区域办事处和147个国家办事处组成(Lee,2009,27)。这种结构极大地影响了组织的运作。确实，众所周知，赋予组织内每个层级自主权常常造成反复出现的紧张局势，因为他们都在寻求做出决策的合法性(Lee,2009,45)。总部亦不例外，其内部也会出现紧张局势。2015年时，WHO仅由26个部门组成，这些部门共同负责履行该组织的广泛使命。为了理解组织的内部动力和矩阵结构的实施，必须进一步掌握组织的筹资机制与其职能结构之间的联系。

最初，世卫组织的活动主要由其成员国以“分摊会费”的方式提供资金，但世卫组织章程始终允许从非国家行为者那里收取预算外资金(Lee,2009,38)。这些预算外资金(也称为自愿捐款或专用捐款)意味着捐助者将款项直接捐赠给特定的项目。随着时间的流逝，这种预算外收入不断增加，变得越来越重要。结果，世卫组织目前严重依赖预算外捐款，其占总收入的比例从20世纪70年代的20%增加到了20世纪90年代的60%(Chorev,2013,640)。2014年，世卫组织更是有78%的收入来自自愿捐款(WHO,2015,3)。除此之外，1993年通过的对成员国捐款实行“名义上零增长”的紧缩政策，减少了世卫组织随后几年的预算(Lee,2009,39;Chorev,2013,640)。世卫组织只有五分之一的预算通过分摊会费能得到保证，因此也一直处于筹集资金的状态。

世界卫生组织由成员国管理，成员国每年在世界卫生大会(WHA)期间聚会一次，以决定组织的总体方向并就年度预算进行表决(Lee,2009,25-

26)。在第68届世界卫生大会期间,我观察到各部门如何利用年度会议的机会来宣传其计划和项目并寻求资金。我看到了这种相互作用的方式是如何扎根于员工的日常工作中的。会议室的前面设置了多个摊位,以鼓励工作人员与各国代表交谈。内容丰富的传单、色彩斑斓的摊位和吸引人的录像带提高了沟通的能见度。有团队甚至放置了一个帐篷来展示其最新版本的个人防护设备(PPE)。

世卫组织认识到"一些基于捐助者的投资是有时间限制的,特别是在取得特定成果或捐助者的优先事项或其他情况发生变化时",因此正在积极设法增加分摊捐款的比例(WHO,2016b,4)。除了允许"少数富裕国家绕过世界卫生大会"(Chorev,2013,640)之外,世卫组织的筹资系统还影响着其内部运作。由于捐赠是针对特定计划或项目的,因此总部的26个部门中都有责任筹措其为特定计划或项目提供的资金。

自20世纪90年代以来,世界卫生组织在私营卫生组织不断发展的大环境下壮大起来,它在这一领域的影响力受到的挑战也日益激烈。与其筹资系统有关,世卫组织缺乏独立于外部行为者的能力(Moon等,2017,3)。世卫组织按部门划分的筹资体系将营销和竞争的逻辑引入了计划和组织内部。多项研究表明了外部环境对组织战略和结构的影响(Kolodny,1979,544-545)。关于这一主题,科洛德尼指出"每个组织在向矩阵形态演进的每个阶段都应与该阶段的环境需求相称"(Kolodny,1979,545)。世卫组织被置于特定环境中,就埃博拉疫情而言,其受到来自外部行为体的压力是相当大的。

第五节　应对埃博拉

2014年3月23日,世卫组织非洲区域办事处报告埃博拉疫情在几内亚暴发(WHO,2016a)。这次疫情主要发生在西非的三个国家:几内亚、利比里亚和塞拉利昂,影响了28000余人,造成11310人死亡(2016年6月)(WHO,2016a)。埃博拉危机之所以独特,原因有很多。第一,这种疾病在很短的时间内跨越了两个边界,传播到以前从未有过埃博拉病毒的国家。第二,受影响国家的卫生系统没有准备好应对这一疫情,因此迫切需要国际社会的支持。第三,与以往埃博拉疫情不同,该病主要在大城市传播

(WHO,2016a)。

在内部,这次疫情的管理经历了不同的阶段。起初,2014 年 3 月 25 日,世卫组织根据其 2013 年应急响应框架(ERF)宣布疫情为 2 级紧急情况,这意味着疫情将由地区办事处处理。专家们正在应用“标准”方法来应对埃博拉疫情暴发(病例隔离、病例治疗、接触者追踪和安全埋葬)(MSF,2013;Global Ebola Response,2015,8),2014 年 4 月和 5 月几内亚的病例数减少(Global Ebola Response,2015,11),表明疫情得到控制。6 月底,无国界医生组织宣布疫情“失控”,并敦促国际社会调动更多资源,在病例数量快速增长的情况下迅速进行干预(MSF,2014)。世卫组织于 2014 年 7 月成立了埃博拉次区域行动与协调中心,旨在更好地协调疫情最严重的三个国家的应对工作,并于 7 月 26 日宣布疫情等级为 3 级。根据 ERF,应对 3 级的疫情需要进一步提高组织的能力(WHO,2013)。一位受访者解释说,这种机制“是从整个组织调动资源的制度性手段”。8 月 8 日,世卫组织国际卫生条例紧急委员会召开会议,宣布此次埃博拉疫情为“国际关注的紧急公共卫生事件”。

每当宣布有疫情暴发时,世卫组织总部通常会召集来自不同单位或部门的专业人员,以便成立一个“特别工作组”——一个矩阵式结构——向相关国家当局或世卫组织的区域或国家办事处提供所需的支持。埃博拉暴发之时,世卫组织首先启动了同样的系统,但很快意识到这是不够的。2014 年 3 月至 8 月初,在总部层面,由两个与流行病及其应对能力有关的部门提供支持,还有一个额外的部门负责风险沟通。这些部门通常也会参与其他重大疫情。一位技术官员解释说:“在疫情暴发之初,主要涉及两个部门。其他部门的技术支持在当时还是非正式的,所以他们的支持受到日常工作的限制;他们还没有被部署到专门的埃博拉应急小组。”

宣布疫情为 3 级以及“国际关注的紧急公共卫生事件”,对世卫组织总部的埃博拉疫情管理产生了重大影响。这一宣布,意味着启动新的内部程序。应对疫情的责任从最初的两个部门手中拿回,交给了一个由来自不同部门的工作人员根据扩大化的矩阵结构组成的全新团队。从这一点上看,很多其他的部门也参与进来,新的工作人员和顾问——有些在疫情应对方面经验有限——被雇来专门在这个埃博拉应急小组中工作。

几个月后,我被要求做一个关于矩阵管理的演讲,以此来阐明在这样一个环境中工作的意义。有些工作人员对这种管理结构的经验确实有限。然而，组建规模较小的矩阵小组（如疫苗小组和大流感防疫小组）是整个组织的常见做法。埃博拉应对小组的矩阵结构由来自6个不同项目和总干事办公室的人员组成，被分成5个专题小组或项目单位，由项目主管领导：（1）行使职能；（2）流行病学和信息管理；（3）规划；（4）制定技术战略、支持手段和标准；（5）合作伙伴协调和后勤。如此大规模的疾病暴发需要大量的资源部署和直接的行动干预。作为解决这一问题的一种方式，这一跨部门的结构根据世卫组织的应急框架设立，以便整合和协调所有必要的资源。工作人员被从各个部门抽调过来处理这次疫情，有时是全职的，有时是兼职的。在危机最严重的时候，一百多名员工被派遣到这种矩阵结构中，其中多数员工是兼职的。

第六节　矩阵结构面临的挑战

在应对疫情时，世卫组织通常依照矩阵结构来汇集不同部门的专业知识。在应对埃博拉疫情时，埃博拉防控小组在当时混乱的环境中运作的方式引发了一些问题，并且这些问题一度反复出现：缺乏决策能力、角色和职责定义不明确以及工作量过大。这些都是文献中提到的矩阵结构所面临的典型挑战（Hall，2013）。

在新组建的矩阵小组中，普遍存在着一种传统结构，这种结构可能使得项目组织人员无法从世卫组织的职能部门获得完全的权力。事实上，国际组织的传统结构已深深扎根于组织员工的脑海中，一时间难以改变。例如，在传统的等级结构中，某些员工不愿意接受较低职位的相关员工的指导。在员工层面，双重管理可能导致个体忠诚度的冲突或向谁报告工作情况的混乱（Davis 和 Lawrence，1978）。对那些习惯于向一个既定的主管汇报工作的人而言，转向其他人报告工作是非常具有挑战性的。人们普遍认为，职能主管通常保持着最根本的权力，因为他们理所当然被视为老板，而他们的部门一般被视为“大本营”（Stuckenbruck，1997，217）。

在埃博拉危机期间，两种组织文化（Hofstede，1997）发挥了作用，它们分别是：科学技术维度的组织文化和人道主义维度的组织文化。一位员工总结出如下的看法：

> 之前,世界卫生组织是一个技术机构,主要雇用拥有高级技术的员工。当成员国要求世卫组织更具行动力时,情况发生了变化。这导致世卫组织雇用了许多富有人道主义精神的抗疫人员,他们有着更加自愿的心态,可以在局限的环境中开展工作。

科学技术方法认为,世卫组织的根本作用在于监测数据、生产知识以及向成员国提供其专业知识,而人道主义的观点则认为世卫组织应该作为一个可部署的机构,能够在紧急情况下提供直接援助。世界卫生组织由两种不同的文化组成,由此引发了关于该组织主要职责的争论。组织内部的辩论主要质疑世卫组织是否有能力应对紧急情况,并回顾世卫组织以前在疫情中的表现来证明,其主要任务仍是技术性的,而不是行动性的。

尽管存在着这一重要区别,世卫组织这一联合国机构的角色在该组织内部和外部都引发了争议。事实上,对公共组织的一项研究表明,机构目标的模糊(绝对不是夸大)会导致组织内成员的角色定位不清,从而直接影响其工作态度(Pandey 和 Wright, 2006)。Barnett 和 Finnemore(1999)对国际组织"病理"的分析揭示了不同组织文化可能导致的缺陷。

> 组织中的不同部门可能会发展出不同的理解世界的方式,会体验不同的地区环境,会接受不同的外界刺激;不同部门的员工也可能职业各不相同,或者受到不同过往经历的影响。所有这些因素都会促进组织内不同小群体文化的发展,带来认识环境的不同方式,以及产生看待组织整体使命的不同角度……因此,代表不同观点、推行不同规则的小群体,将为组织提出不同的任务和目标,从而导致不同观点之间的相互竞争,暴露出组织的病态(Barnett 和 Finnemore, 1999, 724-725)。

一方面,科学技术领域的工作需要基于证据的决策,并且非常依赖数据,而数据需要时间来建立。另一方面,人道主义的工作旨在为任何情况做好准备,并预先计划以便迅速做出反应。埃博拉应对小组引入了这些互补的思维。Pakarinen 和 Virtanen(2016, 247)在他们的研究中表明,阻碍顺利实施矩阵结构的主要障碍是人们心中对组织文化的黏附。

为了让项目部门在矩阵管理中获得决策权,职能主管将权力下放给项目主管是很重要的(Gobeli 和 Larson, 1986)。委托决策的具体表现是委托资金。文献中普遍认为，在矩阵结构中工作时，想直接获得资金是十分困难的。横向项目很难获得资金，因为它们被归入多个主管的职责范围并受到多个预算的影响。

资源分配冲突是矩阵结构的一个典型挑战（Laslo 和 Goldberg，2008）。在拉斯洛和戈德伯格的研究中，他们观察到了职能主管和项目主管之间为了获得对资金的控制权而发生的冲突。项目主管的关注点主要是赶上项目的最后期限，而职能主管的关注点是达到长期的有效性。这些相互冲突的目的将会阻止组织成为一个有凝聚力的实体，从而影响矩阵管理的绩效。

由于这些部门是自愿捐款（捐款数额占世卫组织预算的四分之三）的"守门人"，因此，资金和权力的下放是执行决定的主要障碍。最终，当矩阵团队面对常规组织结构时，他们在做决策时就遇到了困难。在各级组织上，大家都一致认为世卫组织实施矩阵管理是一项挑战。在如此大规模的疫情应对中，工作人员需要一定时间才能较好地适应。除此之外，应对疫情对相关工作人员来说是非常辛苦的，他们中的大多数人不得不长时间加班。

总的来说，矩阵结构的实施似乎掉入了文献中所指出的典型陷阱；而且，扩容后的任务小组在工作环境极不稳定的情况下开展工作。员工的不确定性也会影响工作的开展。员工流动使得部门难以做出长期规划，因为很多员工都是签的短期合同。这种情况导致每天都带着不确定性，并可能造成其他后果，例如失去对工作的归属感。在世卫组织和整个联合国系统，以临时合同雇用员工是多年来的一种常见做法。近来，部门重组的事件已经发生，而且可能会再次发生。

第七节　讨论：矩阵结构和流行病管理

在 2014—2016 年埃博拉疫情暴发时，世卫组织仍习惯于以任务小组的形式实施小矩阵结构，并由传统技术部门领导来控制疫情。2014 年，与 6 个不同的大型项目相关的 10 多个部门的员工首次在同一屋檐下工作，在危机最严重的时候聚集了 100 多名员工。鉴于上述情况，可知矩阵管理是在一个具体而复杂的组织中进行的，而这种工作方式面临着文献中所指出的共同问题。

这也就提出了一个问题:矩阵式管理是应对紧急事件暴发的最佳方式吗?一位主管评论道:“应对紧急情况,需要有明确的拥有垂直决策权力的指挥体系。我们需要创建一个突发事件核心管理系统。”流行病不仅仅是一种简单的紧急情况,它依赖于科学知识去应对。Ansell 和 Keller(2014,25)介绍了美国疾控中心的情况,并强调抗疫行动与任何其他人道主义干预都不同。它需要在科学层面上的快速动员和基于多种知识的防疫部署。专业的科学知识是应对疫情的核心,而获取专业知识需要时间。美国疾控中心建立了一个特定的疫情应对机制,该机制是“维持一支经过专门培训的专家队伍(流感情报官员),并在疫情需要时派遣他们去进行调查”(Ansell 和 Keller,2014,12)。这一机制遵循了突发事件指挥系统(ICS)方法的原则(最初由 20 世纪 70 年代的消防人员开发),即“快速建立单一指挥系统”(Ansell 和 Keller,2014,9)。美国疾控中心在公共卫生方面调整了这一概念,例如,通过整合外部专家小组来快速整合“权威知识”并做出决策。然而,这个在双边组织中可行的方案,可能不适用于世界卫生组织这一多边组织。

第八节　结　论

过去 30 年里,世界卫生组织一直努力地在全球卫生系统中寻找自己准确的定位。自修订《国际卫生条例》(WHO,2005)和实施“公共卫生紧急行动框架”(WHO,2013)以来,国际社会期待世卫组织发挥更大的效能,而不局限于制定公共卫生规划之类的知识指导。因此,在 2014—2016 年埃博拉疫情暴发时,世卫组织仍需要制定内部管理方式,以满足作为应急响应领导者所背负的期望。世界卫生组织过去处理过许多突发事件,但其在 2014—2016 年埃博拉疫情的应对上被认为缺乏力度和权威性。

有人可能会认为,在面对疫情时,矩阵式管理不适用于世界卫生组织这样的机构。由于不同的组织文化在这个大型机构中共存,该组织承受了来自横向项目工作人员的阻力。更重要的是,世卫组织的资助系统引发了各部门之间为了寻求项目和规划资助而产生的竞争行为。因此,员工对他的部门及部门文化有着强烈的忠诚度,这对跨部门团队的工作构成了挑战。从这个意义上说，直接命令似乎更适用。

另一方面，人们也可以说，世界卫生组织以前曾习惯于采用矩阵管理的方式，尽管没有达到一定规模。从不同部门收集专业知识，深思熟虑后再实施矩阵结构可能更适合抗疫行动，因为它需要多学科的共同应对。

但是，是否存在完全适合管理突发公共卫生事件的内部组织和管理形式呢？埃博拉疫情发生后，世卫组织针对突发事件似乎选择了完善指挥控制体系。因此，世卫总部进行了另一轮改革，并决定建立一个专门处理紧急情况的新单元，即"世卫组织公共卫生紧急应对方案"，其目标是达到"一个工作组、一个预算、一套规则和程序，以及一条明确的权力线"（WHO，2017）。这次，世卫组织还为紧急情况设立了应急基金，专门用于管理突发公共卫生事件，这也许能够解决财政资源获取方面的一些内部问题。这个方案是否会带来更高的效率，等待着未来去见证。

第七章　抗击甲型 H1N1 流感的成本问题

第一节　导　言

甲型 H1N1 流感的预估病死率是 0.02%[①](Van Kerkhove 等,2013),而 1918—1920 年和 1957—1959 年大流感的病死率则是这个数字的十倍(Potter, 2001; Viboud 等, 2016)。此前有关甲型 H1N1 流感疫情成本效益的研究将储备疫苗和抗病毒药物视为成功策略,并排斥诸如停课和空中交通管制等其他措施。但这些干预措施的成本与效益是在更严峻的疫情中产生的,而没有考虑到较为温和的流行病。结果是,人们发现某些国家,尤其是欧洲国家,对疫情反应过度,并导致民众质疑各国政府(Barrelet 等,2013)和世卫组织的行动。由于金融危机的加剧,防疫措施的成本问题被激烈讨论:用于应对甲型流感的资金被认为是在浪费公共资源,阻碍了其他公共卫生行动。

成本收益认知构成了风险评估的核心(Renn,2008)。在传染病再次出现的情况下,采取减灾措施将会降低疫情之中和之后的总成本。成本收益分析通常是风险治理的一部分;更具体地说,是风险评估活动的一部分(ISO,2018;ISO,2009)。风险评估过程需要成本分析:分析当前的成本,目的是避免其他时候和未来可能产生的成本(即获得未来的收益),因为这些措施将降低大流行病之类的不确定性事件的影响,降低其发生的可能性。

① Van Kerkhove 等(2013)分析了来自 19 个国家/地区的 27 个已发表/未发表研究的数据:澳大利亚、加拿大、中国内地、芬兰、法国、德国、中国香港、印度、伊朗、意大利、日本、荷兰、新西兰、挪威、留尼汪岛、新加坡、英国、美国和越南。

同样，如果有不同的选择，且所有的选择都可以有效降低风险，那就应该选择最具成本效益的选项。然而，比较成本与收益通常用于企业项目分析，很少用于公共项目管理。许多因素如疫情中的政治权力博弈、疫情形势的不确定性、疫情数据的可获得性，以及抗疫行动面临的时间压力，都让有关大流感的成本收益分析变得极具挑战性（Murray 等，2000），而在危及人类生命的情况下分析成本和收益，甚至可以说这是不道德的。这一点在 2009 年甲型 H1N1 流感评估中得到了充分体现。

大流感的成本问题及其在决策中的作用仍然没有得到学术界的充分研究，但关于甲型 H1N1 流感成本的争论在欧洲媒体中广为转发。然而，这一争论却引出了一些关于成本在政治和行政决策中的作用以及如何看待成本的问题。人们可以获得甲型 H1N1 流感成本的数据吗？是否有人负责估算防疫措施的成本，或在危机期间追踪这些成本？在批准和贯彻这些措施时，是否向决策者报告了成本？成本是否构成大流感管理的决定性因素？本章将以甲型 H1N1 流感为例，探讨在选择和实施减灾策略时如何考虑成本与效益，并以此来回答上述问题。

为了解决这些问题，我们研究了官方文件，收集了关键的财务数据，并在瑞士、日本和美国与世界卫生组织的政策制定者、公职人员和专家进行了半结构化访谈。我们认为，他们在各自的职责岗位上属于“决策者”。我们分析了三个不同方面的成本。首先，我们考察了成本如何被纳入大流行病应对规划中，尤其是成本估算如何被纳入或未被纳入应对规划中，以及自甲型流感暴发以来，防疫规划如何演变。其次，我们研究了成本问题是否是制定减灾策略的讨论主题。最后，我们通过访谈，分析了成本考虑是否以及如何在减灾措施的实施过程中发挥作用。

前两部分介绍了我们从官方文献和文献综述中得出的结论。整个项目收集了 2000 多份文件（见前言），其中 275 份与经济有关。我们研究了这些文件，主要涵盖大流行病成本的估算方法（宏观经济成本和成本效益分析）和大流行病应对规划中的成本考虑。预算削减没有列入这 2000 多份文件，因为它们大多是临时提出的，有时也包括在报告或其他文件中。随后的章节解释了（“事前”“事中”和“事后”的）大流行病风险分析如何考虑成本因素，并结合文献讨论了我们从访谈中获得的见解。

我们的研究小组在国家和区域两个层面进行了非正式访谈，访谈对象包括甲型H1N1流感期间的决策者、公共卫生官员、公务员、世卫组织的公共卫生官员和研究公共卫生问题的经济学家。我们制定了一个访谈指南和一个围绕成本而设计的问题列表，这些问题基本上围绕三个方面展开：(1)关于2009年甲型H1N1流感可用于决策时的成本信息；(2)成本预测、监测和报告；(3)成本在决策中的作用。

我们从三个国家卫生部中负责抗疫的工作人员(例如，后疫情报告中提到的官员)以及世卫组织的防疫官员中，挑选出采访对象。此外，针对成本问题，作者联系了拥有大流行病经济管理经验的专家，与其开展了20次聚焦成本问题的访谈。我们通过访谈进一步向需要询问的相关人员求证。

在我们的研究过程中，埃博拉疫情暴发。但是，由于我们所研究的国家(美国、日本和瑞士)并未受到埃博拉疫情的影响，因此我们并未将埃博拉疫情纳入分析。我们仅使用手上的相关数据，来对比和验证我们对甲型流感的分析。例如，我们讨论了日内瓦大学医院在收治古巴籍埃博拉患者的管理过程中是如何考虑成本问题的。

我们使用预先设计的网格分析，对20次聚焦成本的访谈进行了分析。我们系统地分析了这三个国家以及世界卫生组织的访谈记录，并从他们的回答中发现他们看待成本问题的倾向和模式。我们的分析网格围绕经济领域中的以下主题展开：防疫措施的特征，防疫措施的成本及其对决策的影响，不作为的代价，成本的数据类型和成本的内容，对未来流行病管理的成本预期。这些主题又被分为了48个子题。

我们还分析了其他与成本无关的访谈记录。这使我们能够调查成本是主要问题还是次要问题(整个研究项目完成了一百多次采访，涉及组织、沟通和成本三大支柱，请参见前言)。我们检索了访谈记录和文档，看看它们是否提到了“成本”和“消耗”。因此，我们能够验证受访者是否自然而然地提到成本，观察他们是如何提及成本的，并获得他们的相关原话去支撑或反驳那20次针对成本的访谈。

第二节　疫情前成本估算

一、大流行病成本估算

文献主要介绍了两种流行病成本估算类型：(1)宏观经济文献提供了大流行病对经济体系整体的影响的估算；(2)成本效益分析为特定防疫措施的成本提供依据，同时试图确定最具成本效益的选择。

1. 大流行病的宏观经济成本

流行病对生命和生产会造成损失，不同研究对此进行了估算(McKibbin 和 Sidorenko，2006，2007；Rossi 和 Walker，2005；Burns 等，2006；Asian Development Bank，2003)。这些经济和社会成本主要用其占 GDP 的比例或总估算成本来表示。由于疫情具有不同的持续时间、传播率和死亡率，以及相关机构为限制传播所做的努力也不同，成本估算模型大多会呈现出不同的结果。例如，Brahmbhatt(2005)估计，如果大流行病持续一年，人类要花费的成本将达到 8000 亿美元，相当于全球 GDP 损失 2%。一次“小”流感，大概感染 0.5%～1.0%人口(SARS 为 2%～3%，1918—1919 年的西班牙流感为 25%)，即 6500 万人被感染，持续时间为 2～3 年。根据 2005 年的 GDP 数据，每年将造成 1 万亿～2 万亿美元的经济损失(亚洲 GDP 损失 1500 亿～2000 亿美元)(Rossi 和 Walker，2005)。根据大流感的持续时间、传染率和死亡率的不同，其对全球经济损失的影响也从 2000 亿美元(Rossi 和 Walker，2005)到 4.4 万亿美元不等(McKibbin 和 Sidorenko，2006)。例如，根据各种研究，瑞士预计其 GDP 损失受流感影响的范围为 0～6%(瑞士联邦公共卫生办公室，2018，106)。世界银行专家(Burns 等，2006)估计，大流感的经济成本可能占 GDP 的 0.7%～4.8%，最终他们估计甲型流感的经济成本不到 GDP 的 0.5%(Jonas，2013)。一项研究预估，在没有疫苗的情况下，若美国暴发大流感将导致其 GDP 损失 453 亿美元，而在有疫苗的情况下，则将造成 344 亿美元的损失(Prager 等，2017)。这项研究考虑了一些以前没有考虑过的因素，如疫情的严重程度、医疗支出和就业带来的经济影响，以及不同的隔离措施和适应措施带来的经济影响。结果表明，接种疫苗可以降低成本。

疫情前的成本预测(根据 GDP 的预期损失估算),主要用来考察大流行病的救灾措施是否合理并以此做出调整。国际社会与国家权力机构常常用“疫情前成本预测”来制定防疫战略(大流行病规划)。防灾派的观点很大程度上取决于大流感可能带来的预期损失,该派观点至今仍然在大流行病规划中被采纳(FOPH,2018;WHO,2017;HHS,2017)。或者换句话说,如果实施救灾措施所需的预期成本没有预期的 GDP 损失那么大,那么政府采取这些措施就是值得的。

2.救灾措施的成本效益分析

公共卫生成本效益分析的文献,主要论述了特定防灾措施的实施成本和预期收益,如疫苗接种或社会疏离。采取防灾措施意味着,在风险产生之前采取高成本的行动。这些前期措施,有望避免未来在没有准备的紧急情况下采取成本更高的行动。因此,可能的成本与事件发生的可能性有关,而可能的收益或损失(后果)也会在未来贴现。这种成本节省,取决于风险发生的可能性和评估未来成本所使用的贴现率(Renn,2008,18);这种成本节省形式可以用货币或非货币来表示,例如被挽救的生命。

抗疫期间,人们几乎无法获得关于成本和收益的数据。因此,分析当前的甲型 H1N1 流感数据并从中吸取教训,对应对未来的危机很有意义。然而,出于以下原因,成本效益分析仍然很难加以应用。首先,诸如大流行病之类的全球风险,其发展走势具有很大的不确定性,数据很难获得,时间压力也非常大。可以肯定的是,这种方法不仅需要大量的数据,而且相当耗时。这种情况下,很难通过与各个部门沟通来获得诸多社会问题的成本与收益信息(Murray 等,2000)。例如,就禽流感来说,不同专家估计人类的生命损失可能在 200 万~10 亿,世卫组织公布的初步估计为 200 万~700 万,而后更正为 200 万~5000 万(最乐观估计为 700 万)(WHO, Epidemic and Pandemic Alert and Response, 2004)。但是,专家们对这些估算值进行了广泛的争论(Brender,2014,131-133)。同样,所需药物和疫苗数量的估计也是基于假设,其数量可能是有效的(符合需求),也可能是无效的(库存过多或药物不足)。两者都会产生与初始估算的比较成本,但我们无法在初始估算中看出这种成本(Brender,2014)。

因此,成本效益分析可以作为对风险决策的补充。但是,正如欧盟在《大流感影响评估指南》中所承认的那样,成本效益分析可以针对不同的风险领域采取不同的形式(European Commission, 2009)。针对特定公共卫生措施的成本收益分析可能无法得到系统性地使用,因为某些法律(或安全法规)可能禁止考虑成本问题(Stern 等,1996),或者在人类生命危在旦夕之际,成本考虑可能被认为是不道德的或是政治不正确的(Renn,2008)。此外,人们还担心成本效益分析在决策过程中占据主导地位,这将损害不同风险理念的思想交流(Stern 等,1996)。因此,成本效益分析通常被成本效果(cost effectiveness)分析所取代(Hutubessy 等, 2003; Murray 等, 2000),后者可以比较两种或更多措施的相对成本与相对效果。

最后,现有的成本效益分析通常是临时进行的,分别用于不同的救灾措施和/或领域中,而且它们并未集中于风险分析本身(Brender,2014,4)。大流感应对措施建立在不同的评估方法和模型推演之上,并为决策者提供了一系列有关成本效果的矛盾信息。就甲型 H1N1 流感而言,各种分析都集中在国家或地区层面采取的具体措施上(Lugnér 和 Postma,2009)。Yarmand 等(2010)比较了疫苗接种和自我隔离这两种最常见的措施,并确定了哪一种措施更为有效。他们通过网格分析法可以确定"近似最佳"的策略。虽然在较低的干预水平下[①],疫苗接种在改善绩效指标方面比自我隔离更为有效,但在相对较高的干预水平下,自我隔离则相对更为有效。Yarmand 等(2010)因此建议在疫情暴发之初接种疫苗,一段时间之后,如果疫情没有得到控制且继续蔓延,则应当实施自我隔离。

大多数研究都与疫苗的成本效果分析有关(Wang 等, 2012; Durbin 等, 2011; Sander 等, 2010; Yarmand 等, 2010; Brouwers 等, 2009; Khazeni 等, 2009; Medlock 和 Galvani, 2009),该种疫苗具有抗病毒性(Lavelle 等, 2012; Gonzáles-Canudas 等, 2011; Prosper 等, 2011; Lee 等, 2011; Lee 等, 2010; Perlroth 等, 2010; Nagase 等, 2009),并且与关闭学校有关(Brown 等, 2011; Halder 等, 2010; Prosper 等, 2011; Perlroth 等, 2010)。Durbin 等(2011)还研究了 2009 年加拿大安大略省的大规模疫苗接种策略,并得出结论:从社会角度讲,该疫苗具有较好的降低成本的效果。Prosser 等(2011)、Sander 等(2010)和 Khazeni 等(2009)在

---

① Yarmand 等(2010)界定了干预的四个级别,即第 1 级(疾病初发),第 2 级(实施疫苗),第 3 级(使用抗病毒药物),第 4 级(自我隔离),并认为在较低级别上实施干预效果更好。

疫苗接种上也有类似的发现。Brown 等(2011)研究了多个社会疏离措施,重点关注了学校停课的成本效果。他们的结论显示出,2009 年甲型 H1N1 流感疫情期间,学校停课可能给社会带来了沉重的代价,因为生产力下降和照顾幼童的潜在成本可能远远超过为阻止流感传播而节省的成本。Halder 等(2010)比较了几种措施。结果显示,最具成本效益的策略是使用一套组合手段,包括医院治疗、使用抗病毒药物进行家庭预防,以及有限度的学校停课,阻止每个感染或死亡病例的成本从 632 美元到 777 美元不等。Dan 等(2009)以新加坡不同医院针对感染患者的不同措施为例,通过模拟其在 2003 年非典、2009 年甲型 H1N1 流感和 1918 年西班牙流感的三种情形中的表现,比较其成本效益。结果表明,在 2009 年甲型 H1N1 流感中,对每例易感患者采取保护措施所增加的成本(避免死亡)最低,或者换句话说,具有更高的成本效果。

尽管这些研究已经用于很多国家的成本效果分析,但瑞士和日本尚无相关研究。实际上,Ernst 和 Young(2010)对瑞士甲型 H1N1 流感免疫策略的分析并未考虑该疫苗策略的成本效果。在国家层面,美国的疫情报告着重指出,用于甲型流感抗疫的 61.5 亿美元预算中,花费了 41.7 亿美元,但未评估所采取措施的成本效果(US GAO, 2011)。

2009 年甲型 H1N1 流感的后疫情报告规定,在风险评估阶段需要对大流行病应对的成本进行估算,并要求在此领域开展进一步研究。大流行病之后,又出版了一些有关干预措施(包括停课)的成本效益研究。通过研究这些文献(Pasquini-Descomps 等, 2017)可以发现,即使对轻度流行病来说,医院隔离、疫苗接种和抗病毒药物储备也具有很高的成本效益。而学校停课、抗病毒治疗和社会疏离,对于像 2009 年甲型 H1N1 流感这样的疫情,可能不是有效的措施。因为,支付给疫情受损个体的补偿金最低为每年 45000 美元。大流行病的严重程度是干预措施效益高低的主要决定因素之一。的确,学校停课、抗病毒治疗和社会疏离对严重的疫情可能具有较高的成本效果。Pasquini-Descomps 等(2017)解释了多种干预措施的成本效用,并为成本效用的比较提供了一个标准,该标准可为未来的大流行病提供决策依据。

二、大流行病规划中的成本问题

通过审视大流行病规划是否以及如何解决成本问题，我们可以发现政府当局和卫生机构在疫情暴发前如何考虑成本的一些有趣信息。特别是，这些规划让我们可以看出，防疫活动中有没有考虑成本问题，以及成本是否成为一种常规考虑因素。2009 年春季，甲型 H1N1 流感暴发之前，世界卫生组织发布了《大流感规划》，旨在为政府官员制定各自的规划提供全球性参考。尽管世界卫生组织通知每个国家做好准备工作并为它们提供指导，但最终还是各个国家自己决定防疫措施的使用范围，并在大流行病开始时实施它们自己的一套措施。因此，世卫组织的重要作用是确保每个国家都已制定并实施大流行病防疫规划，并定期修订和检验该规划，以便将一些重要的地方因素和过去的经验也纳入规划中。2009 年甲型流感暴发时，世卫组织 194 个成员国中有 74%制定了大流行病防疫规划（Fineberg，2014）。世卫组织估计，在 119 个修订的国家规划中，有 68%是基于世卫组织的规划，但只有 8%接受过检查（WHO，2011，66）。

2009 年世卫组织《大流感规划》是在很多专家 2007 年 11 月至 2009 年 4 月数次磋商的结果，其中包括：在相关国家追踪风险及来源、确定大流行病的因果链，以及提供行动建议（Brender，2014，182）。该规划包括六个阶段：第一到第四阶段探讨了病毒的传播性和快速遏制的可能性，而第五到第六阶段探讨了人与人之间的持续传播（WHO，2009）。第五阶段和第六阶段（第六阶段是大流行病进行阶段）的差异主要与疾病的传播面积有关。第五阶段，意味着某个地区至少有两个国家出现了疫情。如果病毒传播到另一个区域中的另一个国家，就可以设定为第六阶段。

在世界卫生组织总干事 2009 年 6 月 11 日宣布进入第六阶段之前的几周，疫情已经满足了大流行病的标准。因此，各国根据自己的国家规划采取了抗疫措施。由于此次疫情的严重程度和致死率都比较低，因而这种阶段划分引发了不合理的公共开支，并在大流行病后遭到批评。然而，在大流行病初期，评估疫情的严重程度仍然很困难，主要是因为缺乏有关病毒特性和繁殖率的数据，或者这些数据并不可靠（Van Kerkhove 和 Ferguson，2012）。此外，通过临床数据的预测，大流感需要在前期采取重大措施，例如购买疫苗和抗病毒药（WHO，2011）。这种不确定性并未反映在包括世界卫生组织在内的大多数抗疫规划中,因此,他们也就不会在疫情过程中调整抗疫规划。这种自动执行的抗疫机制受到批评,主要是因为甲型 H1N1 流感后来看起来较为温和,所以人们认为抗疫成本过高(Brender 和 Gilbert,2018)。

大流行病的成本取决于采取什么样的抗疫措施。它们跟大流行病规划的目标、公共机构的支持和国家的法律框架有关。因此,我们将回顾瑞士、日本和美国在甲型 H1N1 流感时的规划以及 2009 年至 2017 年 12 月 31 日以来的调整情况或经验教训。2009 年甲型 H1N1 流感是新版《国际卫生条例》(IHR)管理框架下的第一次疫情。此次疫情引发了大规模的反思,并导致世卫组织和许多国家都开始修订规划。表 7.1 中,我们展示了 2009 年制定的规划以及甲型 H1N1 流感以后的补充材料,以及一些记录了抗疫经验与教训的文件,按照日期和国别或组织(世卫组织、美国、瑞士和日本)分别编排。我们还列出了与大流感有关的法律变更,因为大流感规划的修订可能引起原有法律框架的改变,以便国家当局在新的防灾计划中开展行动。最后,我们还纳入一些额外文件,这些文档与政府的防灾规划一同公布在互联网上。我们认为,这些文件可能会提供有关政府如何应对大流行病的其他信息。

2009 年瑞士大流行病规划的目标是,尽早发现新的流感源,限制其传播,并在无法控制流感时,尽量降低人群的发病率和死亡率(OFSP,2009,8)。相比之下,2013 年瑞士大流行病规划的目标是减少流行病对人口和社会的影响(FOPH,2013),而 2018 年的则是“旨在保护人民的生命和健康”(FOPH,2018,7)。甲型 H1N1 流感暴发前后的计划都是面向联邦和地区当局而非公众的,以帮助他们提升卫生系统的准备工作。2018 年规划以 2013 年《流行病法》为基础,结合了《国际卫生条例》和《世卫组织指南》。该规划界定了联邦与各行政区之间的分工,以便在整个瑞士统一制定措施(FOPH,2018,7)。在 2013 年规划中,有关医学数据分析以及疾病特征的摘要,从文档的第一部分移至文档末尾,但这部分内容没有讨论防疫措施的成本。在 2018 年规划中,此部分也被整合到文档最后,并提供了一份防疫价值规范表,该表也与防疫措施的成本无关(FOPH,2018,105)。该规划还力图阐明联邦政府与地区当局的不同作用,并建议应以联邦规划为指导制定地区的大流行病规划。

表 7.1　世界卫生组织以及美国、瑞士和日本联邦级别的流行病防范计划

世界卫生组织	美国	瑞士	日本
出处			
世卫组织网站 www.who.int/influenza/preparednewss/pandemic/en/	流感网站 www.flu.gov/planning-preparedness/federal	联邦公共卫生办公室 www.bag.admin.ch/influenza/	厚生劳动省 www.mhlw.go.jp/english/topics/influenza
新计划和经验教训			
• 应对大流感的临时管理指南(2013 年 6 月) • 大流感风险管理——世卫组织关于协调国内与国际抗疫行动的指南(2017 年)	• 2009 年甲型 H1N1 流感改善计划(2012 年 5 月) • HHS 2009 年甲型 H1N1 流感回顾(2012 年 5 月)	• 瑞士大流感计划(2013 年 10 月,2018 年 1 月) • 瑞士甲型 H1N1 流感免疫政策(2010 年 4 月)	应对流感(甲型 H1N1 流感)措施的审查会议报告(2010 年 6 月)
2009 年甲型 H1N1 流感期间的防疫计划			
应对大流感:世卫组织的指导文件(2009 年 4 月)	• HHS 大流感计划(2005 年 11 月) • 大流感国家战略(2005 年 11 月) • 国家响应机制(2008 年 3 月)	瑞士大流感计划(2009 年 1 月)	日本政府应对大流感的防疫行动计划(2007 年 10 月)
立法修订			
《国际卫生条例》IHR2005(2007 年)	•《大流行病和灾害防备的再授权法案》(2013 年 3 月) •《大流行病和一切灾害的防备法》(2006 年 12 月),《公共卫生服务法》修正案	修订版《流行病法》(2013 年 9 月)	《传染病法》和其他法律的修正案(2008 年 5 月),建议住院和诸如拘留等边境管控措施

无论是按照新计划还是旧计划,联邦政府都必须提供相关信息,确保协调的正常进行,并就行动方案发表意见。而地区当局(行政区)则负责执行这些行动并相应地创建卫生网络(FOPH,2013,7)。正如布里尔在本书第9章中所解释的那样,在甲型H1N1流感期间,这种命令系统的运行并非毫无问题。随着2013年《流行病法》的颁布,联邦在统筹管理、目标设定、监督和协调方面发挥了更加重要的作用,而各行政区则保留了执行指令的责任(FOPH,2018,8)。除此之外,瑞士当局还通过与诺华公司协商确保获得疫苗购买渠道,并计划启动紧急程序以获得补充性贷款(FOPH,2018,68)。

2009年世界卫生组织宣布流感后,某些国家发现当时的疫情并不适合采纳(已经自动生效的)国家防疫规划,这导致某些国家不再愿意遵循世界卫生组织的指导方针和建议。例如,2018年瑞士大流感计划就允许瑞士不遵守世卫组织指南,明确指出该指南"主要面向全球,因此不是瑞士制定抗疫措施的先天基础"(FOPH,2018,11)。同样地,瑞士《流行病法》也允许联邦在特定和特殊情况下自行制定具体措施(特殊情况下不会延误)。但是,世卫组织所宣布的"国际关注的紧急公共卫生事件"(PHEIC)被归类为特殊情况。瑞士当局在采取措施前应进行核实,以了解其是否对公共卫生构成威胁(FOPH,2018,11)。

在被分析的三个国家中,瑞士是第一个于2013年提出新型大流行病防灾计划的国家,并于2018年进行了更新。该计划落实了修改后的"疫情阶段"发布机制,并简化了大流行病规划。但瑞士也保留了与WHO不同步宣布疫情阶段的灵活性。对于政府而言,在风险评估和防控措施与本国流感阶段相适应方面,保持灵活性和自主性的确是一项重要举措。国家层面对灵活性的需求,反映了它们吸取了过往大流行病的教训,以及希望为下一次大流行病暴发做好准备。在成本方面,2009年规划表明,与直接成本(估计为4亿瑞士法郎)相比,防灾成本仍然很小。2018年规划也表明,据联邦民防局分析(FOPH,2018,106),总成本(个人、环境、经济和社会成本)低至数百亿美元。尽管这些规划同样指出了间接成本要高于直接成本(主要是由于旷工),但最新规划既未提供间接成本估算,也未涉及间接成本和直接成本之间的差异。

日本大流感规划的既定目标则略有不同。它的目标是通过计划好的措施尽可能延缓流感的暴发以避免社会经济崩溃。这种希望通过采取适当措施来限制传染的尝试，在整个防疫规划中均有所体现。该规划的目标是，明确在大流行病每个阶段所需要采取的减灾措施，并向相关各方分发必要的物资，以便他们可以开始采购或准备补给（JMHW，部际禽流感委员会，2007，9）。截至2017年12月31日，日本尚未发布新的大流行病规划，因此我们可以认为2005年的规划（JMHW，部际禽流感委员会，2007）仍然有效，并应与《甲型流感抗疫措施审查会议报告》的建议（JMHW，2010）一同考虑。日本的大流感规划没有提及流感的支出费用，但根据经验，报告强调了这样一个事实，即决策程序应明确接种疫苗的成本（包括疫苗的费用）以及海外购买疫苗的成本（JMHW，2010，13）。

美国规划的目标是，减少灾难的影响并减少社会和经济动荡。它体现在美国卫生与公众服务部2005年最初发布的《大流感防疫规划》中（US HHS，2005，4）。该规划与突发事件管理机制（国家应急预案）协同发挥作用，负责调集从公共部门（联邦、州和地方）到私营部门筹集到的资源。“美国国家大流感战略规划”直接诠释了国土安全部的战略，以使公共部门、私营部门和公民都能参与到防灾救灾工作中。除了这些规划之外，疾控中心还于2014年发布了“大流感防范与应对新机制”，并将其作为美国风险评估、决策制定和实施的指导方针和行动建议。大流感规划在2006年、2009年和2017年均进行了更新，并于2017年介绍了自2005年规划以来所取得的成就，并在七个关键领域（对比2005年规划的四个领域）设定了目标：（1）监测、流行病学和实验室研究活动，（2）社区减灾措施，（3）医疗对策（诊断检测、疫苗、治疗手段和呼吸器），（4）医疗系统的备灾与应对，（5）交流沟通与公共宣传，（6）科学基础设施与准备，（7）国内和国际的应对政策、应急响应和全球伙伴关系。

尽管美国的2017年规划并不关注成本问题，但它在附录A的场景规划中谈到了资源规划的问题。该规划预估，在没有干预措施的情况下，仅应对中度大流行病（与1957年和1968年类似）的直接和间接医疗费用（不包括贸易中断以及对商业和工业影响的其他费用）将达到1810亿美元（US HSS，2017，42），并根据流行病的严重程度（从中度到非常严重）和疾病评估（传播性、病例、护理类型和死亡人数）列表显示了流行病的特征，但费用数据并未包含在内。

总体而言,对瑞士、日本和美国2009年制定的大流行病规划进行的详细考察显示出,它们在风险评估和抗疫阶段都缺乏对成本的评定。这表明在制定减灾措施的阶段,成本并没有起到重要作用。我们也没有找到其他专门用于估算抗疫措施成本的行政文件或报告。

世卫组织的教训突出地表明,有必要制定大流行病规划,并在疾病风险评估阶段考虑成本效益(WHO,2011)。然而,2017年世卫组织指南并未提供有关成本效益的指导,但在新的评估中认可了其重要性,该评估应作为每次国家层面的风险评估的一部分(WHO,2017,29)。世界卫生组织建议在成本评估中考虑以下要素:包括家庭收入损失在内的直接和间接的财务成本、住院费用、旅游业和贸易行业受到的冲击,以及日常基础服务中断的影响。瑞士最新的2018年大流行病规划专门用了一部分来讨论疫情的经济后果,涉及直接成本和对GDP的冲击。该规划还将防灾措施的成本分摊给联邦或其他机构,以明确联邦、州和地方当局的作用和职责,但是它却没有提供所描述措施的货币估算值。同样,美国大流行病规划(2017年更新)未提供成本估算,日本流感防疫计划(自甲型H1N1流感以来未更新)也是如此。

针对大流感规划中缺少成本考量的问题,存在着多种解释。首先,对防疫措施成本的评估并不可靠,因为成本与大流行病的严重程度相关,所以成本会根据不同的疫情而改变,或是在同一场疫情的不同阶段也不尽相同(Pasquini-Descomps等,2017)。其次,如果明确提出防疫措施的潜在成本,可能会加剧争论,并使该规划的通过变得更加困难。第三种解释指向拥有专业背景的"观众",或者抗疫规划的执行者,他们主要是医院的临床医生。他们更关心的是医疗效果,以及如何最小化医务人员的风险,而不是成本问题。

第三节　决策过程中的成本考虑

本节探讨的问题是,在甲型H1N1流感疫情期间,成本是否是制定防疫战略或采取干预措施的重要动力。管控大流行病的其中一个困难在于,决策往往需要在疫情严重程度未知的情况下,即早期阶段做出。

总体而言,我们得出以下结论:在美国、日本和瑞士世界卫生组织对甲型 H1N1 流感的决策中，成本并不是一个驱动因素。这一结论与此前关于大流行病的研究结果相吻合。虽然决策者宣称，他们知道这些措施的医疗效益，但事实上，他们往往忽略了这些措施的实际成本，以及其在公共和私营部门之间的分配情况。大量研究显示疫苗接种是一个例外，不论是从医疗效益还是成本效益的角度来看都是如此(采访中援引了单位疫苗接种成本这一指标)。抗疫决策似乎主要基于其他驱动因素做出，例如实施减缓措施可减少的病例数量、实行预防措施或医疗手段的有效性，以及公共卫生基础设施的水平。2015 年 8 月 24 日，我们采访的美国疾控中心官员证明了这一点："对于公共卫生的决策者来说，预算旨在预防疾病，而成本问题无需加以考量。"

面对严重程度极其不确定的病毒，抗疫战略主要根据"避免后悔"或"预防灾害"的方针而制定。这一战略鼓励早期防疫，避免可能产生的严峻后果(基于 GDP 百分比损失和潜在死亡人数做出评估)。如前所述，我们从采访中得知，世界卫生组织和国家卫生官员都遵循"不考虑成本"的原则。换句话说，因为成本考虑而推迟行动，几乎不能获益，因而是不合理的。两个理由可以为此提供支撑：首先，当生命受到威胁时，为了避免不必要的开支而推迟行动有悖于伦理道德；其次，滞后的决策可能会大大降低抗疫措施的有效性。

然而，这种理由仍值得深入思考。错估大流行病严重程度所造成的不必要开支，具有一定的机会成本，且这种机会成本无法体现在备选方案中。它会造成财产损失，甚至会导致死亡。此外，潜在的防疫措施在不同的时间范围内效果也不同。在甲型 H1N1 流感期间，如果根据疫情的严重程度来决定生产疫苗的截止日期，疫苗的效益可能会降低。决策者们表示，在宣布危机之后，成本是不予考虑的问题。如果考虑成本，则会导致行动的滞后，并可能削弱整个预防机制。此外，当大流行病暴发时，普通民众期望决策者采取行动，即使这些行动代价高昂或者可能最终是无效的。这种情况下，风险沟通战略将发挥至关重要的作用。如果政府的决策者们能够采取强有力的行动，民众会更有安全感。

针对"不考虑成本"的问题，第一个解释涉及危机的时间性。即使在没有暴发危机的情况下，大流行病伊始也会产生规划和筹备的成本。例如，即使危机没有到来，决策者们也会实施相应措施，如开展防疫活动、屯储医疗物资、发展监测系统、进行相关人员培训,以及维护卫生基础设施(隔离建筑物)。并且,在疫情信息仍然稀缺的情况下,决策者就需要做出研制和生产疫苗的计划。因此,如果因为考虑发生潜在危机时的成本,而拒绝采取相应的额外措施,例如分发疫苗,这样将使得流行病伊始的防疫措施变得毫无意义。相反,如果疫情并不严峻,即使终止高昂的投入看似合理,决策者也很难这么实施。不过,依然有人可能会反对前面的论点,认为疫前时期采取的某些准备措施,如维护基础设施或进一步发展监测系统,这些措施在未来仍可使用,并有助于加强卫生系统以应对下一次危机。

第二个解释涉及的是支付能力。负责防疫工作的官员宣称,只要手头有足够的预算,成本便不会成为他们考虑的问题。因此,他们主要关心的问题是费用的合法性,即费用的开支是否得到了批准或授权。一般来说,预算范围会囊括意外事件,因此只要疫情需要,这些资金便很容易得到调拨。除此之外,也可以通过投票来决定是否增加特殊款项的预算,就像美国、日本和瑞士对甲型 H1N1 流感所采取的措施那样。此外,正如本章后面部分以及第 8 章所详细指出的,与整个卫生预算相比,大流行病的成本是较低的。但要注意,有些私营部门支持的抗疫措施,产生了间接成本(如接种疫苗的时间成本),但这些成本并未被纳入考虑。

在不同抗疫主体承担的费用结算和最终分配方面,成本具有更重要的意义。防疫时期的决策,意味着下订单、等待发货、开具发票与现金结算(可能在下单后数星期或数月才发生,具体取决于产品本身)。一旦政府承诺购买材料或药品,并采取必要的医疗行动如接种疫苗,医院等一线机构就需要承担职责并垫付费用。只有在一线机构无力提前支付现金的情况下,成本的考虑才会发挥作用。一位瑞士日内瓦州的官员点明了这种情况:“我们的确有一个联邦规划,但现实是,谁下单,谁付钱。”这在机构现金短缺的情况下可能是至关重要的,因为联邦政府往往在疫情结束后才讨论结算问题,且结算问题往往让位于最终费用的分摊问题(联邦各州、地方当局与保险公司之间协商达成)。这种情况下,官员需要得到他/她上级的授权后才能支出费用,并且,费用开支额度也需要经过讨论和监督。

同时,还需要注意,虽然资金额度已经确立,但是相比先前承诺的资金,实际到位的资金可能存在着时间延迟和数额差距。此外,为了及时获得疫苗以保护民众,政府必须在获得资金之前下订单。同样,医院必须为病人提供全面的治疗、护理措施和相关设备，这些也涉及必须预先支付的费用。我们的问题是："在没有资金的情况下是否能够继续?"对此，日内瓦大学医院的一位部门负责人在 2015 年 1 月 9 日解释道："是的，这是可行的，我在没有获取资金前就已经开始工作了。"因此，支付能力，而非支付金额，是执行防疫政策的一个关键因素。在甲型 H1N1 流感期间，尽管没有事先估计支出额度，也没有对开支进行仔细监督，但事前制定的预算却足够支撑后续支出的费用。相比之下，为非洲抗击埃博拉疫情而采取的行动却面临预算限制，原因是这些行动主要涉及发展中国家，而这些国家没有足够的公共资源。事实上，埃博拉疫情期间的经济支持都是由国际捐助者提供的，而且捐助方是在世卫组织发出疫情警报 6 个多月后才向他们提供资助，这就导致了缺乏资源的问题，并直接影响了这些国家对埃博拉疫情的危机管理。"这些资金的延迟支付极有可能使当时病毒的传播加剧，并增加了后续的资金需求。"(Grépin，2015)

总成本并不是决定性因素，可以说基本上被忽略了。只有在法律禁令或现金缺乏打击了消费的情况下，总成本才会得到考虑。之所以出现这种情况，主要是因为失败的公共预算(如不考虑成本而做出行动、不根据已有资金量来扩大开支)和某些官僚程序(如盲目行动)影响到抗疫政策(Wildavsky 和 Caiden，1997)，从而给可用预算造成了巨大压力。

第四节　疫情后成本核算

在实施防疫措施时，人们很少记录成本以及相关各方承担的份额情况。因此，责任便成为疫情后成本分析的主要驱动力。事实上，成本分析主要是在疫情危机后进行的，用以证明预算使用的合理性，并来确定未来面对危机时节省成本的机会。在美国，成本分析是美国政府责任署的例行任务。在瑞士，联邦则授权一家私人审计公司对大流行病的应对措施进行成本分析，特别是对疫苗接种进行成本分析以回应议员的质疑(Ernst 和 Young，2010)。日内瓦市政府编制了一份费用清单，将由联邦政府、保险公司、市政府和日内瓦大学医院承担的费用分别列出。在访谈过程中我们发现，制定防疫措施的时候，成本往往是未知的，人们更多的是采用"事后分析"来证明公共资金使用的公正性。我们于 2015 年 1 月 19 日采访的日内瓦大学医院的一位负责人强调:“如果有人真的想知道成本的话,我必须算一算。”

世界卫生组织受到了强烈的批评,不仅因为对甲型 H1N1 流感的应对不充分,也因为其不恰当的风险沟通,以及对程度较轻的疫情所支出的高成本,尤其是大规模疫苗接种计划。世卫组织还被指责浪费资源(Council of Europe,2010),特别是在欧洲。然而,关于世界卫生组织和其他国家的抗疫支出是否必要的争论,仍停留于问题的表面。政府官员似乎没有指出导致这种情况的任何因素。他们重申,在必须做出决定的紧要关头,没有其他合法与合乎道德的选择。然而,那些众所周知的疫情特征(严重性、紧迫性、繁殖率)、采取行动的时机(需要长时间准备的措施如疫苗接种,或可以在一夜之间采取的措施如关闭学校),这两者与过度支出之间的潜在联系,基本没有进行过事后评估和记录。在采访中,公共机构官员和政界人士承认,大流行病越严重,所采取措施的成本越高。但是,他们并非质疑防疫信息可能具有误导性(这些信息具有潜在的人为影响),也并非质疑防疫策略应该考虑疫情的不确定性。

为了理解成本的重要性,我们必须权衡各种争议。根据我们的研究和第八章帕基尼-德孔等学者的解释,大流行病的预算并不是扰乱公共财政的主要因素。2009 财年期间,美国、日本和瑞士的平均额外预算为 0.24%,其中美国的开支占 0.14%,瑞士为 0.15%和日本的最大份额 0.44%。瑞士防控甲型 H1N1 流感成本(详细分析请见第 8 章)占瑞士联邦公共卫生办公室(FOPH)4.2%的预算;美国占卫生和公众服务部(HHS)6.3%的预算,日本占厚生劳动省(MHLW)1.6%的预算。

世卫组织的教训强化了这样一个事实,即成本评估应在风险评估和疫情应对阶段进行。“在大流行病预防期间,就应当制定出计算具体抗疫措施和抗疫总成本的方法。”(WHO, 2011, 1)瑞士 2013 年大流行病规划的直接成本评估为 4 亿瑞士法郎,而季节性流感的直接成本为 3 亿瑞士法郎。在其 2018 年的最新版本中,基于对疫情的宏观经济研究,防治大流感的估算成本上升到了数十亿瑞士法郎。然而,我们仍然缺少一种方法,不仅可以使决策者能够准确评估抗疫措施的成本及其收益,还可以让他们在疫情期间进行重新评估。因此,用于预测和监测大流行病成本的机制仍不发达,并可能在未来造成大量的资金浪费。

责任和问责的问题至今仍未解决。哪些机构应该负责评估成本，哪些机构应该分担成本，都没有得到明确界定。不同机构之间最终如何分担成本，往往都是疫情后决定的。在瑞士，2013 年 9 月投票通过并于 2016 年 1 月 1 日生效的《传染病法案》(EpidA)明确了联邦和各州的职责范围，设立了协调机构，旨在及时发现、监测、预防和控制危机事件。例如，这项法案规定，影响民众个人的措施，其费用除非已由他方支付，例如由社会保险支付(EpidA 第 71 条款 a 项和第 74 条款第 2 段)，否则一律由下令采取这些措施的行政当局承担。这项法案还列出了哪些措施是联邦的责任，以及联邦应该承担哪些费用。

最后，资助抗疫措施的责任也不明确。一方面，管理年度预算的决策者面临削减成本的压力；另一方面，应急资金却可以迅速调用，且无需预先讨论，很少有限制，并且几乎没有关于支出性质及其支出水平的管控。美国、日本和瑞士都顺利地通过了补充预算。一旦甲型 H1N1 流感疫情结束，政府就开始进行成本分析，试图重新计算支出的总成本，并将其与具体防疫措施联系起来，包括基础设施的使用、材料的购买和医疗措施的成本。

插叙

埃博拉病毒：日内瓦大学医院的古巴患者

2014 年秋天，一名世卫组织医护人员被埃博拉病毒感染。瑞士日内瓦大学医院调整了其急诊机构，为该患者提供护理(有关古巴患者病例的详细说明，请参见第十章，帕法特)。这种情况通常会导致指挥系统的变化，而且在这种紧急情况下，通常会忽略成本效益考虑。无论成本大小，都必须尽可能地保障医务人员的安全。我们了解了日内瓦大学医院的费用明细，并估计这项行动的总费用为 60 万至 70 万瑞士法郎。世卫组织宣布将负担相应费用，但是仅支付直接费用(约 30%)。这些信息几乎没有被媒体报道，这个案例表明，成本费用(谁付钱？多少钱？)并不重要。实际上，安全性优先于成本费用的观点并未受到质疑，因为为了节约成本而使医务人员承受更高的风险并不道德。但是，有一个问题仍然悬而未决：日内瓦医院多花费的钱，本可以挽救更多塞拉利昂人的生命。我们也可以换种方式表述这个问题：更加重视日内瓦重症监护室医护人员的生命安全,而不是其他传染科医护人员的安全,这样做是否符合道德法则?因此,道德可能与成本考虑无关。

人们的确经常将道德观点作为忽略成本的理由。成本可能会被忽略,因为对成本的评估和讨论被视为禁忌。成本效益分析将清楚地显示,组织者在特定事件上花费了多少,且与其他情况的支出形成鲜明的对比。因此,大流感的人均支出(与一般传染病相比)变得非常透明,但这可能反而引起公众质疑,从而导致公共机构放弃采取某些防疫措施。

基于这些原因,我们认为,成本应该包括在决策过程中,而不是仅仅在事后进行调查(有时还会进行辩论)。此外,对成本的预测和核算既可以显示出特定危机需要和实际支出的金额,又可以显示出人们对于紧急事态的不同看法。

第五节　结　论

我们在本章探讨的问题是:如何在选择甲型 H1N1 流感抗疫策略时考虑成本和效益。我们研究了官方文件,收集了关键的财务数据,并在瑞士、日本和美国对世界卫生组织的决策者和专家进行了半结构化访谈。我们开发了一个分析网格,系统地比较了访谈记录和文件,并分析了它们的内容,通过解释大流行病规划、规划的制定、抗疫策略的设计,以及实施抗疫措施的决策等,讨论了决策者如何考虑成本问题。

首先,对于“是否有证据证明抗击甲型 H1N1 流感付出的成本”,我们的分析结果显示,只有很少的证据可用。现有证据主要涉及一般宏观经济研究(抗击流行病的支出、流行病造成的预期 GDP 损失),或特定的成本效益分析,以证明实施某项防疫措施而不是另一项措施的合理性。

其次,对于“危机期间是否有人负责预测成本和/或追踪这些成本”以及“在批准和实施防疫措施时,是否向决策者报告了成本”,我们的回答都是否定的。此外,决策者很少索要成本的证据。因此,公共支出分析大多是事后进行的,目的是回应政治调查或公共讨论,证明和评估公共资金使用的相关性和适当性,而大流行病管理中的透明度和问责制问题尚未得到解决。因此，我们的研究结论是，如果面对更长或更严重的流行病，决策者可能无法重新评估所有防疫措施的真正效益，也可能无法在健康问题上有效分配资源。

最后，对于"成本是不是大流感防控的决定性因素"，我们的结论是：在高收入国家，成本考虑在制定甲型 H1N1 流感应对措施（从预防到管理）方面只起到了很小的作用，并没有对决策者构成约束。实际上，与美国、日本和瑞士的公共卫生预算相比，疫情期间的预期支出总额仍然微不足道。除此之外，公共当局还认为，目前的预算项目（以及在紧急状态下的延期）将包含超支的预算。此外，只要一线机构有足够的现金购买材料和雇用所需人员，财务就不是问题。

长期来看，公共卫生危机期间缺乏系统性的成本评估，将会带来一些问题，例如耗尽处理其他风险或卫生问题的财政资源，降低公民对机构评估能力的信心。我们的研究结论显示，在甲型 H1N1 流感中，成本主要是事后核算的。然而，这种成本证据很少拿来质疑决策者在防疫中的过度反应。

大流行病的费用问题不是一个容易解决的问题。我们发现，在日本、美国和瑞士，成本在防控大流感方面似乎并不重要，这引起了最终付款人的责任分担问题，以及一些道德问题。即便权力机构在制定决策时可能认为成本很重要并予以考虑，但也不能保证它们会选择成本效益最高且最合乎道德的措施。在将来的某些紧急情况中，人们可能采取更大规模的抗疫行动。如果它们可以系统地发布成本评估报告，将其作为风险评估的一部分，并记录在大流行病防控规划中，我们就能够对其进行分析。

第八章　危机融资：甲型流感肆虐期间瑞士、日本和美国的公共支出

第一节　导　言

2009 年 3 月，一种新型流感病毒（即猪源性甲型 H1N1 流感病毒）在墨西哥被检测出来。不久之后，该病毒又在美国被检出。世界卫生组织于 4 月 25 日宣布其为“国际关注的紧急公共卫生事件”（新版《国际卫生条例》生效之后首次宣布此类事件），并于 2009 年 4 月 27 日迅速将传染病预警信号提高至四级。在病毒蔓延至欧洲之后，世界卫生组织于 6 月 11 日将传染病预警信号提高至六级，但同时宣布，甲型 H1N1 流感病毒的毒性程度为轻微级别。尽管如此，出于对快速传播的新型毒株与初步估计较高儿童死亡率的考虑，发达国家不得不对病毒带来的风险进行适当管控，并建议受疫情波及的公民做出适当的回应。

应对这一世界性流行病需要新的财政预算和拨款，其数额或许会与公众预期相悖。然而，在甲型 H1N1 病毒流行数年后，研究团队几乎未发现任何有关疫情期间公共支出总额及公共支出对国家预算影响的信息。同样，客观证据也无法证明“财政超支”现象是否存在。疫情后的经济研究主要关注具体干预措施的成本效率或成本效益，或该类措施对宏观经济造成的影响。然而，针对疫情管控总体支出的各类数据实在有限。我们认为，既然公共财政受到日益密集的监管，政府在卫生危机期间采取的系列措施也得到较高的社会曝光度，公布相关数据是增强对未来流行病管控的关键点。

本章研究的目标是分析日本、美国和瑞士三个国家政府应对 2009 年甲型 H1N1 流感的公共支出，比较其流行病预算与常规预算、年度预算以及三个国家之间的预算，并对指标进行估算，以了解它们应对该危机所需的公共支出。一般来说，比较研究往往侧重于邻国，因而我们的跨洲比较具有独创性。同时，该研究虽然涉及的三个国家属于不同大洲，但处理流行病危机的能力相似。尽管三个国家的人口规模存在差异（瑞士、日本和美国分别有约 8800 万、1.28 亿和 3.07 亿居民），但其均为高收入国家，人均 GDP 较高（世界银行，2016；中央情报局，2016），具有可信赖的医疗体系（IndexMundi，2016）以及高效应对大型流行病的组织能力和充足资金。

我们认为，通过统计应对甲型流感的财会数据，能够为大流行病危机管控提供新思路。首先，通过比较必要预算和流行病期间分配的相关费用，我们得到了一系列有效经济数据。2008 年金融危机之后，限制所有部门（包括卫生部门）支出的政治压力日益加剧，政府机构愈发需要了解影响其支出的因素。其次，民众对政府透明度的要求越来越高，针对财务与相关行动的沟通缺乏成为事后争议的导火索。另外，在危机的早期阶段，当公众的不安焦虑情绪较高时，政府就预算进行适当沟通可以打消公众疑虑，增进危机管控所需的互信。

第二节　研究框架与方法论

大多数针对甲型 H1N1 流感的经济研究通常对特定干预措施或一组干预措施（如疫苗接种、社会疏离等）进行成本效率分析，或对某个国家进行成本效益分析。这类研究已经开展了很多，可以为采取何种干预措施及其成本与潜在效益提供指导（Pasquini-Descomps 等，2016），同时还可以帮助解决组织性难题。不同的是，本研究采用源自公司金融学和成本会计的框架（Horngren 等，2015），对三个国家与甲型 H1N1 流感相关的直接公共支出进行比较分析。研究着眼于国家层面上的支出预算，并对其成本进行分析。因此，该研究重点为联邦或国家层面的大型流行病直接成本，即可被直接归纳为大型流行病的支出，例如由政府专门为此事项批准的补充预算。本研究选择忽略大流行病的间接成本（如政府正式员工在每个专门负责大流行病的部门中工作的比例)。实际上,估计间接成本需要做出许多假设,用以计算可能产生的成本。出于同等原因,本研究选择忽略该策略的潜在效益(如 GDP 损失降低,旷工概率减少),因为此种潜在效益将引起成本效益分析,并导致研究目标偏离。

与地区或地方层面的支出研究相反,本研究以美国与瑞士联邦层面的支出,以及日本国家层面的支出为研究重点。研究涉及两个联邦民主国家——美国(50 个州)和瑞士(26 个州),与一个被划分为 47 个区域的单一制国家日本(IndexMundi, 2016)。每个联邦或国家都积极行动,提供了以购买疫苗为主的大部分资金来应对危机。为了补充以上分析,我们也在"区域活动"部分回顾了区域和地方的预算样本与活动报告样本。主要数据来源为 2009 财年与随后几年的政府财政报告,特别是有关甲型 H1N1 流感危机的预算增加记录、预算活动报告、内部审计报告和会计报告(见表 8.1)。

从收集到的文件来看,本研究第一步是提取并列出与甲型 H1N1 流感相关的项目,并计算州/联邦应对甲型 H1N1 流感的直接总支出,并与公共卫生部门实体的年度预算和整个国家的年度公共预算进行比较。此外,该项目增设单位成本,即每个居民的公共支出,以了解该国的人均战略支出。之后,本项目比较了各自的成本以及与总预算的百分比,试图确定标准成本(即提供某项服务的估算成本)和各种流行病活动(如疫苗接种、抗病毒药物、国际出资等)中的成本动因(即影响费用的因素)。对此前战略与相关财务数据的分析或有助于政府当局对未来大型流感的财政预算做好准备。

表 8.1　2009 年日本、美国和瑞士用于在国家/联邦一级管控甲型 H1N1 流感危机的预估补充预算

	日本	美国	瑞士	平均值	方差	最小值	最大值
人口总数(截至 2019 年)	127,510,000	307,006,550	7,785,806				
卫生行政部门	厚生劳动省	卫生和公众服务部	联邦公共卫生办公室				
2009 财政年度国家/联邦预算总额	￥88,548,000,000,000	$3,107,000,000,000	CHF59,968,000,000				
2009 财政年度卫生行政预算	￥25,156,845,724,000	$70,400,000,000	CHF2,175,242,200				
甲型 H1N1 流感总补充预算	￥390,641,250,000	$4,408,000,000	CHF90,898,109				
截至 2009 年的购买力平价*	￥115.17	$1	CHF1.468				
甲型 H1N1 流感补充预算总额(以美元计算)(购买力平价相等)	$3,391,866,371	$4,408,000,000	$61,919,693				
甲型 H1N1 流感补充预算总额占 2009 年财政国家/联邦预算百分比	0.44%	0.14%	0.15%	0.24%	0.2%	0.1%	0.4%
甲型 H1N1 流感补充预算总额占卫生部门预算百分比	1.6%	6.3%	4.2%	4.0%	2.4%	1.6%	6.3%
人均公共费用	￥3,064	$14.36	CHF11.67				

续表

	日本	美国	瑞士	平均值	方差	最小值	最大值
人均费用(以美元计算)(购买力平价相等)	$ 26.60	$ 14.36	$ 7.95	$ 16.30	$ 9.48	$ 7.95	$ 26.60
联邦政府/国家支出占总支出百分比	83%	55%	33%				
区域和地方支出占总支出百分比	17%	45%	67%				
调整后的** 居民人均费用(以美元计算)(购买力平价相等)	$ 32.05	$ 26.11	$ 24.10	$ 27.42	$ 4.13	$ 24.10	$ 32.05

注释

* 来源:imf.org, 2013 年 4 月

* * 根据联邦/国家支出与总支出的比例进行调整

第三节　研究结果

一、融资流程与总预算

1. 与甲型 H1N1 流感直接相关的财政预算总额

本研究首先分析了美国、日本与瑞士政府如何在国家层面提供额外资金来应对甲型 H1N1 流感,以及其分别提供的资金数额。财政年度的开始年份对于三个国家来说并不一致:对美国联邦政府,财年从上年 9 月开始,对于瑞士 1 月开始,而日本是 3 月。因此,当甲型 H1N1 流感在 2009 年 3 月首次出现时,美国 2009 财年的第二季度(始于 2008 年 10 月)已经结束,瑞士第一季度接近尾声,而日本刚刚开始 2009 财年。

美国是首批感染甲型 H1N1 流感的国家之一,与之相同的还有墨西哥(GAO, 2011)。用于控制甲型 H1N1 流感的额外资金通过了《补充拨款法案》第 H. R. 2346 条批准(《公共法》111—132),该法案于 2009 年 5 月中旬提交国会,并于 6 月 24 日由总统批准和签署(US Congress, 2009)。它包括"公共卫生和社会服务应急基金"项目,目的是"准备与应对流感", 18.5 亿美元可以被卫生和公众服务部(HHS)立即使用("当务之急"),以及 58 亿美元的储备基金("应急基金",需要总统向国会申请)(The White House, 2009a)。在可动用的 58 亿美元中,总统共申请 45.41 亿美元:2009 年 7 月 14 日申请 18.25 亿美元,9 月 2 日申请 27.16 亿美元(The White House, 2009a)。因此,可拨款总额为 63.91 亿美元。然而,当 2010 年 8 月流感结束后,美国卫生和公众服务部(HHS)仍有 19.83 亿美元资金(GAO, 2011)或被排除在甲型 H1N1 流感应对预算之外。由于剩余资金由卫生和公众服务部保管,且用于未来的大型流行病防范,本研究决定将其排除在应对预算之外。因此,应对流感的联邦支出总额估计为 44.08 亿美元(以下简称预算总额)。

在瑞士,2009 年 8 月经联邦委员会批准,第二次补充预算(EFV, 2009a)中纳入了应对甲型 H1N1 流感的资金。该预算项目包括了联邦公共卫生办公室(FOPH)的三项预算:100 万瑞士法郎用于"A2111.0102 措施执行"(抗病毒药物),8400 万瑞士法郎用于"A2111.0252 流行病"(疫苗),500 万瑞士法郎用于“A2310.0109 卫生预防与教育的国际援助”。此外,联邦国防部的民防和体育部(DDPS)得到 680 万瑞士法郎的预算,用于“A2150.0102 设备更新(口罩)”。因此,预算总额为 9680 万瑞士法郎。然而,据 2009 年和 2010 年的联邦账目报告显示,仅 7920 万瑞士法郎的流行病(疫苗)预算得到使用,仅产生 570 万瑞士法郎的设备更新预算(EFV, 2009b, 2009c, 2010a)。剩余预算在 2010 财年内既没有报告,亦没有用于流行病期间的活动。考虑到更新后的数额,瑞士用于应对危机的总预算估计为 908.98 亿瑞士法郎,约 6190 万美元(此后的所有货币换算均采用 2009 年购买力平价计算,见表 8.1)。

在日本,甲型 H1N1 流感的预算主要是在 2009 财年预算范围内提供的,但也包括 2010 财年和 2011 财年预算的剩余项目。日本国内疫苗接种的费用约为 300.28 亿日元(26 亿美元),由厚生劳动省(MHLW)依据 2009 财年的两次预算调整提供。第一次为 2009 年 4 月(MOF,2009a)1279 亿日元(11 亿美元),与 2009 年 8 月(MOF,2009b)950 亿日元(8.24 亿美元)用于国内疫苗开发(“重要药品的供应”①)。“传染病控制费用”项目下的免疫相关科目也延伸至 2010 财年(MOF,2010a, 2010b),成为国内 302.8 亿元疫苗接种的剩余部分。2009 年 10 月,日本政府决定从两家外国制造商购买疫苗,以弥补国内产能的不足(HPM, 2010)。由于政府减少了 32%的疫苗订单,谈判的总价格为 1126 亿日元(MOF, 2010),后来降到了 869 亿日元(7.545 亿美元)。为补充上述国内外疫苗接种预算,2009 财年第一次预算修订还包括 6.99 亿日元(610 万美元)的边境管控和移民补充预算,其中 4.39 亿日元(380 万美元)用于甲型 H1N1 流感。② 第二次预算修订包括 16 亿日元(1390 万美元)用于加强各地区的医疗设施。此外,日本外交部于 2009 年和 2010 年提供了总计 14 亿日元(1230 万美元)的国际援助,用于抗击疫情(MOFA,2010)。因此,日本的应急预算总额估计为 3906.41 亿日元(33.92 亿美元)。

---

① 预算项目原名:重要药物供应费用(20);传染病控制费用(12);特殊化学药品应计费用(5311-03);药物批准等推广费(16);药物等研发投入费用(21);移民费用(72);区域卫生措施成本(29)。

② 日本厚生劳动省采访时做出的评估。

2. 抗疫预算占经常预算、居民人均公共支出的百分比

总的来说，我们发现用于应对甲型H1N1流感的财务预算非常必要，而且不会对财政造成过大负担。对比年度预算，2009年三个国家用于甲型H1N1流感的额外预算平均为其财年预算的0.24%，日本最高，为0.44%，美国为0.14%，瑞士为0.15%（表8.1）。对比各国卫生部的预算，瑞士甲型H1N1流感应急预算占其联邦公共卫生办公室（FOPH）预算的4.2%，美国为卫生和公众服务部（HHS）的6.3%，日本则占厚生劳动省（MHLW）的1.6%，厚生劳动省是一个更大的职能部门，涵盖了社会保障和劳工活动方面。

居民人均公共支出是由该国整体抗疫预算除以居民人数得到的数值，这是一个对于防范未来疫情很有意义的单位成本计量。日本的人均公共支出约为3064日元/人，即26.60美元，美国为14.36美元，瑞士为11.67瑞士法郎或7.95美元，平均为16.30美元/人（表8.1）。尽管研究三个国家的居民人均公共支出的范围（7.95～26.6美元）非常有意思，但也必须指出，没有必要在此基础上对它们的开支进行排序。日本的人均公共支出最高，是因为日本是一个单一制国家，国家政府管理大部分预算（日本国家总支出占"国家＋地方"支出总额的83%）。而在美国，联邦政府支出仅占总支出（联邦＋州＋地方）55%，瑞士为33%（联邦＋州＋地方）。通过将先前计算的居民人均公共支出总额除以联邦或国家支出的占比，可以得到一个调整后的居民人均公共支出（调整为100%公共支出），其范围在每人24.10～32.05美元，平均每人27.42美元，方差较小（表8.1）。调整后的数据可以帮助理解国家/联邦层面预算比例的差异。但是这并不完全代表现实的情况，亦无法查明一个国家的支出是否有所增加。为了公平地比较，还需要收集区域和地方各级的所有预算，但是支出分类的差异会导致较大的误差。

二、抗疫措施与预算

尽管世界卫生组织在危机期间一直为各国提供指导，但各国也有义务按照自己的流行病规划开展相应的行动。因此，应对大流行病并不是只有唯一的方案。诸如加强边境管控的措施就只在日本这样的岛国才有意义，因为旅客只能通过飞机或者轮船到达日本，且边境保护措施能在甲型

H1N1 流感蔓延时迅速启动。此外，即使是各国都执行的措施，如购买疫苗，实施的方式也会有所不同。例如美国、瑞士和日本的疫苗接种政策就有所不同，获得政府订购疫苗的人口比例也不同，这也解释了预算中的一些变化。在应对甲型 H1N1 流感所用预算（表 8.2）中，疫苗采购和接种支出占比最大。这毫不意外。这三个国家中，疫苗的购买本身就是一笔很大的开支。

1. 免疫费用

在美国，超过 20 亿美元，即应急预算的 46.7%（表 8.2）都用于疫苗采购及接种。其中的 17.2 亿美元（占应急预算的 41%）用于从 5 家制造商中购买 1.9 亿剂甲型 H1N1 流感疫苗（GAO，2011）。这笔预算还包括购买 2 亿个针头、注射器等配件。每剂疫苗需花费 9.05 美元（表 8.3），与先前研究（Kansagra 等，2012）中“疾控中心计算的注射类流感疫苗每剂 9 美元，相应针头、注射器等配件每剂 0.3 美元”的标准费用相符。在美国，疫苗接种建议是每人一针，6 个月至 9 岁的儿童两针。如果以此考虑，1.9 亿剂疫苗能够覆盖 58% 的人口（表 8.3）。

表 8.2　2009 年甲型 H1N1 流感所需的国家补充预算

日本

人口（2009）	127,510,000	
2009 财年国家预算	￥88,548,000,000,000	
2009 财年厚生劳动省预算	￥25,156,845,724,000	
预计甲型 H1N1 流感追加预算	￥390,641,250,000	
预算类别		
国内外疫苗开发及接种	￥300,280,000,000	76.9%
进口疫苗	￥86,900,000,000	22.2%
增加医学防护措施	￥1,600,000,000	0.4%
加强边境管制	￥439,000,000	0.1%
世卫组织捐款及国际救助	￥1,422,250,000	0.4%
合计	￥390,641,250,000	100.0%

续表

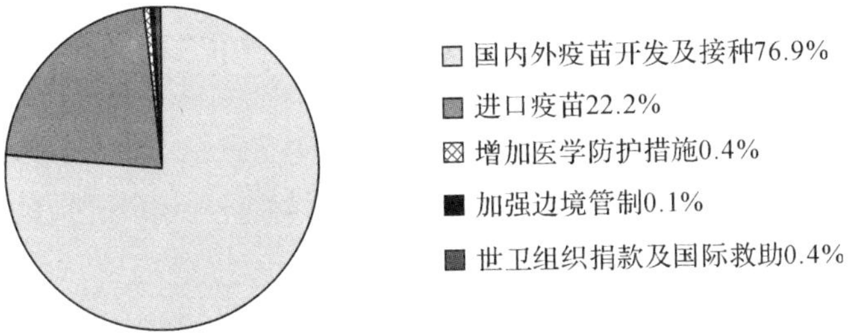

美国

人口(2009)	307,006,550	
2009财年联邦预算	$3,107,000,000,000	
2009财年卫生和公众服务部(HHS)预算	$70,400,000,000	
预计甲型H1N1流感追加预算	$4,408,000,000	
预算类别		
疫苗(购买和接种)	$2,059,000,000	46.7%
地方司法机构支持	$1,404,000,000	31.9%
抗病毒药物	$231,000,000	5.2%
疾控中心活动	$199,000,000	4.5%
疫苗研究	$95,000,000	2.2%
医院应急准备	$90,000,000	2.0%
国际捐助	$44,000,000	1.0%
通信	$31,000,000	0.7%
药物许可	$9,000,000	0.2%
由卫生和公众服务部(HHS)转拨至其他部门用于应对流行病的资金	$241,000,000	5.5%
其他	$5,000,000	0.1%
合计	$4,408,000,000	100.0%

续表

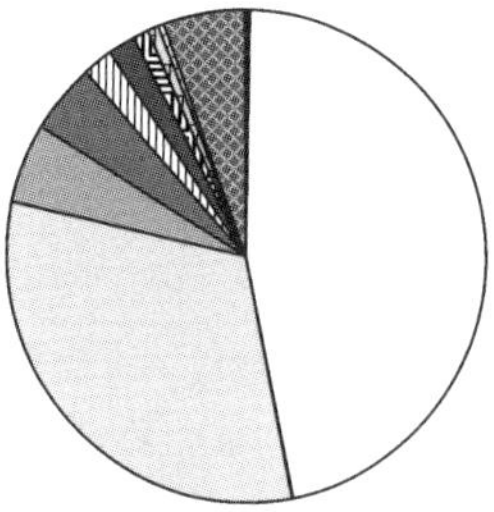

瑞士

人口(2009)	7,785,806	
2009 财年联邦预算	CHF59,968,000,000	
2009 财年联邦公共卫生办公室(FOPH)预算	CHF2,175,242,200	
预计甲型 H1N1 流感追加预算	CHF90,898,109	
预算类别		
疫苗购买	CHF79,198,109	87.1%
抗病毒药物购买	CHF1,000,000	1.1%
武装部队装备	CHF5,700,000	6.3%
国际捐款	CHF5,000,000	5.5%
合计	CHF90,898,109	100.0%

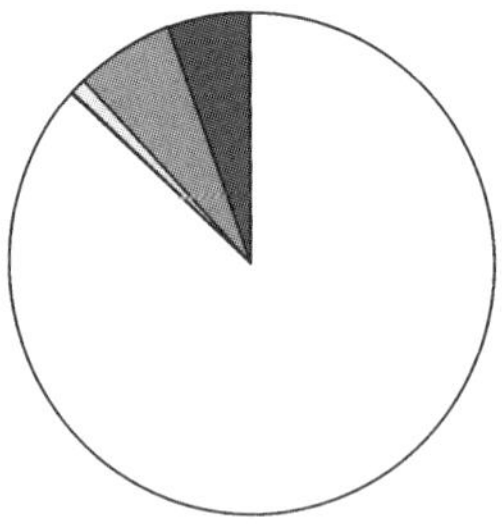

表 8.3　2009 年甲型 H1N1 流感危机期间日本、美国、瑞士的预计免疫接种费用、疫苗订单和预期覆盖率

国家	人口(2009)	预期覆盖面（居民人数）	预期覆盖面（占人口百分比）	最初疫苗接种政策	购买疫苗数量（单位：针）	国家疫苗补充预算(2009 汇率)	居民平均成本	每剂疫苗平均成本	接种居民平均成本	附注
日本	127,510,000	36,900,000	29	每人 2 针	73,800,000	$979,421,724	$7.68	$13.27	$26.54	仅包含疫苗采购
美国	307,006,550	177,650,000	58	每人 1 针，6 个月—9 岁儿童 2 针	190,000,000	$1,719,000,000	$5.60	$9.05	$9.68	研发成本、佐剂、2 亿个辅助工具包（注射器和针头）
瑞士	7,785,806	6,500,000	83	每人 2 针	13,000,000	$57,220,708	$7.35	$4.40	$8.80	未购买 Pandemrix® 佐药
					平均值		$6.88	$8.91	$15.01	
					标准差		$0.91	$3.62	$8.16	

续表

日本

疫苗采购	购买数量(针)	预算	预算（2009 年汇率）	每剂均价	每剂均价	占比(%)
国内(每人 2 针)	54,000,000	¥25,900,000,000	$224,884,953	¥480	$4.16	23
国外(每人 2 针)	19,800,000	¥86,900,000,000	$754,536,772	¥4,389	$38.11	77
诺华公司 Celtura®疫苗	5,000,000					
葛兰素史克公司 Pandem-rix®	14,800,000					
合计	73,800,000	¥112,800,000,000	$979,421,724	¥1,528	$13.27	

瑞士

疫苗采购	购买数量(针)	预算	预算（2009 年汇率）	每剂均价	每剂均价	占比(%)
葛兰素史克公司 Pandem-rix®	8,000,000	CHF 20,000,000	$13,623,978	CHF 2.50	$1.70	24
诺华公司 Celtura®疫苗	5,000,000	CHF 62,000,000	$42,234,332	CHF 12.40	$8.45	74
采购费用		CHF 2,000,000	$1,362,398			
合计	13,000,000	CHF 84,000,000	$57,220,708			

在瑞士，疫苗购买费用占总预算的87.1%（表8.2）。最初预算是分配给联邦公共卫生办公室（FOPH）的8400万瑞士法郎，用于2009年7月和8月从两家制药公司购买疫苗。第一次订购为以2000万瑞士法郎的价格从葛兰素史克公司（GSK）购买800万瓶Pandem-rix ®（仅抗原，一瓶10剂/一包五十瓶），因为在2006年H5N1流感期间，瑞士联邦已经购买了800万份免疫佐剂（Van Tam等，2010；EFV，2009a）。第二次订购以6200万瑞士法郎的价格从诺华公司（Novartis）购买500万剂Celtura（多剂量瓶）。由此我们可以计算出Celtura疫苗的标准成本为12.40瑞士法郎（即8.45美元）、Pandem-rix抗原的标准成本为2.50瑞士法郎（即1.70美元）。

按照瑞士政府最初制定的疫苗接种政策，每人接种两针疫苗，那么1300万剂疫苗可以覆盖83%的人口。预算中没有单独标明购买配件的费用，但增加了额外200万瑞士法郎的“采购费用”。联邦政府还负责重新包装疫苗，并将其运送给药品批发商，供每个州采购，这也未在预算中列出。同时还不能忽略运输成本，据世卫组织报告估计，重新调配各国捐赠的盈余疫苗时，转移费用为0.30美元/套（一套即一个注射器加上一个安全箱的摊销）（WHO，2010）。

日本确保疫苗安全的策略是尽可能依赖本国制造商，由他们为2700万人提供疫苗。根据日本2009年10月1日发布的《新型流感疫苗接种指南》，每人需注射两剂疫苗。为了在2010年3月前生产出所需的5400万剂甲型H1N1疫苗，4家日本制造商，即电化株式会社（Denka Seiken Co.，Ltd）、大阪大学微生物疾病研究基金会（the Research Foundation for Microbial Diseases of Osaka University）、北里研究所（the Kitasato Institute）和日本化学及血清治疗研究所（Kaketsuken[The Chemo-Sero-Therapeutic Research Institute]），从2009年7月开始生产。如上所述，2009财政年度预算为此提高了两次。包括2010年的预算在内，国内外疫苗接种开发的成本估计约为3002.8亿日元，占总预算的76.9%（表8.2）。

据估计，购买5400万剂国内疫苗的费用为259亿日元，即每套4.16美元（表8.3）（MHLW，2010）。如果每人需要两剂疫苗，国内生产量只能满足约20%人口的需要，因此除了生产国内的疫苗，日本政府还以1128亿日元的价格购买了990万剂甲型H1N1流感疫苗（从诺华公司购买250万剂，从葛兰素史克公司购买740万剂）（HPM，2010）。考虑到进口疫苗成本高和较低的民众认可度,日本政府后来又设法与供应商重新谈判,将订购量减少了32%,节省了约290亿日元,国外疫苗采购占最终预算的22.2%。如果按照每人两针的标准,日本国内生产的5400万剂和进口疫苗990万剂可以覆盖29%的居民。如果疫苗接种标准为每人一针,那么国内生产的疫苗可以满足60%居民的需要。算上进口疫苗,平均每剂疫苗成本为13.27美元(表8.3)。

2. 地方援助及医院防疫工作

在美国和日本,部分补充预算专门用于资助地方抗疫活动。事实上,政府会在国家层面进行政策协调并采取相关行动(如关闭边界、追踪首批病例的接触者、疫苗的购入等),但这同时也需要地方政府的配合(如安排当地警察在各大机场以及在指定医院和各地区服务中心等追踪免疫接种活动)。其他干预措施,如热线电话的安排、相关医院的准备工作以及学校停学的公告,则由国家和地区当局共同承担。基于对未来任务分工的预判以及可能出现的法律问题,瑞士和日本在甲型H1N1流感之后都对其相关法律进行了修订(OFSP, 2013; Shobayashi, 2010)。

在美国,"公共卫生紧急行动"项目(PHER)共拨款近14.04亿美元以帮助各州及地方辖区应对甲型H1N1流感(表8.2)。此外,另有9000万美元的款项专门用于资助相关医院的医疗准备工作。这笔资金共占全国总预算的33.9%,平均每个公民需支出4.57美元以用于区域支助,0.29美元用于医院防疫工作。自2009年8月起,"公共卫生紧急行动"项目(PHER)拨款分四个阶段开始发放,每个阶段都会针对具体的重点领域(如疫苗接种、高危人群的沟通护理等)进行精准扶助(ASTHO,2010)。各州和地区卫生官员协会(ASTHO)的一份报告认为,如果没有"公共卫生紧急行动"项目(PHER)的资助,各州和地方辖区不可能如此高效而迅速地应对甲型H1N1流感,特别是在目前各州预算都相对紧张的情况下。然而,由于每轮都须提交附有证明文件的预算提案,且卫生官员协会(ASTHO)认为其耗时而低效,因此深受质疑。此后,疾控中心建议设立一个模板,简化操作程序。

而在日本,财政预算程序同样也包含了预案提交和拨款系统两部分,且后者在甲型H1N1流感之后几经修订以获得更高的灵活度(Shobayashi, 2010)。2009财年,厚生劳动省额外获得了16亿日元的特殊预算,占追加预算总额的 0.4%，人均财政预算收入 0.11 美元。目前看来，有两种原因可能造成了这种人均预算相对较低的现象：一是这些措施主要是由国家实施与资助的（占国家总支出的 85%）；二是部分疫苗接种费用必须由个人承担——在全国范围内，个人委托医疗机构接种疫苗需支付 3600 日元（约合 31 美元），其中包括疫苗药品费、交通费以及疫苗接种费。而低收入、不缴纳税收的家庭（约占人口的 20%）则将免费接种，其费用一半由国家承担，另一半则由县和市平均分摊。此外，鉴于日本较高的个人卫生标准，口罩及消毒液等清洁用品的家庭储备量较为充足，因此用于这类物品的预算也就相对较少（Takahashi，2017）。

在瑞士，联邦预算中没有为各州提供任何额外资金，各州不得不使用已有的财政预算。如前所述，各州和地方管辖区的支出共占全国预算的三分之二，而联邦仅占剩余的近三分之一（33%）。虽然的确存在获得联邦应急资金的程序，但它却并没有因为甲型 H1N1 流感而启动。为了估算瑞士的区域总耗资，我们检索了日内瓦的财政预算：以 453.3 万人口计算，总预算约为 230 万瑞士法郎，平均每个公民需支出 5.13 瑞士法郎（约合 3.5 美元）。在这一预算中，耗资前三位的分别是：口罩、酒精洗手液等医疗用品成本（39%）、疫苗接种中心的支出（30%）以及疫苗接种的开销（20%）。值得注意的是，因保险公司向州政府报销了 130 万瑞士法郎的疫苗接种费，州政府需要预先支付的就不再是价值 230 万而是 360 万瑞士法郎的账单了。

3. 国际捐款

我们所研究的三个国家还以捐赠的形式开展国际援助。例如在美国，疾控中心的国际抗疫预算为 4400 万美元，用于“支持超过 13 个国家的甲型 H1N1 流感监测和研究项目，以及向世界卫生组织区域办事处提供人事援助，以处理甲型 H1N1 病毒感染人员的激增”（GAO，2011）。这一国际捐赠占应急总预算的 1.0%（表 8.2），平均每个公民支出 0.14 美元。

日本对于抗击全球（尤其是亚洲地区）的流感一直都很上心。自 2005 年以来，日本共向全球捐赠了 4.16 亿美元（MOFA，2010），其中包括它在 2010 财年预算中划出的经济援助部分。特别需要指出的是，在甲型 H1N1 流感疫情中，日本外务省捐款超过 14.22 亿日元（2009 和 2010 财年共计 1230 万美元），占应急响应预算的 0.4%，人均支出 0.1 美元。这些国际捐款中包括了日本向世卫组织捐赠的11亿日元(约合960万美元)的援助基金,这笔资金将用于为发展中国家提供甲型H1N1流感疫苗;此外还有向墨西哥捐赠的、约为765万日元的实物援助和价值2100万日元的救济物资,以及向美洲开发银行捐赠的250万美元。

瑞士还捐赠了500万瑞士法郎(约合340万美元)作为专项预算,占抗疫总预算的5.5%,人均支出0.44美元。这笔资金捐赠给世卫组织,用于为发达国家购买相关疫苗(EFV,2009a)。

美国总统奥巴马2009年10月提出倡议之后,各国开始了疫苗捐赠活动。其中,美国和瑞士表现得尤为出色。通过世卫组织,美国2010年1月捐赠了共2500万剂疫苗(Van Tam等,2010),瑞士2009年12月捐赠了共150万剂疫苗(Kumar等,2012)。尽管此项计划本应在疫情高峰期进行,但事实上在2009年10月仅有很少一部分疫苗供应,一直到2010年年初所有捐赠才基本到位。疫苗供应的时间错位,再加上疫情过后的疫苗过剩问题,使得疫苗捐赠国对于接受国的选择更为随意,中低收入国家获取疫苗的公平性也就成为一个疑问(Kumar等,2012)。

4. 抗病毒药物

流感疫情期间,另一种常见的“金”济支出则是抗病毒药物的购入。在日本,由于抗病毒药物常被用来治疗季节性流感,平常购入量已经足够保证供应,就不再需要进行额外的储备;在美国,政府共拨款2.31亿美元以购入儿科抗病毒药物,占应急响应总预算的5.2%;在瑞士,政府共拨款100万瑞士法郎以购买4万盒75毫克的特敏福,占应急响应总预算的1.1%(这样的治疗每次需耗费10盒特敏福,费用为25瑞士法郎)(Roche,2016)。而近期,罗氏公司公布了一份发达国家流行病药价表:十粒胶囊,每粒75毫克,每包15欧元;45毫克,9欧元;35毫克,6欧元。奥司他韦磷酸盐(一种活性药物成分)的一次治疗量价值7.7欧元。以上均不包括运输及相关成本,如保险以及税费等。

对于美国和瑞士而言,自2006年大危机以来,其国内抗病毒药物的储备量已较为充足,因此它们的储备成本也就相对较低。国家战略储备的抗病毒药物覆盖了约25%的人口,包含口服制剂(特敏福)、吸入型制剂(瑞乐沙)以及儿科所需剂量。早在2009年4月底,美国疾控中心就迅速向各州分发了总量共1100万疗程的抗病毒药物(GAO, 2011)。而在瑞士,国家以各种方式为大约25%的人口储备了特敏福，并为医务人员提供了预防措施。如2015年，14.5万疗程的特敏福以每盒十粒胶囊的形式发放。而对于日本而言，其国内的抗病毒药物储备已覆盖了45%的人口（Berera和Zambon，2013）。

甲型H1N1流感期间，抗病毒药物的库存并没有被耗尽。然而，由于抗病毒药物疗程的单位成本要高于疫苗的单位成本，若疫情加剧且/或战线拉长，那么成本可能就会比现在还要高得多。我们不妨举个例子，在2006年甲型H1N1流感暴发之前，美国卫生和公众服务部花费了近四分之一的补充预算（约13亿美元）来用于研发和储备抗病毒药物相关的活动，例如购入用于增加库存的5000万剂治疗用药等（GAO，2011）。

5. 面罩、消毒液以及防护服

在瑞士，政府专门将购买口罩和消毒液等医疗用品的预算设于国家一级编列中，并包含在680万瑞士法郎（约合460万美元）的军事预算内。最后实际支出为570万瑞士法郎，其中480万被用于购买口罩，占应急响应总预算的5.3%。此外，在检索日内瓦州的地区预算时，我们发现，购买口罩和酒精洗手液等物资的开销占该州应急总预算的39%。由此看来，各区域机构对于此类物资的购入的确不容忽视。在美国，各州和地区卫生官员协会（ASTHO）注意到，口罩、洗手液和垃圾袋等用品在应急响应总预算中占了很大的比重，这令人生疑。因为医疗用品的购入并不同于疫苗接种，"公共卫生紧急行动"项目（PHER）不可能为其提供如此巨额的预算拨款（ASTHO，2010）。在日本川崎市（150万人口），我们也发现其中一笔额外预算中包含了防护服、口罩、手套及消毒液等费用，但它们约占其年流感预算的10%。

6. 人员的增加、部署、沟通及其他

在美国，有一笔价值2.09亿美元的专项预算，它只用于以下开支：疾控中心（1.99亿美元）、卫生防疫部长助理办公室（100万美元）的人员部署及增加项目，以及食品和药物监管局的抗疫相关活动（900万美元）（GAO，2011），总共占抗疫总预算的4.7%。而在宣传方面，除了包含在疫苗接种预算中的宣传活动外，还另设有3100万美元的专项预算（占总预算的0.7%）来用于提供宣传材料以及翻译支出。

尽管瑞士联邦政府并没有为新增活动设立专项预算，但联邦公共卫生办公室的一份报告却显示其固定预算增加了约250万瑞士法郎(占2009财年年度总预算的0.11%),该笔款项用于疫情沟通相关活动(EFV,2009c)。

最后,美国的抗疫行动中还增列了两个项目,这两个项目在其他国家都没有被列出。第一个是支出9500万美元用于“当前正在开展”的研究活动预算(占总预算的2.2%,人均0.31美元)。这些活动包括抗病毒药物的研究,以及疫苗和抗病毒药物对孕妇疗效的监测。第二个是支出400万美元赔偿金(人均0.01美元),用于补偿防疫对人民生活所造成的不良影响(GAO,2011)。

第四节　讨论和结论

我们的研究旨在评估实施甲型H1N1流感应对措施的公共预算和公共支出(人均支出及其在总开支中所占的百分比),并将其与各国的防疫策略联系起来,以期完善对未来大流行病的管理模式。尽管甲型H1N1流感相较预期更为温和,但是当时的防控计划主要根据更严峻的情况而制定,因此它们的预算情况对我们的研究具有一定借鉴意义。

如果了解大流行病预算的批准机制,就会发现批准这些预算并不困难。其主要原因在于预算额度相对较小,且被囊括在补充预算的常规机制中。一方面,这是令人振奋的,因为它表明在危机来临时,金钱并不是决策过程中的绊脚石。另一方面,这可能给人留下一种印象,即各国在风险管理过程中忽略了经济层面。正如我们在本书第七章中所探讨的,这在某种程度上是正确的,但它缺少经济证据的支持。

尽管我们的研究提供了与大流感干预成本相关的经济证据,从而填补了一个重要空白,但是我们认识到自己的研究仍然存在局限性,比如难以收集到区域和地方的支出数据,导致研究更侧重于国家或联邦的支出。另一个严重的局限是我们没有将间接成本纳入考虑范围。事实上,各国卫生部门的工作人员和其他部门(警察、军队、通信等)的工作人员在这方面花费了很多时间和精力。但是,无论疫情程度如何,雇佣员工的费用始终存在。我们认为,在危机暴发期间,对补充预算的管理是最为关键的。愿意计算间接成本的政府,将能够更有效地使用某些特定预算去支持抗疫行动。这样的话,就可能无形中节省了其他领域的成本。我们没有考虑到这些节省的潜在成本,确实是一个问题。

还有一个局限是,如果仅仅比较防疫预算的总额和每个居民的支出,就容易直接得出结论,以致忽略了许多影响决策的其他因素。比如,从研究结果中我们可以发现,疫苗是主要支出项目,疫苗接种政策(接种一次还是两次,预计覆盖率)和订购的剂量直接决定成本的高低。所以,公共机构可以根据需要接种疫苗的人口比例(瑞士 21%,日本 13%,美国 15%),来减少订购的剂量。同时,人们也必须认识到,疫苗需求少也可能因为流行病较为温和,或者其他因素。三个国家中,瑞士的疫苗需求最高(疫苗接种率高达 83%),但是请注意两点:第一,合同在疫情暴发前就已经签订好;第二,如果订货量太少可能会导致无法及时采购到疫苗,因为疫苗生产商生产力有限,只能逐步生产。另一方面,尽管瑞士实现了高接种率并采取了双管齐下的政策,但疫苗的单价并不高,因为瑞士在 H5N1 时购买的佐药还有库存。我们考察的三个国家中,日本的疫苗单价最高。此外,为了提高自我供应的能力,日本还追加了额外的预算来提高国内生产量。

事实上,供应链和药物量产能力现在已经成为应对全球卫生危机的关键问题。随着病毒的"全球化",疫情的发生正在变得更加频繁。同样,防疫药品供应也变得"全球化",使得国与国之间为争取资源及时到位而展开竞争。2009 年甲型流感暴发时,尽管美国已经预定了 1.9 亿剂药品,但在疫情高峰时也没有获得足够的疫苗。对疫苗、药品短缺的担心促使各国政府增加了应对疫情的预算。埃博拉病毒暴发时也是这样,就算有钱也很难买到防护设备。因为需求太大了,制造商们加班加点也很难完成所有订单。正如世界卫生组织建议的那样,这些问题有望在共同研究之后得到解决,从而缩短疫苗生产的延误时间,但各国也应在地区甚至世界范围内协调库存加以解决。

根据我们的研究,三国政府用于大流行病的人均公共支出为 7.95 美元到 26.60 美元之间,如果再加上联邦/国家对地方的预算调整(表 8.1),就在 24.10 美元到 32.05 美元之间。不过,虽然各国防疫预算意义重大,但其所占各国年度预算的比例最多不到 0.5%,占各国卫生预算的比例最多不到 7%。

全球大流行病的主要支出是疫苗生产和疫苗接种(表 8.2),占了约 78%的防疫预算。这一费用与为该国民众购买的疫苗剂量直接相关,疫苗接种政策和前期医疗物资储备可以大致解释为什么国家间人均公共支出存在差异。减少疫苗采购费用(表 8.3)不是一个简单的话题：已经签订的合同、已经确认好的供应商、有限的产能、提高自给能力的需求，以及供求之间的时差，都导致了需求高峰时无法获得足够的产品，也都影响着各国控制成本的能力。

第二大支出用于地方防疫行动，包括地方上的疫苗接种、口罩和消毒剂等物资的购买、医院防疫工作和各种工作人员的扩招。其他重要开销包括：购买抗病毒药物以增加库存(若 H5N1 期间有过储备，则在甲型流感期间可降低成本)、增加全球范围内工作人员数量和部署，以及国际援助。

我们认为，与探讨所有医疗和非医疗因素在决策和风险管理过程中的作用一样，本研究列出的公共支出清单也能改善各国对未来大流感的管理方式。虽然我们发现 2009 年甲型 H1N1 流感没有超出年度公共预算，但早期疫苗供应不足这个大问题依然存在，这对程度较轻的疫情来说是一个问题，对严重疫情来说更是如此。疫情末期的产能过剩问题虽然难以预料，但也是一个经济问题。各国政府应该继续与疫苗企业展开合作，提高疫苗产量的灵活性，完善购买合同，以优化疫苗的生产。地方防疫活动是第二笔大开支，建议在地方上设立全风险基金，每年提供资金按年度分配支出，确保在危机暴发时有足够的流动资金和融资渠道。

附录

表 8A.1　甲型 H1N1 危机期间国家融资记录

国家	年份	类型	主题	主体	文件名	来源
美国	2009	年度财务报告	预算	美国政府	Budget of the United States Government	www.gpo.gov/fdsys/browse/collection.action?collectionCode=BUDGET&bread=true
美国	2011	审计	大流行病应对措施	美国政府责任署	GAO-11-632 Influenza Pandemic: Lessons from the H1N1 Pandemic Should Be Incorporated into Future Planning	www.gao.gov/assets/330/320176.pdf
日本	2009	年度财务报告（英文版）	预算	财政部	Highlights of the Budget for FY2009; Outline of the Second Supplementary Budget for FY2009; Summary of the Second Supplementary Budget for FY2009	www.mof.go.jp/english/budget/budget
日本	2009	年度财务报告（日文版）	预算	财政部	Japanese Public Finance Fact Sheet 2009; Budget for FY2009（平成 21 年度一般会计予算）and FY2010（平成 22 年度一般会计予算）; First Supplemental Budget Revision（平成 21 年度一般会计补正予算（第 1 号）; Second Supplemental Budget Revision（平成 21 年度一般会计补正予算（第 2 号））	www.mof.go.jp/budget/budger_workflow/budget/y2009/
日本	2010	审计	大流行病应对措施	厚生劳动省	Annual Health, Labour and Welfare Report 2009—2010 Part 2. Measures for the current political issues Chapter 1	www.mhlw.go.jp/english/wp/wp-hw4/honbun.html

续表

国家	年份	类型	主题	主体	文件名	来源
日本	2010	摘要	大流行病应对措施	厚生劳动省	Annual Health, Labour and Welfare Report 2009—2010, Countermeasures against Novel Influenza A Outbreak Situation of Novel Influenza (H1N1) in the World	www. mhlw. go. jp/english/wp/wp-hw4/ health_and medical_services/P87. pdf
日本	2010	审计	疫苗接种	京都立命馆大学衣笠研究所	Survey on Pandemic Influenza A(H1N1) Vaccine Policy in Japan	www. hpm. org/en/Surveys/Ritsumeikan_University_-Japan/16/Pandemic- influenza _ A (H1N1) vaccine_policy_in_Japan. html
日本	2010	摘要	国际合作	外交部	MOFA: Japan's International Cooperation on Pandemic Influenza(since the end of 2005)	www. mofa. go. jp/policy/health_c/influenza/cooperation_since05. html
日本	2009	大众传播	疫苗接种	厚生劳动省	GENERAL INFORMATION: Influenza A (H1N1) Brochure	www. mhlw. go. jp/english/topics/influenza_a/index. htlm
瑞士	2009	年度财务报告	预算会计	瑞士政府	Compte d'état vol. 2B	www. efv. admin. ch/f/documentation/finanzberichterstattung/staatsrechnungen. php

续表

国家	年份	类型	主题	主体	文件名	来源
瑞士	2010	审计	疫苗接种	联邦公共卫生办公室（安永会计师事务所）	Evaluation de la stratégie de vaccination H1N1 de la Suisse	www. bag. admin. ch/pdf_link. php? lang=fr&download=Schlussbericht+H1N1+f
瑞士	2009	审计	大流行病应对措施	财政部门	Rapport de la Délégation des finances aux Commissions des finances du Conseil national et du Conseil des Etats concernant la haute surveillance sur les finances de la Confédération en 2009	www. parlament. ch/fr/organe/delegations/delegation-des-finances/rapports
瑞士	2012	审计	大流行病应对措施	国家理事会管理委员会	Organisation de la lutte contre la pandémie de grippe	www. admin. ch/opc/fr/federal-gazette/2013/211. pdf
瑞士	2009	档案	大流行病应对措施	联邦议会（瑞士议会）		www. parlament. ch/en/suche#k=h1n1

第九章　全球卫生系统的组织难题：高可靠性组织理论的启示

第一节　导　言

本章旨在反思有关全球卫生系统的一些令人困惑的问题，这些问题在本书编写采证的过程中始终存在。本书撰稿人从各自的角度出发，提出对全球卫生系统管理的看法，无一例外地指出管理这样一个开放系统的复杂性。本章第二节介绍了全球卫生系统的特点，并提出一个问题：在什么条件下，全球卫生系统才能真正被视为"系统"？将世界卫生组织定位在全球卫生系统内，并分析其长期以来的改革探索，将有助于提出与组织治理有关的问题。本章第三节回顾了全球卫生系统的关键特征之一，即流行病期间公共卫生干预方案的不完善。国际防疫方案得益于全球卫生系统成员之间的普遍共识，然而，这一方案一直饱受争议，特别是一些社会科学家提出的批评，似乎经常被负责全球抗疫的工作人员所遗忘。因此，我们提出这样一个问题：是什么助长了这种遗忘？但是，我们不想止步于此，我们想要寻找替代性的解释框架。本章第四节介绍了关于高可靠性组织（HRO）文献的价值。最值得注意的是，全球卫生系统和高可靠性组织一直以来的担忧是，在面对根本的不确定性时，如何在服从规划与自己做主、提前预判和随机调整之间取得平衡。高可靠性组织的设计原则有望为我们指明方向。本章最后指出，与其继续呼吁构建体系、加强控制、推动改革，全球卫生系统更得益于分散式行动，这种行动依赖地方性的抗疫手段，甚至也包括受害者自己的防范措施。

第二节　全球卫生系统的特点

一、可以称之为系统吗？

在线《牛津社会学词典》（Scott 和 Marshall，2015）对“系统”给出如下定义：

> 系统是任意要素之间的结构化或模式化关系，具有整体性或统一性。系统存在于环境之中，因此具有维护其边界的需求。系统与环境之间存在着内部交换关系。更深层次地看，系统将趋于平衡状态或稳态。

那么，根据这一定义，全球卫生是一个系统吗？

毫无疑问，这里存在着相互作用、相互依赖的部分。各个行为体在复杂的网络和子网络中相互作用，形成错综的整体，或者说是网格。借用 Garrett（2013）的说法，这个系统被无数的社会、政治、制度、经济、生态和地理要素包围和影响。它绝对是一个“开放的系统”（Scott，1992）。但是，其中没有易懂的结构，缺乏共同的目的，仅有一些差异化观点的组合。一方面，2012 年 12 月联合国大会正式批准了“世界卫生全民覆盖计划”（Garrett，2013，20）。这一崇高目标需要进行大规模重组，以解决卫生管理和卫生基础设施的融资问题。另一方面，疟疾、艾滋病毒/艾滋病、结核病和传染病是国际卫生史上的主要防治目标，目前仍在议程上，需要投资和重视。当前尚未有一套清晰明确的规则来规范世界卫生系统的结构。在公共卫生干预方面，几乎没有行动一致的规划；人们共享一些卫生基础设施（如世卫组织协作中心），但目标人群高度多样化；执行公共卫生干预措施的方法也多种多样。然而，存在共识的准则基本上从生物医学知识衍生出来，它们代表着一种强有力的规范秩序和专业信条。

尽管存在上述局限性，但如果我们将全球卫生设想为一个系统，那么就涉及全球卫生系统治理的重要问题，包括驱动决策过程的力量，这可能是长期敦促机构改革的核心所在。这种改革似乎特别针对世卫组织。

然而，如果面对上述同样的因素，我们得出的结论是，全球卫生系统不是一个系统，那么问题就不在于其治理，而在于其自我组织和自我设计的能力，引入有弹性的战略，更好地实现有针对性的公共卫生干预。因此，在经常提出的补救措施中，对系统性问题的回答及其体制设计发挥着重要作用。

比尔·盖茨的话描述了这种根本模糊性：

> 问题并不在于该系统运作得不够好，问题是我们几乎没有一个系统……（全球卫生需要）由一个全球机构来协调，该机构应被赋予足够的权力和资金，以发挥效用。
>
> （比尔·盖茨，比尔和梅林达·盖茨基金会联合主席，2015年3月18日接受《纽约时报》采访时表示。）

正如组织理论家所言（Scott，1992），如果没有系统，集中协调是一个漫长的过程，几乎很难实现。此外，即使可以确定一个系统，分散化也可能在发挥作用。官僚制度既是集中协调的主体，也是分权行动的载体（Crozier，1963）。让我们看看能否进一步理解这个难题。

二、寻找“全球卫生”

甲型H1N1流感和2014年埃博拉疫情都揭示了全球卫生行动的复杂局面。在这次研究过程中，我们统计了至少138个组织或机构。从名字上来看，全球卫生行动常常体现为：参与者（特别是个体参与者）的多样化、世卫组织与世界银行和慈善基金会之间的竞争，以及药物导向的干预措施和公共卫生政策的技术化。

在这种迷宫般的背景下，全球卫生治理中的一些参与者显然比其他参与者在该领域拥有更多的话语权（Youde，2012）。借助历史透镜和理论工具，我们现在可以来讲述这个故事（Packard，2016）。世卫组织总部设在日内瓦，由6个区域办事处[①]和196个国家的代表组成。世卫组织功能的两个重要支撑分别是每年5月在日内瓦举行的世界卫生大会（由执行委员会负责召开，该委员会每年1月举行会议）和世卫组织秘书处（Lee，2009；

① 这6个区域办事处为：位于布拉柴维尔的非洲办事处，位于开罗的东地中海办事处，位于哥本哈根的欧洲办事处，位于新德里的东南亚办事处，位于华盛顿特区的美洲办事处，以及位于马尼拉的西太平洋办事处。

Kamradt-Scott,2010,2011)。总部设在亚特兰大的美国疾控中心(CDC)是名副其实的全球公共卫生圣地,在60个国家设有办事处,世卫组织成员国的卫生部长也在其中。除了无国界医生和世界医生等大型医疗非政府组织外,还有许多中小型非政府组织也参与护理提供和疫苗接种。研究实验室,如大型研究机构(如巴斯德或科赫),开发、设计药物和疫苗的制药公司也是全球卫生系统的重要成员。大型私人财团和慈善基金会,如比尔和梅林达·盖茨基金会,克林顿基金会,全球抗击艾滋病、结核病和疟疾基金,总部设在日内瓦的全球疫苗和免疫联盟,总部设在英国的惠康信托基金,都是非常重要的全球卫生资助者。世界银行也是世界卫生系统中的强大角色。各国的红十字会组织也发挥了重要作用,特别是在社会动员方面。这些组织都是由设在日内瓦的国际红十字联合会重组而来。全球卫生系统还包括医院①、一般的学术研究机构、公共卫生研究机构或流行病学培训学校,如疾控中心提供的声誉很高的内部培训项目,即"流行病疫情服务项目"("疾病侦探"的来源)(Thacker 等,2001;Thacker 等,2011)。这些机构是制定临床管理指南和开展循证研究的关键。自动跟踪系统(如加拿大全球公共卫生情报网,GPHIN)和强大的专家网络(如全球流感监测和反应系统,GISRS)也是全球卫生系统的一部分。

其中一些部门的内部运作比其他部门更为人所知,比如疾病预防控制中心(Ansell 和 Keller,2014)、世卫组织(Lee,2009;Kamradt-Scott,2011,2016;Chorev,2013;Brender,2014;Abeysinghe,2015)、无国界医生组织(Fox, 1995; Redfield, 2013; Péchayre, 2014; Hofman 和 Au, 2017; Neuman 和 Weissman, 2016)、国际红十字联合会(Forsythe, 2005)。然而,迄今对该系统的其他关键部分及其在全球卫生中发挥的作用的调查较少。这种情况跟四大会计师事务所(德勤、普华永道、安永和毕马威)的情形非常类似,它们在涉及资金的时候才现身。再比如慈善基金会,其预算受到严格审查(McCoy 等,2009),但内部运作却并非如此(Levich,2015 是

① 大学医院没有单独列出,因为名单太长。大学医院的确在全球卫生和抗击流行病方面发挥了显著作用(参看第十章帕法特医院向古巴医生提供护理的案例研究),特别是日内瓦大学医院与欧美的大学医院一样,都积极参与了埃博拉病毒疫苗的临床实验。此外,它们在大流感期间修改了护理方案,这与它们在埃博拉疫情期间的行动是一致的(参见 Roemer-Mahler 和 Elbe,2016;Evans 等,2016)。

明显的例外)。

这些组织发现自己身处复杂网络的夹缝中。这种情况下,拥有不同逻辑的组织内成员会维护自己的专业知识——专家会维护自身领域的知识,医生会维护其基于证据的医学知识——但又都常常受到其他因素(如政治和外交)的影响。例如,就世卫组织而言,某些防疫措施与基于证据分析的技术建议之间存在着某种矛盾。知情者称,他们的任务并不是一成不变的,而是根据情况、背景或受影响的国家而变化。例如,在2004年埃博拉疫情期间,世卫组织秘书处的技术官员可以说某种程度上是在对立的不同姿态间游走。是协调受影响国家的公共卫生干预措施,还是负责为特定地区制定基于证据的指导原则?与我们交谈的人对这些问题提出了不同看法。这一观点呼应了Littoz-Monnet(2017)的分析,国际官僚或者说"官僚企业家"(在我们看来就是世卫组织技术官员和秘书处成员)应该扩充他们的专业知识,并建立相应的专业化防疫机构。他们经常依赖外部专家,其中一些是前雇员,这些专家经常被邀请参加许多非正式磋商,推进如风险沟通或数学建模等问题。

然而,这种潜在的"任务蠕变"(mission creep)(Littoz-Monnet,2017),或者说,外部专家(非政治性公务员)在其专业性与制定紧急决策所需政治要求和法律要求之间的冲突,经常使得国际官僚或官僚企业家们受到批评。甲型H1N1流感和2014年的埃博拉疫情都是如此。正如法律学者希斯(2016,3)在反思世卫组织的应急权力时提出的那样,"应急人员试图管理这种冲突的做法往往是病态的,甚至是灾难性的,产生的决定既没有科学依据,也没有政治依据"。

即使随便看看提到的这些参与者,他们协调彼此矛盾的能力也并非不证自明,这一点显而易见。根据每个参与者的立场、他们优先支持的行动计划,以及他们设法获取的防疫资源,我们就可以发现,全球卫生并不存在单一的议程,而是包括众多的议程。这揭示了一个相互依存、相互交织的系统,其中有些地方是官僚主义的,有些地方是灵活的。它们本质上既相互了解又相互疏远(Vardin,2015; Saluzzo,2011),特别是在全球卫生系统中具有不同立场的机构之间,如世卫组织与无国界医生组织之间,或世卫组织与疾控中心之间。

Lakoff提出了全球卫生制度的两个版本:"全球卫生安全"制度和与之

对立的"人道主义生物医学"制度。这两个版本互补，相当于硬币的正反面："这两个制度应最好理解为当代全球卫生治理相辅相成的方面，而不是内在矛盾的方面。"(Lakoff，2010，75)大多数学者描述了一个人道主义、安全和资本主义逻辑相互作用的体系(Fassin 和 Pandolfi，2010；Weissman 和 Neuman，2016)。

这些参与者中最著名的是医生，不仅包括病毒学家、流行病学家、"病毒猎手"和疫苗专家，而且也包括人道主义医生。他们拥有极高声誉，先天地掌握着优势(Wald，2008；Lynteris，2016)。全球卫生系统显示了一些专家之间共享的经验和社会化网络，这主要是通过以前的医学培训和与致命病毒的斗争经历来实现的(Saluzzo，2011)。这些网络跨越组织和机构。对于许多信息提供者来说，毫无疑问，他们的职业生涯"得益于"过去的病毒暴发。此外，全球卫生系统在资源、科学出版物、合法性、专业知识、知名度和机构地位等方面具有内在的高度竞争性(Weisz 等，2017)。

然而，对全球卫生系统运作的批评常有如下五点：

1. 20 世纪 90 年代末资金来源转向依赖项目制，导致横向集资方式被放弃(Navarro，2004；Calain，2007)。

2. 生物恐怖主义议程和公共卫生议程之间的连接更紧密，损害了后者的利益，导致全球卫生安全议程下所谓的"公共卫生安全化"(Calain，2007；Abraham，2011；Calain 和 Sa'Da，2015)。这种逻辑将有利于这方面的人口监管，且纯粹为了富国的利益而运作，而不是为穷国开发可获得的治疗方法(Horton，2014)。

3. 系统地使用疫苗。

4. 严重事件的协调，特别是传染病的监测，是通过非强制性的《国际卫生条例》(IHR)进行的。这仍然是世卫组织唯一可用的真正的行动手段(Fidler，2003，2004，2005；Fidler 和 Gostin，2006；Youde，2012)。

5. 全球卫生安全议程为科学、人道主义、安全和资本主义逻辑提供了基础，这些逻辑已经紧密交织在一起(Roemer-Mahler 和 Elbe，2016)，但仍经常被新殖民主义式的疫情干预措施所玷污(King，2002)。

协调领域的定期激增也表明，组织间关系是一个持续的挑战(Scoones 和 Forster，2008)。世卫组织秘书处主持协调下的多个卫生小组的建立，说明的确有必要协调公共卫生领域和人道主义救援领域的多个大机构。知情者还提到全球卫生安全倡议咨询小组(GHSI)的作用[1],认为该小组在2004年埃博拉危机中未能发挥领导作用。2014年9月,联合国埃博拉应急特派团的成立,虽然一开始令人惊讶,但这与协调各种行为体、机构、网络和国家的持续艰苦斗争是一致的(UNMEER,2015)。

三、一些组织特征

全球卫生系统非常分散,我们项目的数据库中就列有138个组织,包括世卫组织、疾病预防控制中心、全球疫苗和免疫联盟、惠康信托基金、国家卫生研究所、红十字国际联合会和大型非政府组织,如无国界医生组织等,而且不断有新组织加入,特别是小型非政府组织和民间社会团体。借用Perrow(1984)[2]的紧耦合(没有停顿、不可替代、无转移或松弛)和松耦合(松散,可以替代)的概念,在描述高风险系统——如核电站、武器系统、空中交通管理和更多重要的基础设施时,我们也设想全球卫生系统是紧耦合和松耦合的。紧耦合体现在不同专业知识的独特性、若干通过《国际卫生条例》条款或长期项目(如流感监测)的正式协调机制,以及与世卫组织协作中心建立的紧密专属关系。松耦合体现在多样化的非正式网络、不同的资金来源、临时机制和短暂的路线图或倡议。尽管世卫组织在全球卫生领域发挥着制度性调节作用,但是其领导地位有时也会受到质疑。在某种程度上,它也无法实现全球范围内的协调(Lee,2009)。例如,在2014年埃博拉疫情期间,知情者的描述显示,很难找到一个合法舞台来公开辩论某些有争议的观点(比如是设立埃博拉治疗单位还是设立家庭护理或社区护理中心的争议)。

产生这些摩擦的原因是,对于那些(当地和各个层级上的)抵制协调的人来说,协调是不可能完成的任务。最明显的例子是,像无国界医生组织这样的大型非政府组织,珍视自己的独立性和在当地行动的自由,因此往往倾向于逃避协调机制(Nunes,2017)。在甲型H1N1流感疫情期间,各国通过其卫生部表达了同样的看法,并表明了其最高权威。然而,全球疫情

① 全球卫生安全倡议(GHSI)由加拿大、欧盟委员会、法国、德国、意大利、日本、墨西哥、英国和美国于2001年11月发起。世界卫生组织担任其技术顾问。

② Perrow借用了Weick的组织内部紧密和松散耦合理论(Weick,1976)。

管理方面也存在着一些协调。在应对大规模疫情时,正式沟通网络基于不同的技术专长形式进行沟通,体现了全球卫生系统的跨领域性。2000 年创建的全球疫情警报和应对网络(GOARN)就是这些协调机制中的一个鲜明的例子(Ansell 等,2012),它将 120 个不同的组织联系起来,包括实验室、科学机构、非政府组织和公共卫生机构。巴斯蒂德在本书第五章中分析的埃博拉危机期间的应急沟通网络(ECN)是另一个例子。

最后,全球卫生系统拥有一些通用的手段,被认为适用于诸多国家、地区。尽管其中一些手段并非无所不能,但仍经常被讨论。“防疫”概念是其中之一,“防疫”的社会历史对于理解公共卫生行动者及其机构如何防控流行病和大流行病具有重要意义(Zylberman,2013;Caduff,2014;Lakoff,2017;巴斯蒂德,第二章)。《国际卫生条例》(IHR)及其附带条款关于成员国核心防疫能力和内容的规定(2005 年修订,2007 年实施)既鼓励了各个成员国不断进步,也让它们的防疫准备工作产生了现实意义(Katz 和 Dowell,2015)。《大流感防疫规划》(PIP,2011 年建立)既是世卫组织成员国、制药公司和其他相关方之间的合作协议,也是主要参与者就病毒、知识、疫苗和利益分享进行辩论的制度平台。与其他处理疾病、流行病和干预措施的常设机构一样,《大流感防疫规划》和《国际卫生条例》的影响力似乎越来越大。

四、世卫组织在全球卫生系统中的定位

世卫组织的性质复杂,使我们对其在全球卫生系统中的角色很难有一个精准的定位。诸多因素使得世卫组织的运作变得复杂而难以理解,如全球卫生议程的相互交织(例如慢性病、新出现或反复出现的病毒引起的流行病、加强卫生基础设施、消除某些疾病的行动、妇幼保健),拥有不同方案的各部门为了筹资而展开的竞争,大型慈善捐助者的角力(如比尔和梅林达·盖茨基金会或克林顿基金会),世卫组织在决策上需要对成员国妥协,世卫组织效率低下的资金和资源分配机制,各国和地区之间“精明”的内部仲裁,以及世卫组织的三层次结构(国际、区域、国家)等(Lee,2009;Kamradt-Scott,2010,2011;Brender,2014;杜普拉斯,第六章)。自 20 世纪 90 年代以来,世卫组织一直被要求进行体制改革,(Taylor,1992;Sridhar 和 Gostin,2011;Hein 和 Kickbusch,2010;Clift,2014;Horton,2015;

Kickbusch 和 Reddy,2015),并且让世卫组织改革的报道二十多年来已经堆积成山。因此,世卫组织一直在尝试改革。关于世卫组织 20 年改革的文献非常丰富,甚至许多专家已经成为抨击世卫组织的行家(Yamey,2002;Sridhar 和 Gostin,2011;Fidler,2015,2016;Sridhar 等,2016;Cassels 等,2017)。然而,可以说世卫组织作为一个联合国机构最终还是成功地保住了其功能。同时,甲型 H1N1 流感和 2014 年埃博拉疫情引发了另一波讨论:世卫组织需要立刻推动改革(Brender,2014;Moon 等,2015;Moon 等,2017)。这两次危机都引发了人们对世卫组织地位的猛烈批评和重新评估(Gostin 和 Friedman,2014;Gostin,2015;Heath,2016)。[①]从 Brunsson(1989a,1989b)关于行政改革的论点来看,坚持世卫组织改革这一诉求可能会被更广泛地探讨。

首先,组织理论家布朗松认为行政改革应该常态化,并认为行政改革的常态化可以为现实问题提供解决方案。他认为,改革是一种使组织稳定而非动荡的力量。同时他还指出,在传统观念中,改革总等同于进步,而稳定总等同于落后。然而,改革会带来进一步的改革,因为人们可以从解决不断发现的问题中获得进步。"行政改革是灵丹妙药,它可以补救几乎任何问题,包括低盈利能力、日益增长的竞争压力或是领导团队的无能。"(Brunsson,1989b,245)行政改革的一个重要原因是,外界看待组织的方式与组织自身的运行方式之间存在着不一致,而内外一致性、对内协调性、组织行动和控制力在任何组织中都很难被建立。

在考虑世卫组织地位时,布朗松的观点非常有趣。他的其中一个观点与本章存在着共鸣,尤其是当他谈到组织问题的一个重要来源是面向公众的组织设计与实际的组织内部运作之间的矛盾时。我们的研究发现,受访的世卫组织成员也处于这种割裂状态。比如,2014 年夏秋的困难时期,对财务问题的质询就是组织失调的一个例子。根据 Grépin(2015)的计算,尽管在整个 2014 年中,抗疫资金从来不成问题,但成为问题的是预算无法达成共识、资源无法有效分配。另一个例子是,部分受访者与其他领域的专家在协调方面遇到了困难,因为部分高级专家希望能和本领域的专业人员

---

① 例如,在 Moon 等(2015)撰写的《埃博拉病毒是否会改变游戏规则?下一次大流行之前的十项重要改革》一文中,人们可以发现在阅读世卫组织改革材料时经常遇到的措辞。

对接。

布朗松的另一个观察结论是,有些组织无法在内部交流他们的早期经验、专业化知识与展开的行动,他认为,这种信息阻塞正是一个组织内部必须改革的信号。改革不是通过学习而是通过"遗忘"来推动的[①],组织应在改革过程中忘记以前的做法,或至少是那些具有类似内容的机制。"遗忘",作为防疫行动中的一个重要现象,接下来我们将从人类学和社会学的角度讨论它。

本节有助于理解为什么全球卫生体系不能算是一个完整系统。尽管比尔·盖茨迫切希望世卫组织能够创建更多的分支机构,并拥有更多的领导人职位和更多的资源,但他的这一系列战略是否能有实际成效仍备受质疑。下一节,我们将讨论流行病期间的公共卫生干预类型,这是一个各方拥有更多共识且都愿意讨论的问题。

第三节　流行病期间公共卫生干预的不完整模式

如果说人们对于"什么让全球卫生系统变成一个系统"的问题几乎没有共识,就像人们对于追求圣杯一样众说纷纭,那么人们对"什么是公共卫生干预措施"则存在着更多的共识。然而,经过更严谨的调查,我们发现,制定公共卫生干预措施也需要一场多方论战。论战不仅体现在全球卫生专家(按照防疫规则行动)与目标人群(按照他们的"错误认知"和"抵制"行动)之中,也体现在抗疫组织内部(他们显示出不同观点)。这并不奇怪。毕竟全球卫生领域参与者的分散化和多样化已是众所周知的事实。然而这意味着人们需要重新设计一套适当的组织原则以适应这种混合型专业环境。

一、模式的共识

大多数公共卫生官员心里已经有一套自己青睐的模式。Lakoff 和 Collier(2008)谈到了一种"紧急干预措施",Leach 和 Hewlett(2010)则描述了一种"普遍快速反应"。这些公共卫生干预措施可以理解为全球性的系

① Mahler 和 Casamayou(2009)提出了类似的观点。

列行动。这一系列行动按一定的规范设计，一旦落地，哪怕受到公众的强烈反对和抵制，也很难改变其方向。应急决策在任何社会都是一个高度敏感的话题。福斯特在甲型H1N1流感疫情之后的评论，仍然能够在2014年埃博拉疫情中引起人们的共鸣：

> “灵丹妙药”般的万能解决方法是不存在的——一成不变的方案不仅欠考虑，还常常误人子弟。因此，我们在规划和开展工作时必须考虑到不同的地方环境和不同的关注点。一些僵化的简化版技术方案，可能减少了选择其他方案的可能性，进而限制了人们的抗疫行动。
>
> (Forster，2012，1)

我们再来看看国际抗疫小组的措施：(1)在实施医护隔离的基础上部署一系列隔离、遏制和检疫战略；(2)提供静脉输液；(3)密切追踪并监视与感染者接触的可能感染者，以确定传染链；(4)建立“风险防控预警部门”；(5)坚持人道主义与安全性兼顾的尸体处理方法。

抗疫人员都会赞成这种部署，无论他们属于全球卫生制度的哪一方(Lakoff,2017)。然而，批评者倾向于认为这种干预措施是一种技术专家的公共卫生教条——本质上自上而下，对外界各种变化不敏感，并且缺乏民众支持(Leach和Hewlett,2010;Forster,2012;Heath,2016)。这种自上而下的教条可能会引起目标人群的强烈抗议。教条化的公共卫生措施容易掩盖这样一个事实，即公共卫生干预措施的实施往往会伴随着来自外界的意见分歧、多次调整和各种争议(Keller等,2012)。

二、有共识也有争议

甲型H1N1流感疫情期间出现了大量的争议，如抗疫人员与民众就疫情的分期问题存在着不同的理解。此外，人们认为抗疫规划过于僵化，迫使公共卫生机构新增了一些条款。但事实上，许多报告也表明，国家、机构和公共卫生官员都制定了临时战略，并根据实际情况对全球抗疫规划进行了灵活的调整：一些国家关闭学校(法国、美国、日本)；一些国家实施了隔离政策和边境管制(日本)；除日本外，其他国家很少使用抗病毒药物，最多针对一些重症患者；一些国家禁止进口来自墨西哥的货物，而另一些国家则下令大规模地杀掉饲养的猪（埃及）。疫苗接种在几乎所有地方（除美国或瑞典外）都以惨淡的失败收场，这揭示了大部分群众尤其是欧洲民众，可能对公共机构存在较强的不信任感（Barrelet 等，2013）。

抗疫期间，国际公共卫生机构、世卫组织成员国和前线抗疫人员之间本应该遵守“意见一致”的部署原则。然而，争议不仅迅速出现在公开场合（例如世卫组织和无国界医生组织之间），还出现在世卫组织内部（见陈和萨特尔的调查，美联社，2015 年 3 月 20 日，援引 Lakoff，2017，152）和无国界医生组织内部（Nierlé，2014）。争论内容包括无国界医生组织采取的紧急措施是否合适（Hofman 和 Au，2017；Calain 和 Poncin，第十一章）。建立埃博拉治疗中心逐渐被大众视为强有力的措施，而这项措施恰恰是无国界医生组织的团队在疫情早期做出的没有回头路的选择。我们早些时候注意到（布里尔，第三章），其他可替代的医疗模式，如社区护理中心或家庭护理模式，起初并没有受到太多的重视，尽管这些模式都已经在世卫组织和无国界医生组织中备案。我们先前也提到，关于个人防护设备的建议曾经在无国界医生组织内部和世卫组织内部引起争论，甚至成为两个组织不和的导火索。然而，随着形势越来越危急，人们真的没有制度平台可以讨论其他行动方案。后来，在一些专家的推动下，人们开始相信社区护理中心可以成为对抗疫情的有效选项，才开始将其部署在塞拉利昂（UNICEF，2015，2016）。

在这种混乱的情况下，人类学家很早就通过各类平台（Abramowitz，2017），写下了他们十年前的预言（Hewlett 和 Hewlett，2008）：检疫，遏制，以村庄为单位的限制与隔离将会不可避免地引发人们对埃博拉疫情防护人员的抵制、敌意和紧张情绪。于是人类学家自行组织起来，并迅速发表了他们的观点（Fairhead，2016；Wilkinson 和 Leach，2015；Moulin，2015；Faye，2015；Lachenal，2014；Le Marcis，2015；Fribault，2015；Laîné，2016）。他们重申，缓解疫情的禁令必须依靠民众及领导人的合作。合作至关重要，因为人们以前有防治传染性疾病的经验，并且已经有了一套可以建立在其经验基础之上的预防措施，这种经验甚至可以运用在未知病毒引发的新疫情中（Hewlett 和 Hewlett，2008；Richards，2016）。

三、人类学家和社会科学家没有注意到的建议

正如我们前面提到的(布里尔，第三章)，卫生组织关于如何更好地实施“安全埋葬”的国际规范已经存在(Boumandouki 等，2005)。无论在地区层面还是国际层面上，这些准则已经在10～15年前由人类学家和世卫组织专家建立。人类学家 Hewlett 和 Hewlett 在2008年指出：

> 世卫组织认真对待我们的建议，并开始将医学人类学家纳入疫情早期以及疫情期间的防控力量。因此，世卫组织邀请我们参加2003年刚果(金)埃博拉疫情早期阶段的防治。
>
> (Hewlett 和 Hewlett，2008，61-62)

Leach 和他的同事也是如此，他们提出了同样的意见，并在2008年与世卫组织疫情预警与防控部门主任进行的一次访谈中解释了原因。他们认为基于人类学的防疫措施已经成为抗疫过程中不可或缺的支柱，其重要性与隔离一样(Leach 等，2010)。那么，当2014年埃博拉疫情暴发后，“人类学的那一部分”(疾控中心人员在接受我们采访时这样说)表现得怎样呢？

总的来说，人们似乎忽视了一些早期的尝试。我们已经剖析过埃博拉疫情中推动公共卫生干预的现实条件和伦理前提(Calain 等，2009)。尽管这些分析不再适合今天的情况，但当时的一些基本观点依然有价值(卡兰和庞辛，第十一章)。同样，人类学家几年前写的关于出血热的文章至今仍然具有借鉴价值(Leach 和 Hewlett，2010)。可是，从我们的研究中所得出的结论却是，这些仍有裨益的信息与经验在某种程度上被人们搁置在一旁，几乎没有传播开去。为什么这些重要的知识经验在过去的几年里“失传”了呢？

首先，人类学家和社会科学家并不在传统的抗疫组织中。在2014年埃博拉病毒暴发时，世卫组织的专家们曾公开表示，他们缺少社会科学方面的专业知识，因此可以判断出他们曾被风险沟通准则所困扰。其次，社会科学家总是在传递一个简单直接的信息，即敦促应急人员立刻部署一个全面、因时而变、顺势而为的抗疫团队，同时能够迅速联系上感染者并与他们进行对话。然而，他们的信息很容易被理解为他们对先前干预机制的强烈抨击。他们利用他们出版的作品进行批评，他们代表弱势群体发声，质

疑了专家们制定防疫措施的原则。这也许是为什么他们的信息最终没有得到更多认可。当然，他们的观点本质上也存有争议。然而，埃博拉疫情中，人类学家再次出现在救援队伍中（Abramowitz，2017），且从此以后，人类学的基本知识在高级别会谈中一直被反复提及。

2014 年埃博拉疫情中，我们对人类学家建议的轻视，其实是一个很好的例子。它显示出全球卫生系统所面临的挑战，即如何将不同的知识体系连接起来，这些知识体系来自不同的认知群体，且发展参差不齐。要想在这些差异化群体和组织中达成关于地方防疫的共识无异于天方夜谭。我们必须承认这一点。这不是失败主义论调，而是一种更现实的立场。从这一立场出发，我们可以在一个更确定的基础上继续讨论一些要素并做出决策。

在本节中，我们已经认识到：争议无处不在。人们不仅需要应对疫情也要应对论战，这场争议不仅外显于不同的群体之间，而且内藏在各种网络、专业、组织和地区中。因此，采用更好的风险沟通机制还远远不够，"对内在关联明察秋毫"并时刻保持"警觉"（Weick 和 Roberts，1993）才是制定更好、更有力的抗疫政策的关键。大卫·纳巴罗在 2014 年抗击埃博拉疫情期间也对遇到的困难感到沮丧，并于 2015 年 12 月在全球卫生专家面前发表了一次讲话，公开承认了这一事实。

> 2015 年 12 月 2 日，时任联合国秘书长代表的大卫·纳巴罗在众多卫生专家面前发表了以下论述：相比于过去的任何时期，现在有越来越多的总统和首相关心全球卫生问题，有越来越多的记者撰写有关的文章，有越来越多的人对它感兴趣并参与其中。我们的论述需要被不同层面的参与者所接受。我们不能自以为在各个方面都是专家。我们的社会强大而有活力。我们很难做到在防疫规范上整齐划一，也很难领导如此众多的参与者。要想在早期疫情监测中有所收获，我们需要倾听来自每个层面的参与者，同时每个人都必须参与其中。风险评估的结果不能仅仅依靠公共卫生领域的专业人士做出。人类与自然紧密相连，我们需要与动物、大自然共同努力。沟通是双向的，且需要信任和尊重。金钱买不来信任。我们的问题不在于需要更多的数据，而在于如

何处理数据:这些数据是否符合道德?是否可以共享?是否容易获取?我们需要从创建"卫生系统"转向创建"为了保障健康"的系统,或者更进一步说,"创建为了保障生命"的系统,增强"系统运作"的能力。我们需要带着信任和尊重去创造安全的公共空间,让其他人也可以找到自己的位置。同时,我们需要不断地重新学习,吸收各个领域的知识。我们的特定职业往往阻碍着我们,但我们需要成为变革的推动者,让组织获得新生。追求公正与公开、保卫人权是我们的原则。我们属于一个个团体,是竞争游戏和权力斗争中的参与者。我们需要注意我们的措辞,当说到"我们要"的时候,需要注意谁是"我们"。我们需要善于使用权力。我们都是人道主义者,因此我们在参加行动时需要认真对待我们的职责。当涉及我们的亲人、朋友和爱人时,让我们停止使用"接触者""病例"和"非理性"这样的词语。

(2015 年 12 月 2 日,"新传染病展望"日内瓦咨询会上的讲话)

那天快要结束时,大卫·纳巴罗以受邀嘉宾的身份来到会场发表了以上演讲。他所传达的讯息似乎缓解了当时的紧张局势和大家的负面情绪。会议室里,专家们很容易联想到演讲中的愿景,梦想着(至少有那么几个瞬间)离开会议室之后就可以实施这项兼顾各方的综合性议程。演讲结束后,大厅里响起雷鸣般的掌声。会后,为了纪念这一演讲,人们把演讲稿复印在了一个小册子里。

第四节　运用高可靠性组织(HRO)的理论与实践考察全球卫生系统

我们对迫在眉睫的挑战感到恐惧,对组织的复杂性感到困惑,它们对我们的抗疫行动都产生了重要影响,我们也意识到这些问题在过去的疫情中反复出现,因此我们觉得有必要转换视角。视角转换的原因主要基于本章第二节提到的兴趣。本节中,我们将寻找可能对此有帮助的替代性理论和实践。值得注意的是,高风险组织模型可以作为我们的参照,为解决全球卫生系统(及其各种组织和网络)面临的复杂问题提供新的视角。其中,我们将着重讨论制度设计问题。

一、寻求高可靠性的组织

当代社会的高风险组织(例如核电站、化工厂、航空公司、铁路、空中交通管制系统和关键基础设施)的极端重要性已经引起了持续关注。其重要性可从管理学、社会学、政治学、人类学、公共管理和心理学领域的大量研究中体现出来(Le Coze,2016)。这些组织常常以分散的网络形式运作,并为人们提供必不可少的产品和服务,但是这种运行方式是有风险的。简单地说(Bourrier,2011),关于高可靠性组织的文献大部分出现在20世纪90年代(La Porte 和 Consolini,1991;Roberts,1988,1993;Rochlin,1996;Weick 和 Sutcliffe,2005),它们往往涉及一系列组织问题的症结,这些问题也是人们在防控全球流行病过程中的疑惑(Lakoff,2017)——在充满挑战的环境中,为什么一些组织会比其他组织做得更好、学得更多?它们是如何做到的?哪些因素可以解释它们之间的差异化表现?组织持续获得可靠性的核心因素是什么?

这类组织面临着一系列共同的挑战。高可靠性组织的理论家认为,高可靠性组织或追求高可靠性的组织,对以下四个问题表现出高度的关注:(1)面临突发事件时,在“适度的上层规划”与“让渡一定的自主权”之间保持平衡;(2)面对危机时,在“按事先规划来行动”与“必要时刻做出灵活调整”之间保持平衡;(3)面对不确定性并不断寻找新的视角去分析组织面对的问题;(4)设计合作机制,以便能够在高度分散的系统中维持流畅的合作。正如卡尔·维克清晰地指出:

> 高可靠性组织之所以重要,是因为它们提供了一个窗口,让我们了解组织在艰难条件下提升效力的一系列独特过程……在更高效的高可靠性组织中,其组织活动的特征是:高度关注失败、拒绝简单化的解释、对行动具有敏感性、坚持组织弹性原则,以及保持灵活的组织结构。
>
> (Weick 等,1999,81)

作为对以上原则的补充,弹性工程(resilient engineering)学派的代表学者埃里克·霍尔纳格尔认为,弹性是“一个系统在变化(或动荡)发生之前、发生期间或之后调整其功能的内在能力,该能力有助于系统在不可预期(或可预期)的环境中继续维持运转”(Hollnagel,2012,199)。

我们注意到,全球卫生系统对流行病的管理也与上述提及的四个问题有关。提升组织弹性,符合最近关于制度设计的法律考虑。Heath(2016,4)阐明了危急状态时全球权力设计的三条指导原则,特别针对世卫组织在管理卫生突发事件时行使的权力:(1)有管理的分权,(2)认知开放性,(3)强制异议。在最后的讨论部分,我们将根据从流行病管理中学到的知识对这些提议再次进行讨论。

二、服从规划还是自己做主

对于大多数当代社会组织来说(Graeber,2015),它们不可避免地会产生一系列规则、程序以及不断扩大的规章体系,对于高风险组织来说更是如此。但是,如果必须记录日常活动的所有过程,那意味着什么呢?在某种程度上,人们可以认为,对于这些安全至上的组织来说,其主要文化特征之一就是越来越依赖那些不可避免的、看似无休无止的程序(Bieder 和 Bourrier,2013)。然而,社会科学家长期以来一直认为,尽管各地都在制定详尽的规划,但这些都不足以保证安全操作(Bourrier,1999)。专家们正在研究如何应对更高程度的非常态危机和不确定性(Wynne,1988)。程序非常重要(Gawande,2010),但它们不是完美的,有时还会适得其反。按程序操作以减少失误,并不能保证万无一失。有时候,失误还会在一个十分有序的系统中长期维持或扩散(Vaughan,1997;Hofmann 和 Frese,2011)。

此外,以下几个关键问题一直悬而未决:哪些团体负责制定、更新规则和程序,这一点又是如何做到的?在那些安全表现优异的组织中,它们如何考虑并处理“按规划行动”和“自主行动”之间的矛盾?此外,如何在遵守差异化规则的同时,又对其进行批判性质疑?

这些问题没有唯一的答案。研究高可靠性理论的学者认为(Roberts,1993),缓和这种矛盾的一个方法是总是根据与问题最相关的专业知识来行动。该观点的支持者指出,这些专业知识并不一定源自技术知识,而是一个人从手头遇到的问题中总结出的经验。人们称之为“代理决策”,意思是由最接近问题的专家负责决策。但与此同时,无论结果如何,高层都对决策承担责任。尊重专业经验,加上高度关注行动的过程和结果(尤其是失败),这样就可以确保直接面对现实形势的人始终可以提出他们的意见,更重要的是,提出他们的解决方案。最接近问题的专家们应该拥有话语权并得到所有支持,这样设计的规划才能最好地满足他们的需求。

据许多观察员和我们的知情人回忆,某些部门的工作人员经常被要求向上级提供数据和信息,这使他们分散了太多的精力和时间。这一点在甲型 H1N1 流感和 2014 年埃博拉疫情中得到了证实。在埃博拉疫情中,我们的知情人经常提到,后勤人员非常缺乏,为了向上级汇报,他们必须登录复杂的 IT 系统,上传相关信息。

另外一些矛盾也经常被提到——现场工作交接的复杂程度与一线人员交接手段的绝对缺乏。但是,这种情形并不适合无国界医生组织。众所周知,该组织花费了大量精力来支持现场工作人员,再加上无国界医生组织在埃博拉治疗点采取了隔离措施,能够阻断传染风险。正如我们的一些知情人说的,他们想保持自己的独立性,不想与任何人合作。

三、提前预判还是随时调整

第二个特征涉及高风险组织的文化核心,我们可以将其概括为"预判"文化,这种文化常常体现在组织计划和行动日程安排上。社会学家 Richard Sennett(1998)曾经完美地解释了为什么在工作场所推行常规模式很重要,他认为不能指望员工对意外事件做出持续的反应。要想相对安全地运作,组织需要对常规运作流程进行最基本的演练。这一点在充满敌意的工作环境中尤为重要,因为这种环境中风险是现实存在的,组织应当通过认真准备将风险降低到最低程度。然而,我们既要学习如何最好地规划、安排和预判重大事件,也要警惕出现不可避免的自满情绪。这将永远是一场艰苦的战斗。事实上,这种"防灾文化"也可能是我们学习路上的一个绊脚石(Weick 和 Sutcliffe,2005)。人们始终记得情景规划的虚假承诺(Clarke,1999),并使用紧急事件和非常态灾难不断地去检验它们。甲型 H1N1 流感告诉我们,过度规划与不完善的规划,会导致抗疫人员超负荷工作。福岛核泄漏事故告诉我们,难以想象的、没有完成的规划,会导致工作人员在极端压力下只能自行决策①(Guarnieri 等,2015; Kadota,2014)。埃博拉疫情告诉我们,没有考虑具体环境的错误规划将会导致怎样严重的后果。

预防、安排和规划是任何组织在处理复杂情况时都必须面临的重要任务,但这些任务不应该分置于不同阶段去执行(Keller 等, 2012),而应该视为一个整体行动,并根据具体形势做出调整。为了实现这些调整,研究高可靠性的学者建议抵制将组织活动简单化的思维倾向。对于一个分散的组织系统来说,至关重要的是,借用不同立场上的不同角度、观点、意见、技能和专业知识来丰富对组织的认识。他们还认为,这种聚集多种声音的组织平台应该得到一种专门的设计(Rochlin,1993; Bourrier,2005)。

怎样才能最好地分享即时的、成功的应变策略(告诉大家什么是无效的,什么是有效的),是研究高可靠性和弹性工程理论的学者们经常关心和讨论的问题(Hollnagel 等,2006)。他们认为,管理层总是把注意力集中在现实问题身上,掩盖了一些以为不可能成功最后却可以成功的补救机会。按照这种说法,2014 年埃博拉疫情中的地方缓解策略就是另一个很好的证明,这些地方缓解措施被抗疫人员忽视也不为公共卫生机构所支持。但是,用 Richard(2016)的话来说,地方知识是“一种充满活力的大众科学”,毫无疑问有助于帮助当地遏制疫情,但是其如何产生效果并没有被系统地记录下来,从而让我们不得不再次面对“组织应该如何从危机中学习”的问题(Keller,第一章)。Weick(1987)很早以前就认为,高风险组织内的话语沟通非常重要,因为他们不仅可以分享对重大问题及其发展过程的看法,还可以分享解决棘手问题的创造性选择(或其他多种选择)。

对弹性的坚持常常被作为高可靠性组织的一个原则。组织弹性意味着,组织需要获得恢复秩序的能力,能够从常规操作模式迅速切换到紧急模式。要具备这种能力,组织就必须采用一种多中心、团队协作的问题解决方式。这是弹性组织的关键特征之一(La Porte 和 Consolini,1991; Boin 和 Van Eeten,2013)。我们将会发现,这显然与抗疫过程中不断遇到的情形相吻合。

---

① 此处不应忽略福岛核电站操作员所遇到的情况以及他们的前线管理工作。有时充满恐惧的人在黑暗中无所依靠,必须凭借自己的有限设备来临场应对(Guarnieri 等,2015; Kadota,2014)。

四、应对不确定性

研究高可靠性理论的学者详细讨论的第三个问题是：在不断变化的制度环境中，参与者如何最好地应对组织运行过程中固有的不确定性和风险，同时仍以合理的社会和经济成本维持其产品和服务？即便可以识别并考虑到风险，不确定性可能仍然存在。因此，提高对一系列不可意料事件的警惕性本身就是一项任务。挑战人们认为理所当然的框架、规范和传统智慧，有利于我们反思我们固有的局限性和偏见。这也是完成上述任务的唯一途径。

一些组织特意设计了制度机制来鼓励内部批判。美国疾控中心使用“B队”专家和科学家小组，以新的视角分析正在发生的事件，并尽可能对核心抗疫措施的选择提供批判意见。“B队”在甲型H1N1流感中发挥了较大作用，而在2014年埃博拉疫情中参与较少。高可靠性理论家认为，各组织必须在以下两个方面之间建立平衡：一是过度依赖顺从组织的人员，因为他们往往不愿意挑战自己的工作环境；二是鼓励急躁者，因为他们总是打破规则和程序以制定自己的行动规范。高可靠性组织寻找的不是英雄，而是勇于质疑者。因此，在服从规定与随机应变之间取得平衡可能是管理中最困难的问题之一。

取得上述平衡的一种方法是接纳并不断寻求关于复杂问题的新观点。这是指将不同层次的观点组织起来，以丰富对新出现的棘手问题的看法。在此语境下，“必要差异性”原则是人们经常讨论的话题。政治学家Paul Schulman（1993，364）将“必要差异性”定义为观念的松散聚合，“组织成员在技术或生产过程中对理论、模型或因果假设的差异化分析”。换句话说，为了正确处理世界所抛出的各种问题，你需要拥有与你所遇到的问题一样复杂的应对方式。组织成员拥有各自的观点、特质和专长，因此培养他们本身就充满挑战。在本书的语境中，应对方式可以提醒我们不要忽略疫情中出现的那些令人担忧或错位的事实。

五、在高度分散的系统中推动合作

高风险组织通常包含复杂的协调机制，其特征包括高度多样化的工作团队、明确具体的专业知识，且难以转移或共享。在这些富于挑战性的人际关系中，如何最好地实现各个专业、技术、行业和公司之间的协调非常关键。与许多分包商和合作伙伴共同合作,同时避免形成集团、割据和信息流失仍然是日常挑战。高技能人才之间几乎无替代性可言(因此没有轮换选择),如何最好地依靠他们进行决策,同时又不被他们各自的世界观、根深蒂固的矛盾以及时而出现的社团利益所困,是组织长期关注的问题。组织理论和组织社会学一直坚持认为,权力关系对最终取得的结果有着巨大影响。作为权力发挥的限制因素,危机管理和跨界危机的学者已经指出,事实上,有关危机协调的研究表明,"少即是多"——自组织往往比强制的合作运作得更好(Ansell 等,2010,199)。

正如 Roberts 和 Rousseau(1998,132)解释的那样,以航空母舰为例,这些工作环境显示出"(由于)组件、系统和多层级而产生的超复杂性,以及(由于)跨单位和跨层级的相互依赖而形成的紧密耦合"。任何对组织设计感兴趣的人都会受到这一特点的困扰。由于不同单位、部门、不同技术之间的专业化程度存在差异,因此在充分交流彼此的考虑和需求方面不可避免地存在着困难。这就容易造成组织成员在工作上闭门造车(Perin,2005),组织中"结构性保密"(structural secrecy)盛行,知识在组织的整个系统中不容易传播(Vaughan,1997)。某些关键知识,不管是隐性的还是显性的(Broadbent 等,1986)都可能长期隐藏,很难通过组织内部的层级关系或重要网络加以传播。沃恩生动地解释了美国宇航局依赖于硬数据和数学模型的文化。美国宇航局在没有解决问题之前允许"探险者号"和"哥伦比亚号"升空,结果导致了航天事故,因此它不再使用软数据和直觉形式的证据。研究高可靠性的学者称,关注组织对其内部活动的话语叙述与传播,并合理地解释它们的过程,是克服"结构性保密"的有效途径(Weick,1987)。

因此,不断与组织内的小集团、彼此的沟壑和固化的知识碎片做斗争,对于组织的可靠运行至关重要。组织必须不断帮助专家克服他们之间的上述问题,即便是给他们大量分包和委托任务时也应该如此。如果将任务外包给第三方,组织也需要在基层结构上进行大量调整。在组织内部构建一定程度的"领导"和"追随"①本身就是一项重大任务。组织内认知差异化

① 这种奇怪的表达方式为大卫·纳巴罗所使用。他曾在 2015 年担任联合国秘书长的埃博拉问题特使。他当时指的是,为了共同抗击疫情,包括非政府组织在内的所有参与者应该加强协调。

的程度和广度是个持续的挑战,需要对其进行监测。Roberts 和 Rousseau(1998)曾使用过“共制泡沫”(having the bubble)这一术语,最恰当地描述了这种集体改变行动轨迹和决策过程的非凡能力。Weick(1993)将其称为“理解现实”的活动,他的意思是,组织失败,其实就是组织“理解现实”的失败。因此,“保持警觉”和“察觉关联性”是帮助集体提高安全绩效的关键性能(Weick 等,1999)。对于组织过程来说,“组织注意力”的质量是本讨论的核心。

第五节　结　论

我们面临的一个更大问题是:在全球卫生系统的框架下,如何合理地运用来自其他类型组织的思想和原则?在我们看来,由于全球卫生系统十分零散、竞争激烈,且紧密和松散耦合并存,要在其中设计合作机制似乎任务艰巨。但是,我们可以参考一些旨在解决这些挑战的专用组织设计示例。例一,亚特兰大的美国疾控中心建立了“应急行动中心”之类的机构,并运用“突发事件管理系统”(IMS)理论使组织内各个部门高度投入,并确保各方资源汇集,以加强对疫情的应对。它使专家可以跨部门开展工作,并减少潜在的地盘争夺和官僚主义作风(Ansell 和 Keller,2014)。在埃博拉疫情期间,利比里亚(以及尼日利亚和塞拉利昂等其他国家)也应用了“突发事件管理系统”的概念(Pillai 等,2014,931)。正如 Pillai 和他的同事解释的那样:

> 明确清晰的指挥和组织结构链、有效的资源管理和事前规划是应急响应的重要方面。IMS 就是基于这些原理的标准结构,在整个美国联邦、州和地方级别的大型和小型事故中都有应用。疾病预防控制中心在管理疫情时采用了 IMS 原则,除了纳入指挥、操作、后勤、计划和财务/行政等职能外,还兼顾了科学与公共卫生的功能。

例二,在 2014 年埃博拉疫情期间,世卫组织还进行了重组,并尝试了多种组织结构,以帮助管理抗疫。首先,在组织层面上,WHO 使用了紧急行动框架,然后通过 SEOCC(埃博拉次区域行动与协调中心)将工作重心转向地区,最终按照矩阵式管理原则在总部组建了埃博拉应急团队。正如杜普拉斯在第六章中所解释的那样,这本身并不是 WHO 第一次采用矩阵式管理,但这可能是第一次如此大规模地运用这一方法。其目的可能是提高抗疫质量并尝试在同一平台上获取每个人的专业知识。但是,我们的一些知情人表示,他们想提供见解时仍难以获得倾听和尊重。

有必要协调不同观点的第三个例子是,20 世纪末和 21 世纪初,将人类学家引入疫情防控的失败。人类学家也可以对疫情管理提出不同的看法,即使微不足道。有人会认为,这可能也是人们对"社会科学抗疫小组"的期盼。该小组最近已被设置到世卫组织总部的"公共卫生突发事件项目"中(Johnson 和 Vindrola-Padros,2017)。

此外,遵循 HRO 原则,通过远程遥控来协调抗疫工作存在着问题。许多人向我们报告了大量协调失败的情况,大多数情况都属于同一种失败类型——这种失败基于以下原则:行动计划由高层(WHO 总部;美国疾控中心;比利时的无国界医生组织控制中心)组织,并向基层部署落实,这种部署反映了该组织的"权力集中"式的结构(Pillai 等,2014)。"权力集中"型组织在抗疫过程中的风险是,偏向采用标准化的防疫手段、缩小了防疫策略的选择范围,以及忽略地方实际情况。对甲型 H1N1 流感和 2014 年埃博拉疫情的主要争议都是由对特定情景的忽视而引起的。许多报告指出,"权力集中"型组织的流行病管理方式绝不可能实现,而且将来也不会实现,因为它们永远都"缺少准备"(Richards,2016; Lakoff,2017)。正如拉科夫所述:

> 在 2014 年埃博拉疫情中,在全球层面上,尚不清楚哪个政府机构或主管机构对流行病管理拥有管辖权。哪些人组成了"全球社区"或哪些人为"全球社区"发声?
>
> (Lakoff, 2017, 156)

最后,世卫组织永远都在改革,这是不是前进的唯一途径?或者说,这些永恒的改革是否暗示着其他内容?这些改革试图解决什么问题?是为了使治理固定下来,还是为了就干预方式达成共识?根据高可靠性理论的启发,我们提出以下观点:协调行动的核心考虑是防疫措施的类型,此外就是,无论如何也不能采用"权力集中"型协调模式。因此,将世卫组织的"疫情应急项目"合并纳入一个新的"公共卫生突发事件项目"中,并在区域和国家层面上进行同样的整合,可能会被多方所接受。一方面,它明晰了角色和责任,特别是帮助总部层级正式获得对于更低层级的优先权。它还阐明了更强大的指挥和控制结构,并对"领导力失败"这一直言不讳的批评进行了回应。另一方面,(似乎忽略了一些高可靠性组织的理论路径)鼓励组织直面深层的不确定性,弱化结构,让团队、单位和部门以最大的灵活性进行重组以避免僵化,同时忽略局部的调整。这些是流行病管理的关键。标准化的措施对处于异常状态中的社会群体没有帮助;相反,他们需要得到强有力且灵活的指导。

如何向不断受到攻击的全球卫生系统注入组织弹性仍有待观察。对于全球卫生系统的批评指责一直源源不断,这些指责主要针对其缺乏领导能力,并质疑其是否存在明确的指挥路线。法律学者 Heath(2016,43)认为,若要认真改革全球卫生系统,需要将三项原则("有管理的分权""认知开放性""强制异议")作为关键要素。"有管理的分权"(managed decentralization)与 HRO 的"代理决策"(migrating decision making)相呼应。有管理的分权包括两个组成部分:"(i)偏向于由国家行使主要领导权,且在法律或政策中明确标示,并得到非正式跨国合作机构的支持;(ii)各国针对是否将抗疫升级为国际行动展开辩论。"(Heath, 2016, 38)第二个原则是"认知开放性"(epistemic openness)与 HRO 的"系统多样性"相呼应,寻求纳入更多的专业知识。"这个过程可能会动摇旧习惯,打破人们广泛接受却毫无裨益的模式。"最后,"强制异议"(forced dissent)原则可以与"察觉关联性"(heedful interrelations)这一概念相呼应,以鼓励提出异议,避免自满情绪。

呼吁强化结构和领导力以应对疫情的声音一直存在,而"弹性理论"与之背道而驰。确实,组织弹性研究者长期以来一直认为,有效获得跨领域知识和地方知识至关重要。因此,围绕组织弹性和组织活力进行制度与政策设计是全球卫生系统的全新旅程。这就要求我们从现有的东西着手、从中学习并依靠它们推进工作,而不仅仅是追求更丰富的资源、更复杂的结构、更有力的控制和更烦冗的改革。

第三部分

补充视角：疫情期间人们对道德与关爱的双重标准

第十章　富足背后的短缺：聚焦日内瓦的古巴病人医疗后送事件

第一节　导　言

2014 年 11 月 19 日晚 10 点 15 分，日内瓦大学附属医院重症监护室的夜间护理小组在休息间召开例会，现场一片沉寂。例会内容通常是进行夜班交接，即交接记录着护士姓名与其对应护理患者病情情况的登记册。那天晚上，先是与往常一样，护士长与科室主任一同走进休息间，宣布护士们的重症患者护理名单。然而，由于一位埃博拉出血热古巴患者即将在数小时后到达该监护室，接下来的流程与往常大有不同：护士长与科室主任向护理小组成员们进行了安全宣讲，提醒他们要对患者信息严格保密，要他们拿出勇气来面对这次事件。会议最后宣布了被随机选中的、强制负责照顾那位古巴患者的护士名单。这种场景突显了该事件对于日内瓦大学附属医院重症监护室的重要性。遣返这位患者的决定[①]经过了层层审批，如此复杂的程序使得该医院意识到了一点：自己正处在此次公共健康战役的关键位置。因此，医院内部弥漫着紧张的气氛。

在综合了针对这一全球危机的各种研究（Evans，Smith 和 Majumder，2016）并与本书其他章节进行了对照的基础上，本章旨在回答以下问题：当医院需要接收一位有致死性传染病的患者，且这一行动可能致使该传染病在瑞士大范围传播时，对于护理该患者的组织及其管理应该遵循什么样的

---

① 遣返式医疗后送需由瑞士联邦公共卫生办公室（FOPH）和当地负责公共卫生的医生授权。

模式?高风险活动中的“组织”(de Terssac, 1998)面对以下两个问题,即“如何安排公共资源”以及“各团队如何制定规则以组织行动”。“组织”过程中,组织者着重强调长期计划与现实之间可能出现的冲突与平衡,这一情况要求对计划进行修订。正是这些小范围的调整构成了“组织”活动[①](Weick, Sutcliffe 和 Obstfeld,2008),并给组织留下调整的印迹。以此为出发点,本章从以下两个方面对安全的患者护理进行了研究:第一,探讨医院对全球公共卫生突发事件有何种贡献;第二,更具体地探讨重症监护室在资源紧缺(床位关闭、病人转移、人力资源整合导致)情况下的现实问题。

本章以日内瓦大学附属医院重症监护室对一位古巴病人的护理案例为基础。我曾在这里担任研究助理。我的调查在 2014 年 11 月至 2015 年 4 月进行,包含了实地观察与对参与患者护理的医生们(包括病毒学家、传染病专家和重症监护室医生)、专科护士和安全代表的近 20 次访谈。三年后,还开展过两次访谈,这两次访谈对如何管理这样的突发情况提供了新的思路。

某个突发事件的发生,可能会带来一系列的决策改变。为了加深我们对这个现象的理解,我们试图解释护理机构的组织模式。我们会发现,环境的不稳定性导致了某种社会秩序的产生,这种社会秩序使得组织管理者陷入困境。本研究提供了一个崭新的视角,该视角可以让我们发现“组织偏离”(organizational deviations)是如何成为常态的,了解组织修复机制(提高系统可靠性的调节性力量)是如何运作的。

面对这种情况,我们需要回答一个基本问题:风险究竟在哪里。本章以日内瓦大学附属医院重症监护室为例,展示其应对埃博拉病毒风险时如何在规则与不成文规则之间来回使用的现象,揭示出组织如何通过自我修复机制[②](Woods, 2006)使得异常情况或意外情况回归正常。

---

① 根据 Weick、Sutcliffe 和 Obstfeld(2008)的定义,组织是一种行动。它是一个组织成员不断定义某种规则的持续过程。因此,它包括一组规则,这些规则需要灵活地适应现实中的变化。这些规则既表达了组织内个体的社会互动,也给他们的实践活动赋予意义。同时,组织,类似于“组织工作”的概念(Terssac,1998),可以被定义为一种所有组织内个体参与组织的活动。“组织工作”意味着,对决策者(组织工作的人)和工作者(执行组织工作的人)来说,“工作”和“组织”具有相关性。

② 组织弹性指的是组织在受到破坏或逐渐衰弱的情况下保持或恢复其基本功能的能力。它集中表现在组织在意外情况下调整其行为的能力。

第二节　组织弹性：可靠性的悖论

这名患者是致力于抗击埃博拉疫情的165名古巴专业人员之一。为了确保工作人员安全，世界卫生组织采取了多方面应对措施，国际医疗后送也是措施的一部分(Rodier等，2007)。在本次事件中，世卫组织监督了古巴医疗小组的部署，并负责组织感染情况下的医疗后送。因此，应世界卫生组织的请求，在与瑞士联邦公共卫生办公室(FOPH)达成协议的前提下，这名在利比亚感染了病毒的患者被送至日内瓦大学医院。这是世界卫生组织第一次试图将一名外国医疗专业人员送到第三国(即他被撤离到了瑞士而不是古巴)。该患者同时也是疫情期间被送至美国和欧洲的27名患者之一(Uyeki等，2016)。按预期，他将于2014年12月6日康复出院。然而，并非所有的医疗后送都取得了如此成功的效果。2014年9月，一系列组织上的失误导致得克萨斯州长老会医院的两名护士感染了病毒，几天后，又有一名马德里卡洛斯三世医院的护士感染了病毒(Ibe，2016)。这些都是在患者被送至日内瓦之前出现的二次感染事件，而这些事件或许在促使日内瓦大学医院采取临床管理和保护措施，以确保其工作人员的安全中发挥了重要的作用(Connor，2016)。扩大一点来说，这些事件促使我们思考这样一个问题，即大规模管理计划是如何在某些地区贯彻实施的？

选择将病人安置于重症监护室(ICU)并非巧合。虽然，根据埃博拉病毒诊断标准(病人在急诊室出现症状)和病人的病情稳定性，该病人也可以被安置于内科病房或急诊室。但是，ICU不仅拥有更多更好的人力资源(200名医疗护理专业人员)，而且能够提供急症护理(紧急插管)，并设有配备了治疗病毒性出血热患者所需安全设施(包括空气供应呼吸机、负压和层流通风装置[①])的隔离室。为了理解如何以及在何种情况下应该对病人进行护理，我们需要考察ICU如何保障每天的工作安全性。

① 安装层流通风装置的目的是避免人们在收治结核病、严重呼吸道症状等患者的环境中受到感染。

一、ICU 常态模式管理

日内瓦大学医院的 ICU 有 34 张床位,是瑞士最大的病房之一,拥有领先的医疗护理水平。截至 2014 年,该病房由 234 名成员组成(34 名医生、153 名护士、30 名护理员和 17 名行政人员),每年护理约 2300 例患者,平均每位患者在此住院 3.8 天(Annual Report of the Swiss Society of Intensive Medicine,2014)。

为确保护理的连续性,护理团队每天(24 小时)遵循“三班倒”的工作时间(早班和中班有 22 名护士,夜班有 17 名护士)。一名护士在上班期间最多需要照顾两个病人。从临床护理角度来看,该护理系统还能够多承担 6 至 10 名病人。

为了保证 ICU 的主要功能(治疗预后生命垂危的患者),常态模式管理包括以下两项内容①:

1. 病人流转管理——ICU 病人的收治与病人转出

2. 人力资源规划——组织医护人员参与病人管理

“病人流转管理”②是用以管理日常工作的特殊任务,该任务由护士们执行,旨在为即将到来的 ICU 住院病人做计划,并为他们康复后转出 ICU 做准备。急诊转入 ICU 情况由主治医师进行评估。护士③和护理员由“病人流转管理”进行分配,而研究员、初级医师与住院医师则由主治医师进行分配。这样管理的目的是:在其他条件允许的情况下,确保 ICU 有足够多的工作人员与技术人员来对付大量的工作。

在发生灾难时(例如发生大规模交通事故、火车脱轨事故或自然灾害时),ICU 还可以协助制定灾难应急计划。这些应急计划根据灾难的严重性分为“HOCA(医院灾难)”或“HOCA 预备计划”。这些计划会在患者大量涌入导致 ICU 日常资源供不应求时被触发(HOCA Plan Procedure, HUG, 2017)。

---

① 常态模式指的是系统的正常运行状态。这种状态中,虽然也可能发生意外,但这种意外被视为系统的复杂性表现而不是非常态。

② 该任务通常由某一个部门的一名专业护士承担,他/她将不再承担医护职责,而是负责行政事务,监督特殊护理,或培训新入职的护士。

③ 护士依据水平分为以下三种:合格护士、实习生和临时护工。

在这种组织模式中,既可能发生常规性突发事件,也可能发生计划外的突发情况,因此,组织系统必须不断自我调整,以适应各种情况;通过调整组织模式,保证即使在遇到突发情况时工作也能正常进行。在ICU,调整可以采取以下形式:停止所有非临床医疗活动(如处理伤口、止痛、后勤等)以保障病人护理团队的工作,通过修改排班表处理由缺勤带来的问题,并要求员工保证其时间安排的灵活性(可能需要召回休假员工、不遵守原工作时间安排、工作时间禁止休息、雇用临时工等)。这些调整可以让组织结构保持其关键功能并不断适应各种环境突发事件,属于对组织的"常规"调节。大多数结构复杂的组织都会受到这些突发情况的影响,暴露出多种潜在的组织脆弱性,从而导致危机的发生。然而,为了确保工作流程顺利进行,这种"对组织任务的常态化偏离"(Vaughan, 1996)往往可以为团队所接受。

二、ICU组织(十分常见的)弱化模式

2014年,该ICU面临着巨大的压力,包括:医务团队工作量的增加[①]和由缺勤、离职导致的可出勤员工数量减少。事实证明,使用以往的组织修复机制很难弥补以上问题。在这种情况下,监督部门按照不同需求重新分配资源,从而使得工作流程以"弱化"的方式继续进行。弱化模式是一种折中模式,监督部门与ICU双方就最低安全水平达成了默契,允许ICU团队在监护室所能提供的次优条件下继续工作。此种模式下,需要确定工作优先级次序、检查监护室必需功能状况,并保障提供ICU运作所需的最低限度资源。这种运行机制的目标是,保证系统在发生意外事件时仍然能够正常运行。当ICU医疗系统面对错综复杂的现实情况,且按照常规组织框架无法处理这些情况时(尤其是资源缺乏),这些机制将被触发。这个过程符合"弹性组织"模型,即系统有能力预测未来形势,有能力发现自身的限制,

---

① 工作量的增加主要由以下几个因素造成:

- 2014年6月,医院成立了一间周转护理室。这个护理室提供四张床位,有两名护士,他们按小时轮班工作。该周转护理室将ICU和术后恢复室的职能结合在了一起。因此,医院需要重新定义ICU的工作。
- 两项HOCA计划中涉及召回医务工作人员,以补充周转护理室每小时轮换人员的缺乏。
- 夏季时,许多护理人员正值年假或放假期间,所以夏季的工作量是全年顶峰。

也有能力在意外情况发生时构建新的组织管理模式(Hollnagel, Woods 和 Leveson, 2006)。2014 年 11 月,这位埃博拉患者的到来意义非凡,因为他将摧毁一个已经处于"弱化"模式下运作的组织。由于该事件所需的人力和物质资源无法使用常规手段获取,所以,需要启用与 HOCA 计划类似的调整模式。

那么,在这种比预期更复杂的情况下,组织是如何构建的呢?

第三节　组织活动和政府间监测机制

流行病管理借鉴了军事领域的一些手段,例如情景规划、防灾等(从预防演变而来)(Collier 和 Lakoff, 2008; Bastide, 2017)。世卫组织在《国际卫生条例》框架下制定了大流行规划,国家层面的规划一般都围绕该计划而制定。例如,在法国,每个政府部门必须制定危机管理计划,计划中需要具体规定关键任务和维持这些任务所需的最少工作人员人数(考虑到医务人员本身可能患病)。这种情况被称作"弱化工作模式"(Torny, 2012)。然而,鉴于该 ICU 之前就存在人力资源匮乏的问题,因此,可以说 ICU 已经处于弱化工作模式了。

一、从政治决策到抗疫行动

在瑞士,疫情管理计划(FOPH, 2018)由三个维度组成:全球维度(世卫组织准则)、联邦维度[①](基于流行病相关的联邦法律制定的危机管理模式)和国家维度(该国的流行病学情况)。2014 年 8 月,世卫组织宣布了"国际公共卫生紧急事件"并启动了政府间合作机制。由于瑞士是世界卫生组织国际卫生合作的成员国之一,因此,瑞士联邦委员会同意接收需要医疗后送的病人。在这种情况下,负责防治威胁公众健康的传染病的瑞士联邦公共卫生办公室肩负着包括协调管理埃博拉病毒危机在内的许多任务。与此同时,风险评估指出,埃博拉病毒在瑞士暴发的可能性极小(内部备忘录,FOPH, 2015)。

瑞士的 26 个州在卫生政策方面享有相当大的自主权——实际上,它

① 瑞士是一个由 26 个州组成的联邦。

们执行地方卫生政策。然而，由于联邦政府与联邦公共卫生办公室都不能起带头作用，瑞士的医疗资源很难集中在某些特定的医疗机构上①。因此，每个州都必须能够接收埃博拉患者，并根据其资源状况制定各自的行动计划（《流行病法》，第 11～12 条）。

准备措施基于以下三种可能情况：

- 病人从危险地区回国，或病人被医疗后送至瑞士；
- 病人来自受感染国家，来到瑞士寻求庇护；
- 病人曾待在危险地区，因其他因素进入瑞士。

例如，日内瓦、伯尔尼、洛桑和苏黎世的医院已经为接收携带埃博拉病毒的病人配备了专门的医疗设备。还有 10 家医疗机构拥有足够的检测能力，它们可以对病人做出诊断，并确保病人转到拥有所需医疗设备的医院②（Büro Vatter Politikforschung 和-beratung，2015）。

二、组织活动和安全规则的调整

从危机管理的层面看，日内瓦大学各医院以公共卫生安全规定为基础，制定了防疫措施。这些措施建立在对病毒性出血热的管理经验之上。此外，它们已于 2014 年 7 月 31 日启用了疫情防备科，负责管理所有的埃博拉患者。它们还提出了覆盖各种机构和团体的新倡议（针对疑似或确诊病毒性出血热患者的感染预防和控制建议，日内瓦大学医院，2014）。建议指出，各机构与团体需要协调地行动③。建议包括以下安全法规：对个人行动范围的规定，对工作人员的角色、地位和职能的规定，实施这些行动的条件，以及在收治病人过程中各利益相关者的组织模式。

以上这些可以被称为“参考知识”，其目标是通过规定医护工作者在工作中可能的行动范围，使得专业人员可以胜任其工作。其中包括了制定标

① 新的《流行病法》（*Loi sur les épidémies*）于 2016 年 1 月 1 日生效。立法加强了联邦在危机管理中的作用（流行病法，2012）。

② 例如，法国的政策包括指定合格的医疗机构（*Etablissements de Santé de Référence*）（Gasquet-Blanchard 和 Raude，2015）。

③ 这涉及医院外部的机构：其中包括日内瓦州卫生总局（DGS）、瑞士联邦公共卫生办公室（FOPH）、世界卫生组织（WHO）和机场的医生紧急救护服务。内部机构涉及多个部门，例如传染病部门、感染控制部门、住宿部门、实验室、医院的通信部门等。

准化操作程序、倡导个人或团队培训(促进他们对工作任务及其组织框架的共同理解)。这些措施的目的是发现特定的问题、预测特定的情况。这些安全规则处于一个严格管理范围的体制内,该体制一定程度上可以承受超过平常的安全压力,并依靠其组织结构的能力来维持一定程度的稳定性(Pavard 等, 2006)。在系统因为意外情况而受到影响时,调整机制会依赖现有的组织结构,并会保持在组织管理者的控制范围内(根据临时的特别程序拟定规则,并根据环境带来的干扰情况做出调整)。类似的情况会在许多时候出现,例如,为了满足某个行动需要修改日程安排,或在需要灵活处理的灾难事件(HOCA 计划)发生时等。获得组织可靠性的第一级措施是,依赖于系统的能力,制定一系列规则来规避风险。

在起草协议书时,医院还举行了宣传会议,所有工作人员都参加了会议。会议向工作人员们通报了疾病情况(症状、污染方式、西非情况等),然后,针对不同类型的工作人员进行了更专业的培训(包括工作纲领、穿脱防护服的程序、模拟演练等)。穿脱防护服程序的培训课程以结对子的方式展开[①],同组的两位工作人员互相检查:一个人给大家示范程序执行,另一个人念出当前步骤的名字,并检查伙伴的操作是否正确。所有的步骤都是强制进行的,整个过程与航空领域的操作要求类似。ICU 工作人员们从 2014 年夏季开始接受培训,于 2014 年 9 月与 10 月接受加强培训。每次培训约有 15 位工作人员参与,其中 2 位工作人员负责操作程序展示。这种知识学习模式被称为替代型学习(Bandura, 1965),它通过观摩他人的活动来学习护理程序。此外,通过演示收治入院病人的主要步骤,工作人员不仅普遍提高了安全意识,而且可以避免昂贵费时的培训课程。这些步骤的展示者不需要很高的专业水平。获得组织可靠性的第二级措施包括,针对复杂任务制定标准程序、监督操作人员的行动、推动团队培训等(McDonald, 2006),这些措施有助于强化安全规则。

总之,获得组织可靠性的两类措施都以三种机制(借用弹性组织学中的概念)为基础:目标管理机制、组织认知提升机制和团队合作培训机制。两类措施满足了护理员工迫切的安全需求。但是,这两类措施都以常态模式为假设条件,即假定系统中有足够的人力和物力来完成这些行动。这种

① 执行护士由护士长监督,后者负责确保安全的穿脱防护服步骤,避免感染风险。

基于标准规则和最佳资源的理想情况很少在复杂的组织中真正出现,因此,我们必须更仔细地观察实际情况,并将我们的分析范围扩展到比假设情景更加不确定、更加复杂的环境之中去。

三、组织活动与弱化模式

我们在完善调整机制时,一般会考虑组织机构如何应对突发情况。这种常规化的操作激发了组织活动。由于该ICU已经在弱化模式下运行,所以无法实现其最初预期的组织模式。因而,从常态模式下的行动模型开始,一切都需要我们重新考虑如何在弱化模式下使其发挥作用。需要进行重新安排的方面主要涉及管理埃博拉患者所需资源,每个轮班该患者都同时需要3名护士照顾。由于资源有限,ICU必须移除核定的34张病床中的6张,这个目标通过将病情相对较轻的危重病人转移到其他病房得以实现。此外,护理必须24小时无间断进行,这意味着有9位护士无法进行其他工作。因此,ICU取消了所有非临床活动并加强了临床团队,护理科负责人制定了更严格的计划管理规则,包括规定工作人员通过抽签来决定究竟由谁负责照顾埃博拉患者,提醒大家尊重病人隐私以及对未经批准的缺勤进行处罚。

ICU还加强了对以下三组工作人员的穿脱防护服程序培训:

- 进行高风险操作(紧急插管、复苏术)的重症监护医务人员;
- 进入病房照顾病人的护士;
- 负责监督穿脱防护服过程与病房内工作人员行动的护士长。

为了提高埃博拉患者护理过程的安全性,医疗计划由医生与护士共同在病房外制定和审核,而后,所有人必须严格遵守医疗计划。这是护理模式示范级的转变:医务人员在病房内不会紧急处理突发状况,每个行动都是在进入病房前就计划好的,且计划不可能在行动时进行变化。

因此,在此情况下,有两种组织类型并存:

一是作为结构而存在的组织体系,它依靠一个行政组织框架来提高埃博拉患者管理的安全性。该组织由整个ICU的基础架构之一——危机应对科领导[①]。工作人员基于合理的预期进行风险管理。

二是作为行动存在的组织活动,它依赖一些应对机制,来处理无法预见的情况(Weick, 1988)。这种自主调节模式,要求组织者在面临突发事件时拥有恢复组织运作的能力。

两类组织形式(组织体系与组织活动),构成了组织过程。这与集体行动过程是一致的,这个过程包括如何分派任务、如何实现目标,以及如何针对现实情况做出工作调整。

四、如何在危机状态中进行组织调整?

在安全、规范的环境下,ICU 对这名埃博拉患者开展了护理工作。然而,ICU 的弱点很快便开始显现。事实证明,我们所采取的调节模式无法应对环境的限制(活动范围受限、床位及参与轮班的护理人员和医生不足)。在决定哪些重症患者可以进入 ICU 接受治疗,哪些重症患者必须转出 ICU 到其他病房或其他医院时,人们脑海中"分配公平"的理念面临着挑战。

随着 ICU 护理活动复杂性的不断提高,监护室的任务分配必须进行调整。临床管理者必须就将谁转移到哪里做出艰难的决定。例如,由于部分床位暂停开放,床位数的减少意味着 ICU 必须依照更严格的标准对患者进行分类,以评估患者的病情轻重情况并确定哪些病人可以转移到医院的其他病房或其他医院去。这会不可避免地导致病情相对来说不那么严重的患者被 ICU 拒之门外,只有那些病情最复杂的病例(非常需要紧急护理和特殊装备的危重患者)才能得到重症监护室的救治。这些调整由监护室负责人进行,目的是维持该 ICU 医疗体系的正常运作。医生们长期从事给病人"分流"的工作会对日常医疗活动造成负面影响(例如,这种负面影响会在收治了不需要特殊监护的患者时体现),这种工作本身对他们自己来说也是一个沉重的负担。

鉴于病人管理十分复杂,引进接受过儿科重症监护培训的护理人员显得十分必要。根据儿科与 ICU 两个部门先前的协议,几位儿科重症监护人

---

① 在这里,元结构被理解为系统的组成要素,它可以增强组织的功能,提高组织的安全级别,并确保一定程度的组织稳定性。

员被临时派遣来支援 ICU。为了缓解人员短缺和工作量日益增加带来的问题，曾经在成人重症病房工作过的护士们也被召回。然而，由于他们中的大部分人已经升至其他病区或部门的管理层，不再承担护理工作，也不再直接参与医疗护理工作，他们的技能只能应用于次要任务，他们无法处理复杂的 ICU 病例，也无法减轻整体工作量。此外，ICU 工作所需的穿脱防护服训练扰乱了轮班制度：早班工作时间一般会延长，以便中班人员参加培训。还有一个令所有医护人员担忧的问题：在重新分配任务时，部门管理者无法将新的任务安排及时通知医院的所有成员。这一问题不仅存在于 ICU 中，也存在于医院的其他部门中。例如，对一个外科医生来说，ICU 的医护资源因为一位埃博拉患者的到来而做出了调整的消息并没有及时告知他，因而，他会以为工作时间表仍与往常无异。

可以说，埃博拉病人的到来打破了医院"一切照旧"的局面。这种绝无仅有的突发事件冲垮了本来就很脆弱的医院组织体系。为了解决该问题，对于该古巴患者的管理被视为一个 ICU 外部性任务，并由危机管理科进行统筹协调。该科室的一位负责人(曾经是安全官员，后来成为执行主管)积极与上级部门协调，从而使埃博拉患者管理的安全性得到提高。然而，管理埃博拉患者并不能被看作是与 ICU 常规工作完全无关的任务，因为此项任务占用了许多 ICU 的资源，尤其是 ICU 的护理人员，这些都对 ICU 的工作产生了重大影响。

为了减轻 ICU 的负担，部门负责人制定了一系列与常规运行机制不同的非正式合作机制；例如从医院其他涉及重症护理的科室征用护理人员，将部分患者转出 ICU，向其他医院请求人力支持，创建急救"中转病房"(容纳 4 个床位)，逐步重新开放重症监护室床位等。

这些措施属于组织的自动调节机制。由于先前的组织体系无法继续正常运转，因此随着事态发展，必然会出现其他的组织模式。这些措施如同卡特丽娜飓风给通信设施管理带来了巨大影响一样(Comfort 和 Haase，2006)，可能成为触发系统运行方式深度重组的根本动力。但是，这些举措不仅受到了上级组织的监管，还遭到了本应合作的其他科室的抵制。

第四节　组织弹性能够成为组织理想的防护盾吗？

在管理古巴病人的过程中，两种组织模式是并行存在的。一方面，ICU（组织）通过运用预测模型对未来进行了情景模拟。在这个过程中，组织本质上是一种结构，表现为一系列的固定规则（第一种组织模式）。它以一些传统组织模型为基础，其特征是组织功能稳定、追求实现组织的最大效能、最大限度地保证组织安全。我们可以从那些试图预测风险的规则中发现上述特征（Bieder 和 Bourrier，2013）。另一方面，ICU（组织）必须不停地重新调整自身组织形式以应对意外情况的发生。此时，组织本身是一种行动（第二种组织模式），该组织模型的基础是组织弹性。这种模型的特点有：组织的外部形势不明、无法预测组织的未来走向、组织内行为体愿意应对突发事件并做出调整（Hollnagel，Woods 和 Leveson，2006）。

这两种组织模式共存于同一个社会系统中，并分别按照自己的方式运作。它们都是当前安全模型中不可或缺的部分（Reason，1997；Rasmussen 和 Svedung，2000；Weick，Sutcliffe 和 Obstfeld，2008）。研究者认为，这种安全模型既包含通常的安全规则，也包含组织应对非常规情况的"集体智慧"（Weick 和 Sutcliffe，2006）。也就是说，该系统综合了一系列规则，这些规则既可以规范组织参与者的安全行为，也提供组织修复机制，从而增强系统的生命力。这两种组织模式（组织规则体系与组织修复行动）共同构成了一个模型，该模型可以用来描述我们所谓的"态势"，形成社会互动的"语境"。当然，这里需要强调的是，除了本章所描述的这一模型外还有许多其他的解释。围绕着不断变化的"态势"而构建出的组织模型，代表着一个多维的现实。对于这种多维现实，人们的理解是模棱两可的。这些不同的理解实际上就是一个个黑盒子，就好像事件的一个个盲点，可能会引起人们的紧张与迷惑。这种情况为组织内部自相矛盾的决策留下了空间。有些决策无法被采纳，意味着部分的现实被隐藏起来，而现实的其他部分（被采纳的决策）则推动组织内的互动与组织的修复行动。问题是，如果我们无法看清全部的现实，这意味着什么呢？

我们在一开始就必须指出，我们基本达到了对古巴病人的护理要求。我们制定了详细的规划，优化了护理程序，协调好了医疗资源，准备了穿脱防护服检查表，并要求进行交叉检查，而且，员工之间彼此沟通良好。除此之外，我们还采取了理想情况下的所有可以保护医护人员的措施，这种情况在医护组织中很少见。我们之所以决定达到这种安全水平，是受到了以下两方面的影响：一是其他医院医护人员的受感染情况，二是世卫组织专家对临床管理部门的现场“检查”。作为一个抗击埃博拉疫情的医疗组织，日内瓦大学医院因其优异的患者康复与护理质量而备受赞誉。日内瓦大学医院现在已经制定了埃博拉患者入院的程序，并且这一程序也广泛地适用于病毒性出血热患者。此外，该事件还为病毒医学部门提供了极好的研究机会，也为培训部门探索护理“真正的”患者提供了理想环境。ICU 工作人员也受益匪浅，因为他们所获得的技术和知识可以在将来运用于其他护理活动。然而，如果类似紧急情况持续下去或者涌入更多病例，则无法保证依然可以保持所制定的安全要求。

但矛盾的是，我们在提高患者护理安全性的同时却弱化了原本就脆弱的 ICU 组织结构。随着医护资源被抽调过去照顾埃博拉病人，ICU 自身的资源临近枯竭，其组织结构也变得岌岌可危[①]。由于组织本身是一种结构，从某种程度上说，它会限制或改变组织内成员的做法与行为。与此同时，它又允许在行动上表现出一定程度的灵活性，具体由组织内人员自主决定(de Terssac, Boissières 和 Gaillard, 2009)。某些组织系统之所以能够长时间存在，是因为组织负责人有能力采取措施来恢复系统活力。然而，这些组织决策对专业医护人员是不利的，因为这些决策对他们的工作内容和环境都会产生很大影响。这破坏了系统的稳定性，因此，我们可以考虑其他的替代方案。比如，有些患者入院时处于病危状态，但进入 ICU 后，患者病情就迅速有了好转。当他不再需要重症监护时，就可以转移到其他病房。同样地，如果病人不再需要专业护理，也可以更换别的护理人员来进行护理工作。这些替代方案也可能可以减少 ICU 所面临的问题，但本章中，我们并未讨论这些方案。

最后，如果某个组织处于行动能力下降的弱化模式下，为保证组织活动的正常进行，就会发生针对该组织的调整。随着组织内人员逐渐适应这

---

① 换句话说，尽管已经采取了措施，但组织系统仍然会衰弱到无法运行的程度。届时，它执行任务的水平将不再能达到预期。

些调整,又会有更加深入的调整产生。调整计划的实施依赖于重构组织内人员的工作程序以及重塑组织内人员与社会环境的互动。因此,可以说,当前的安全模型是以组织弹性从一开始就可以在组织内部发挥作用为前提的。这种观点已然成为组织调整的重要动力,而非像以往那样,被认为是在维持组织运转方面可有可无的东西。从某种意义上说,这种"安全行动",或者说组织内人员较强的危机应对能力,似乎已经成为人们期望的理所应当的标准。但是,我们也需要追问,我们在公共卫生紧急状态下必须遵守的安全准则,以及我们所追求的安全保障,其理论依据是什么。这样追问的意义在于,它可以向我们明白地显示出,同样的危机对于不同的群体来说具有不同的安全内涵。有鉴于此,危机期间的组织决定不一定为某些群体所接受,从而产生无法预期的安全后果。总体来看,我们面临的根本问题是,在医护资源缺乏迫使医疗组织的常态管理模式难以为继的情况下,我们应该如何处理危机?

我们没有低估采取预防措施在常规安全管理中的重要性,也没有低估组织调整的重要性,我们需要对这些措施做更进一步的分析。当前的风险管理模型是十分脆弱的。它之所以脆弱,不是因为无法制定调整计划,也不是因为不能灵活地调整来适应偶然性突发事件,而是因为它是一种基于反馈的调节机制。这种反馈调节机制意味着,假定组织内部的工作量稍微超过日常状态一点点,系统不会得到明显的反馈信号,但实际上该组织已经承担着很大压力。组织负担过重之所以没有引起我们的注意,是因为我们认为这种情况并不符合我们对"组织负担过重"的设想。因为我们总是将注意力集中在例外情况上,而最终忽略了其他并不十分明显的潜在问题。我们有意将潜在的负担过重问题淡化或最小化处理,甚至视而不见。所以,真正的问题在于,例外现象与潜在问题的共同存在使得我们很难对组织进行调整。仅仅关注例外现象而忽略潜在问题,就会给我们造成一种印象,即该组织仅仅是在某一个方面存在问题,并不存在普遍的问题,因此就很难有动力对组织进行全面的调整。但是,集中关注例外情况,也会引起组织日常活动水平的下降,从而进入组织弱化模式,这也就非常清楚地解释了为什么资源丰富的组织中也会同时出现资源短缺的现象。

最后,"修复"理念,作为最新安全模型的一部分,主要体现为组织弹性(Hollnagel, Woods 和 Leveson, 2006)、组织活力(Boissières, 2005)和组织抗逆性(antifragility)(Taleb,2012)。由于危机不可预测,我们无法判断组织什么时候应该修复。那么,我们能否判定,任何运转稳定的系统(无需修复)都认可且愿意维持其内部的组织弱点?

虽然这个小“细节”是在日内瓦大学附属医院被发现的,但是,在这场公共卫生危机中,这一点在全球范围内同样有效。想要发现组织的所有弱点极其困难,如同想要看清现实的不同侧面。这意味着,组织安全性的获得,只能通过促使某个组织处于弱化状态下运行,发现其弱点,并通过组织修复来实现。那么,是否可以这样说:组织结构调整(组织修复),被当成组织集体行动的结果,但实际上,只是某些想要挽救安全模型的个体促成了这一组织调整?由于组织调整总是会给那些不得不执行调整任务的群体带来负面影响,因此我们也可能忽视了组织调整的长期后果。

第十一章　向埃博拉受害者伸出援手：强迫、说服，还是让他们自我牺牲？[①]

本章构思和撰写于2014年，当时非洲西部的埃博拉疫情还没有得到控制[②]。文章从伦理学角度反思了当时采纳的一些公共卫生措施。虽然这些强制性措施被国际医疗队运用在非洲的社区，且获得了国际专家的支持，同时也具有生物医学层面的科学理论支撑，但是它们与当地群众的文化思维和社会习俗不相吻合。不管疫情什么时候暴发，也不管疫情发展程度如何，强制性公共卫生措施（如检疫、隔离或仓促埋葬）都会对个人自由和社会规范产生影响，但这种措施又被认为是绝对必要的。

当公共卫生人员在验证疑似病例时，偶尔会遇到针对他们的暴力事件。这种情况下，人类学家被派去解决紧张局势或消除误解。人类学家与国际抗疫团队一起参与抗疫行动，但他们的角色很难定位，既是学术观察员也是公共卫生小组的顾问，还是一场不平等对话（民众、公共卫生机构、行政机构等之间）的调解人。因此，一些人类学家呼吁采用一种更系统性的方法，将受害者和医护人员都视为社会文化研究的对象，也将他们视为同样拥有知识的认知群体。理查兹和其他一些学者的研究已经表明，即使

---

① 笔者感谢以下同事对本章最初手稿做出的富于启发的评论：卡罗琳·阿布萨达、赛尔吉奥·比安吉、伊扎·齐格莱内基、费尔南达·法莱罗、井田悟、安雅·沃尔兹。同时也感谢米雷尔·拉多尔系统地检索了新闻档案，感谢蒂莫西·福克斯校对了这一版本。

② 本章在《社会科学与医学》（2015年，第17卷，第126-133页）以同一标题首次出版。版权所有归爱思唯尔。可转载，www. sciencedirect. com/article/pii/s0277953615302021。第二版为《军事医护人员的道德挑战：应对流行病》第六章，由苏黎世大学的丹尼尔·梅塞尔肯和瑞士军事医学国际委员会的大卫·温克勒编辑。Routledge，Abingdon，UK，2018。www. routledge. com/Ethical-Challenges-for-Military-Health-Care-Personnel-Dealing with-Epidemics / esselken-Winkler / p / book / 9781472480736。导言之前的段落，为本次出版的专门添加部分。

没有外界帮助或提供资源，若本地公共卫生机构采用它们自己的措施并做出一定的社会调整，也能够对疫情有所控制。因此，对于抗疫行动来说，理解不同群体的差异化观念和他们的社会互动同等重要。从这个角度看，当地社区和国际公共卫生机构可以相互学习。当然，国际权威机构的公共卫生措施必须以科学依据、流行病学推断和专家分析为基础，但当地社区的抗疫手段无需如此。事实上，公共卫生措施是不同认知群体通过复杂的社会互动（包括争论）而形成的产物。这些认知群体在某个特定的时间段主导着全球卫生系统。这是本书的一个重要主题，也是两种思维方式（伦理思考与社会人类学考察）的交汇点。

第一节　导　言

现在人们普遍认为，从疫情规模、社会后果、地区影响和国际扩散的幅度来看，2014—2015 年西非的埃博拉病毒引起了一场“前所未有的”疾病。几内亚、塞拉利昂和利比里亚三国无法迅速控制疫情，其根本原因在于：地方卫生系统的混乱、无法有效控制人口流动、全球卫生机构的缺陷，还有效率低下的地区防疫机制。在这种特殊情况下，使用传统手段的公共卫生行动放大了一直都没有得到解决的伦理问题，再度揭示出个人权益与公共利益之间的复杂而又紧张的关系。一线抗疫人员在异常艰难的环境中努力开展救护活动，但同时面临着诸多难题，如公民自由的短暂受限、备受争议的隔离措施、脆弱的人权保护，以及公共卫生责任的模糊不清等。这些问题使得他们不得不与埃博拉患者一起承担道德上的痛苦和伦理上的争议（Ulrich，2014）。本章将探讨，2014—2015 年埃博拉疫情中，患者的个人权益如何被牺牲去实现公共卫生的集体需求。本章以强制隔离为重点，从三个层面剖析其存在的问题。首先，我们认为，那些关于民众抵制公共卫生干预措施的社会政治分析，总体上忽略了防疫活动中的伦理问题，特别是自主权问题。其次，我们将分析西非在埃博拉疫情期间采取的强制性措施为什么没有达到人权或道德标准，以及非政府参与者如何看待这些措施。再者，我们将比较（支持和反对隔离）两种观点的现实背景与道德因素，发现它们各自不同的合理性。最后，我们将提出建议，以阐释在重大流行病疫情期间非国家行为体对于强制措施的立场，帮助它们缓解目前的处境。

第二节　丝状病毒:针对民众暴力抵抗防疫行动的若干解释

自1976年首次证实埃博拉疾病发生以来,人们对埃博拉病毒和马尔堡病毒(丝状病毒科家族成员,此后被称为“丝状病毒”)采用的公共卫生措施基本一样。对生物医学专家来说,有些公共卫生措施必不可少,而且也不存在争议,例如集中式医疗隔离(在最具安全保障的指定医疗场所管理确诊病例)、病例追查(如积极监测、谣言甄别与联系人追踪)、提倡安全埋葬仪式、社会动员、健康教育,以及强化基础性防疫措施。但其他一些措施仍然存在着争议,如个人或集体隔离、边境关闭或保持社交距离。很多救护团队和科学研究团队,无论其地位高低,都在管理受丝状病毒影响的社区时,遭遇过怀疑、恐吓、谣言或敌意等集体反应。1995年,埃博拉病毒蔓延到基奎特(现为刚果民主共和国)(Garrett,2001)时就出现了这样的情况。2001—2002年间,加蓬和刚果(金)边境的一个偏远地区也暴发了埃博拉疫情。村民因为不愿配合疫情调查小组,采取了对峙或戒备的姿态,迫使调查小组成员两次撤离该地区(WHO,2003)。2003年,当埃博拉病毒在刚果(金)的同一个农村地区再次暴发时,公共卫生人员遭遇到暴力行为甚至死亡威胁(Formenty等,2003):在研究人员到来之前,四名被指控传播疾病的教师在凯莱(Kélé)镇被暗杀。这种情况并不仅仅出现在农村地区。2000—2001(Hewlett和Hewlett,2005)在古鲁(Gulu)和2005年在威热(Uige)的丝状病毒疫情揭示出(Roddy等,2007)城市也同样是充满敌对和暴力的舞台。

西非也面临同样的情况。在很多受疫情影响的社区,当地民众普遍存在对抗疫团队(本国和国际)的敌对情绪。同时,还有大量报道披露:病人因为拒绝接受治疗而躲藏起来。在塞拉利昂,政府在强制封锁期间实施全面家庭搜查,发现约三分之一的患者在接触者追踪的过程中被漏掉了(Sahid,2015)。在几内亚,自2014年11月以来,该国政府要求地方州县每周上报疫情。如果地方民众发生抵制事件,就上报为“抗拒”(réticences),并以“抗拒”的记录次数来监测地方发生反对事件的频率(Reliefweb,2015)。“抗拒”(非“抵抗”,较少政治色彩)是一个中立词语,即反对所有公共卫生措施，如接触、追踪、转移、隔离、安全埋葬等（ACAPS，2015a）。国家周报中列举了一些例子，如拒绝隔离、言语暴力、蓄意破坏、死亡威胁、投石砸车，甚至还有对公共卫生外派小组的人身攻击行为。这种“抗拒”行动在几内亚全国不断蔓延，并在2015年1月达到了顶峰。结果是，341个市区及副区中，有32个报告了冲突事件。截至2015年4月，首都城市科纳克里附近的一些地区仍然对外派小组采取敌对姿态。于是，几内亚当局采取了一些当地的传统手段，通过同辈人、宗教领袖或其他有名望的人来进行沟通和干预。2015年1月，在几内亚总统授权下，国家赋予相关部门权力：对那些反对埃博拉防疫措施的人可以动用武力（Diallo，2015）。流行病学领域的“抗拒”具有误导性，因为它将两种道德上截然不同的行为混为一谈，即个人对极端公共卫生措施的拒绝和真正的暴力抵制。撇开一些日常小事件不谈，真正影响并阻碍抗疫救援工作的是一系列极端暴力事件。

2014年4月4日，在几内亚疫情确认后不到三周，马森塔镇的暴徒威胁了无国界医生组织，迫使其所有救援活动暂停一周。2014年9月，在沃米（几内亚森林地区），一个高级代表团的8名成员被谋杀，其中包括3名卫生官员。同月，负责监管尸体处理的红十字会小组在弗雷卡里镇（主要以矿业为主）遭到袭击。2014年10月，塞拉利昂的科杜发生了类似事件，造成两人死亡，该市随后实行了宵禁（Ruble，2014）。事件的起因是公共卫生官员违背家庭成员的意愿，试图将一名老年妇女带到埃博拉治疗中心。在利比里亚，蒙罗维亚镇西点贫民区的一群暴徒抢劫了一家埃博拉诊所，使得该区成为2014年8月冲突事件的热点地区。在隔离和宵禁令下达后不久，当地群众与安全部队发生冲突，造成多人受伤，一人中枪死亡。

导致国家动荡的政治因素无所不在且错综复杂。一些分析者认为，西非民众对公共卫生机构的抵制表明，外国殖民活动、国家内战和战后发展政策的不公平导致了深刻的社会分裂。例如在几内亚，民众对埃博拉防疫活动的频繁抵抗源于一些历史和现实的因素，这些因素本身受国家和国际环境的影响。在埃博拉疫情最开始流行的森林地区，长期的社会冲突导致群体分裂，当地居民对政府产生了不信任感（Anoko，2015）。此外，民众对殖民地时期接受强制性公共卫生措施的历史记忆，以及对非洲人生物样本曾经被用于临床试验的不满，引发了“病毒是人为制造”的谣言（ACAPS，2015b）。Wilkinson 和 Leach（2015）将这一流行病置于更广泛的国际背景下。他们认为,后殖民时期非洲普遍存在的结构性暴力和不平等,以及外国机构扶持本国政府所唤起的殖民地历史记忆,使得群众抗拒的情况更加恶化。通过考察国际社会关于埃博拉病毒的生物医学观点,Leach 和 Hewlett(2010)发现,"全球疫情暴发"这一说法既体现在公共卫生政策中,也体现在公共卫生机构对疫情的解释之中。这种话语的使用,表明国际科学权威凌驾于疫情暴发地的地方认知之上,且呼吁外部救援,排斥地方认知与生物医学相结合的方式。更确切地说,"全球疫情暴发"这一说辞,使得某些人将责任转嫁到受害者身上,指责他们迷信传统习俗、不安全地埋葬尸体、食用传染性野味、拒绝在埃博拉治疗中心治疗。

除了政治解释之外,群众抵制还可以从医学人类学的角度进行诠释。人类学家在乌干达(Hewlett 和 Hewlett,2008)、刚果(金)(Formenty 等,2003;Hewlett 等, 2005)和加蓬(Hewlett 和 Hewlett,2008)开展了创新性的研究。根据他们的研究,群众抗拒公共卫生措施的行为,反映了埃博拉病毒的生物医学特征与非洲社会文化模式之间存在的冲突。例如,非洲本地人与生物医学工作者,他们不仅对疾病、传染和治疗的解释通常会存在分歧,而且也对防范病毒的日常操作方法存在分歧,还对处理死者的方法具有不同的理解,以及对疾病的来源和易感人群持有不同的看法。人类学方法很重要,它通过社区参与(Epelboin,2015;Marais 等, 2015)、社会调解(Anoko,2015)和灵活运用生物医学模型(Chandler 等,2015)来指导丝状病毒防疫工作。同时,人类学观点也存在着不足:它只提供了一种外在的解释而已;人类学的文化解释,不能取代个体自主决策的权力。而任何一个暴露在病毒风险中的个体,无论其民族和文化背景如何,都希望拥有这种权力。换句话说,怀疑或反对公共卫生措施,既是理性的选择,也是适合所有人的普遍行为。我们中的许多人在面对检疫、隔离、孤立、社会排斥、痛苦和可能的死亡时可能都会产生这种反应。事实上,民众喜欢采用多样化的防疫措施,并将传统手段和生物医学手段结合在一起的流行病控制方案(Hewlett 和 Amola,2003)。最近的研究成果显示出:农村或城市的民众将根据物质和社会的限制来调整他们的防疫措施。例如,Richards 等(2015)以塞拉利昂福博的农村居民为例,分析他们如何通过复杂的社会活动(家庭互助、亲属互助、向外迁徙和关闭市场)来防控埃博拉病毒的传播。在利比里亚,Abramowitz 等(2015)分析了城市民众如何在没有外部援助的情况下自行组织起来遏制疫情。因此,我们可以发现,地方性的防疫手段也可以有效地抗击疫情,特别是在国家和国际社会采取的防疫政策无效时。如果这个时候实施限制自由的防疫措施,先前的紧张局势必然会加剧,所以我们在这种情况下更应该提倡群众之间的相互帮助以及对地方机构的信任。信任地方机构(Richards 等,2015)和本地医院(Brown 和 Kelly,2014),对于疫情期间的民众获得帮助非常重要。2014 年 11 月,蒙罗维亚在举行的特别小组讨论会(Kutalek 等, 2015)上又发现了另外的担忧:来自当地的参会人员拒绝了一项举报可疑病例的奖励计划,并指出了一些损害卫生行动公信力的具体问题,如受隔离家庭的食品短缺、病人与其家人之间的沟通困难、基本卫生服务不足、受感染家庭的心理辅导缺失、埃博拉追踪小组的成员构成不合理(某些埃博拉恢复者也在其中)。

第三节 隔离和限制自由

2014 年 7 月至 8 月,4 个国家(几内亚、利比里亚、尼日利亚和塞拉利昂)为了遏制埃博拉疫情,发布了总统紧急声明和强制性措施细则。各国法律规定的范围各不相同,主要体现为以下几个方面:关闭公共场所、强制休假、防疫封锁、宵禁、建立卫生设施、隔离、物价管控、筛查、监视、检测、旅行限制和治疗(Hodge 等, 2014)。面临着埃博拉传播带来的威胁,马里和塞内加尔等其他非洲国家也采取了积极的监视和检疫隔离措施。

强制性公共卫生措施必须以令人信服的科学证据为基础,并以明确而一致的法律和道德原则为准绳(Rothstein,2015a)。但接下来的分析表明,埃博拉疫情期间的情况似乎并非如此,特别是在西非。迄今为止,在规定和执行的公共卫生措施中,检疫最具有争议性。相比之下,在面对重大传染病的急性暴发期时,隔离通常是绝对必要的,并且在道德上不会引起争议。例如,Wynia(2007)在评论非典疫情时指出:“与隔离健康人相比,隔离病人‘往往不会引起太多的关注’。而恰恰相反,我们认为,与其他限制自由的措施相比,埃博拉患者的隔离存在很多问题。”

一、人权法

针对什么情况下可以采取限制自由的公共卫生措施,我们至少可以从国家法律、人权原则(体现在《国际人权法》中)和伦理道德三个不同的角度进行分析。例如,各国均有责任执行包括《国际人权法》(IHRL)在内的法律和条约。作为《国际人权法》的一部分,《联合国锡拉库萨原则》(联合国,1985)规定了在公共危机时期中止公民权利和政治权利的具体标准。如第25条所述:当国家面临严重的公共卫生威胁时,可以援引该条款来限制某些权利,以便国家能够采取措施应对威胁。同时这些措施必须限定在预防疾病,或为病人和伤者提供护理的情况下。

根据锡拉库萨原则,对公民自由的限制应符合以下标准:(1)依法合规;(2)实现大众利益的正当目标;(3)该目标具有较强的社会必要性;(4)最小侵扰性和限制性;(5)以科学为依据;(6)不随意或歧视性地实施(世卫组织,2007)。此外,采取特殊措施应有期限,且必须接受审查和上诉(Rothstein 等,2003)。在这种情况下,明确国际组织和非政府组织的作用和责任非常重要。非政府组织的职能一般是提供遏制流行病所需的专业知识,也可以提供医疗资源和额外的人力支持。因此,当非政府组织实施强制性干预措施时,例如,当非政府组织依靠警察去寻找传染病患者时,或者当安全部队本身需要接受医疗机构的生物安全培训时,人们就难免产生误解。无论国家在紧急状态时所采取的强制措施是否恰当,非政府医疗机构都没有权力执行公共卫生措施,且这种行为也不合法(它们有义务去遵守国家法律,但没有义务去执行公共卫生法),国际人道主义和共同的道德原则都不能为这种行为辩护。此外,西非国家都没有公开宣布公共卫生紧急状态令(Karimova,2015),这一事实使得国际社会指责它们违背《公民权利和政治权利国际公约》成为无效指控。

二、道德实用主义

公共卫生道德虽然缺乏法律的强制性,但某些集体行动依然具有超越个人自由的必要性。一些伦理学家(生物伦理问题研究统辖委员会,2015;Rothstein,2015b)详细阐明了公共卫生紧急状态下检疫和其他限制性措施的道德原则,得出了与锡拉库萨原则非常相似的结论。这些道德原则可以概括为公共必要性、实践有效性、科学合理性、手段合规性、最少侵权性、互惠性和公平性。其他一些公共卫生行动框架也得出同样或类似的道德原则,它们都显示出公共利益在什么情况下可以超越个人自由(Bensimon 和

Upsshur，2007）。正如最近的流行病危机所表明的那样（艾滋病毒/艾滋病、耐多药肺结核、非典和大流行性流感），强制措施始终存在高度的争议，而且它与具体的实际情况高度关联。埃博拉危机恰恰暴露了现有道德框架在实际应用方面的局限性。目前看来，道德原则仍是一种遥远的意向，在人们的现实决策中很大程度上被忽略。我们从不同角度反思检疫和隔离之后，接下来将思考道德冲突中的具体表现：公共卫生机构的劝说行为与个人的自由选择。

三、有令人信服的隔离证据吗？

大流感（MacPhail，2014）和 2003 年 SARS 疫情发展都非常迅速，其检疫问题引发了持续至今的争议。就 SARS 而言，与单独隔离相比，检疫的有效性仍然存在争议（Day 等，2006；Barbisch 等，2015），现有科学证据的说服力取决于不同的调查方法或统计假设（Bondy 等，2009）。伦理学家（Bensimon 和 Upshur，2007）强调了科学证据的偶然性，并指出：根据有限的科学信息仓促得出明确的结论显然存在着风险。语词使用的精确性也很重要，例如：检疫（quarantine），或者也叫检疫隔离，是“对没有表现出传染病症状，但又与确诊病人接触过的人群的分离”，隔离（isolation）是对“感染或表现出传染病症状接触者的分离”。初看，定义是明确的（生物伦理问题研究统辖委员会，2015）。但是，我们还是要定义：（1）实际情况中，什么是“分离”？（2）出现什么样的症状才算符合感染标准？（3）什么样的“接触”才算与病患接触？还有，分离可以是强迫的或自愿的，这意味着我们可以拥有多种形式、不同程度的社会隔离。感染 SARS 或流感的人在出现症状之前有传染性，这与埃博拉病人不同。感染丝状病毒的人在出现症状之前无传染性（Racaniello，2014）。这种差异在实践和道德上都很重要。对无症状的 SARS 和流感接触者的隔离可以减小病毒在人群中悄然传播的概率。就非歧视性而言，这是一项真正的公共卫生措施。同样的流行病学依据，却不适用于无症状埃博拉接触者的隔离（埃博拉隔离不是用来限制病毒传播，而是主要用来控制某些人员的流动，因为公共卫生机构无法相信这部分人上报的症状）。因此，这项措施更具有歧视色彩，也更容易被随意执行。

家庭接触者的自愿或强制隔离，可能在迅速遏制早期发现的丝状病毒暴发中发挥重要作用,这种说法似乎是合理的。在尼日利亚(Grigg 等,2015)和马里(Diallo 和 Felix,2014),公共卫生机构在城市中可以快速识别病例,并对所有可追踪病例采取检疫隔离措施。在尼日利亚,由于职业或家庭环境的不同,对少数接触者实施群体检疫,反而进一步增加了传播的风险。1995 年,在基奎特的大规模检疫可能是无效的(Heymann,2014),尽管这一说法也受到质疑(Garrett,2014)。

四、美国和其他地方的检疫隔离

对于埃博拉感染者,2014 年美国发布的"临时指南"(美国疾控中心,2014)明确了"主动和直接监测""行动受控","禁止进入公共场所"和"禁止进入工作场所"之间的区别。该文件明确定义了风险类别、临床标准及其相关公共卫生行动的范围。文件讨论了个人感染埃博拉病毒的情况,但没有对集体或大规模感染发表意见。

西非国家实施的强制检疫措施与美国公共卫生指南中考虑的公共卫生措施有着本质区别。前者缺乏国际规范的约束,也缺乏令人信服的科学证据。值得注意的是:在西非,强制隔离与埃博拉患者接触过的家庭或当地群众产生了恶劣的后果,其中之一就是对他们的污名化。此外,由于暂时丧失生计和基本保障,隔离措施在实际中对已经失去亲属而不堪重负的贫困家庭来说很难实施(Kutalek 等, 2015;ACAPS,2015a),向隔离家庭提供粮食并没有带来预期的效果(ACAPS,2015a)。也有传闻说(Bianchi,2015)一些进入隔离病房的病人隐瞒了他们的确切住址,以保护他们的家人免受隔离带来的可怕后果。

2014 年 7 月底发布的《西非紧急声明》并没有引起太多国际社会的强烈抗议。直到 2014 年 10 月下旬,当美国侨民返回美国,他们所在的州司法机关对他们采取了限制自由的措施,这才引起西方国家对强制隔离和检疫的重视。在美国,从塞拉利昂回来的无国界医生组织志愿者凯茜·希考克斯女士的经历被广泛报道,这一事件先后被描述为"强制隔离、家庭隔离和控制活动范围"(Miles, 2015)。这场争论涉及多个层面,包括人权问题,从公共卫生角度实施限制的相关性,对症状存在的质疑,美国联邦、州或军队之间判别方法的不一致,临时隔离环境中的不适感。作为一名训练有素的埃博拉护士志愿者,希考克斯女士否认在没有任何保护措施的情况下接触过埃博拉病毒,并反对任何对她采取限制行动的做法,这使她与政府产生了分歧。为了支持她的观点,学者们(Drazen 等, 2014;Koenig,2015)和其他人(MSF,2014)不赞成对从疫区国家返回的健康志愿者进行强制隔离的做法,并提出了他们的理由,如公共卫生机构的防疫要求不同、各州公共卫生法律不尽一致、执行强制措施面临实际困难、团结和尊重防疫志愿者、自主监测和隔离已经足够(无需强制隔离)、阻碍招收其他志愿者(假设采取强制措施)。因此,西非国家和西方工业化国家拒绝埃博拉检疫隔离的法律、伦理和现实原因一定程度上是不同的。无论如何,国际组织不应该既反对美国的检疫令,又同时默许西非的强制检疫。也许除了埃博拉疫情的早期阶段,强制检疫看起来都以失败告终,既没有满足公众需求,也没有表现出有效性,从而不具有科学合理性。从检疫比例的平衡性、最少侵权性、互惠性、提出法律诉讼的正当程序和能力方面来看,针对埃博拉的检疫隔离措施不符合道德和人权标准,不管是在面临国家灾难还是社会组织能力下降的情况下。

第三节　医疗隔离:一项繁重的公共卫生措施

到目前为止,我们已经研究了(针对埃博拉病人的接触者)强制隔离措施的缺点。同样,我们也有理由做进一步质疑:隔离有症状患者是否符合伦理和国际人权法,以及是否存在令人信服的科学证据。同时,针对埃博拉幸存者或病人家属,还有两个相互关联的问题需要分析。第一,在紧急状况或没有其他选择的情况下,医疗隔离在多大程度上是自由选择的,是被说服还是被强制的?第二,有多少人愿意为了公共利益而牺牲自己,仅仅是为了保护自己的家庭和社区不受感染?要想回答这两个问题,需要首先考虑医疗隔离的逻辑基础及其后果。

一、隔离的意义

历史和理论证据都表明,与安全埋葬和接触者追踪一样,隔离患者是遏制埃博拉病毒最基本的措施之一(Pandey 等, 2014)。然而,为了应对紧急情况,隔离带来的后果往往被忽视。个人自主权因为隔离措施而受到了极大的限制,尤其在面临巨大灾难时。这甚至比检疫隔离更加让人难以忍受。为了控制病毒传播,他们不得不与亲人分开,甚至是永久分开,有时候也因为工作人员频繁地消毒而毁坏了他们为数不多的财物。这些行为加剧了他们的痛苦。一旦被隔离,尽管据当时的病人说,他们可以自由离开,但这样的行为会造成不可控的局面,救援队就需要对这些人采取强制行为(Fink,2015)。最近在塞拉利昂,“逃跑者”被政府当局公开点名羞辱(Mac Johnson 和 Larson,2015)。在典型的埃博拉管理设施(也称为埃博拉治疗中心)中,隔离至少影响了四个方面:身体、认知、情感和精神。为了避免任何与患者身体或体液接触带来的风险,公共卫生机构要求参加救治的专业人员按照统一标准,做好全身防护。但整个过程困难重重,不仅有文化和语言上的障碍,更有语言交流和面部表情交流的障碍。此外,防护服引起的潮热不适必然要求医护人员快速轮换(Spreche 等, 2015)。这些情况下,患者只能处于某种程度上的认知缺失状态,他们无法了解自身情况、疾病的预后和家庭状况。随着疫情在西非逐渐得到控制,无国界医生组织和其他机构开始进行调整,以帮助被隔离的病人与亲属、幸存者甚至宗教领袖之间的接触。不幸的是,认知、情感和精神上的隔离对于大多数丧失行动能力的病人来说仍然很难改变,特别是在他们接近死亡的时候。公共卫生人员遇到的最令人悲伤的情况是儿童被隔离,很多孩子因父母死于埃博拉病毒而成为孤儿(Zellmann,2015;Maron,2015)。与之前的做法相反,目前的隔离方案过于严格(亲属通常不被允许陪在床边),未能考虑到隔离区可以实现不同程度的空间开放。

二、隔离模式

医疗隔离(以最强的生物安全性标准,集中配备大量的医疗设施)已经成为一种医疗人员认可的实用模式。从纯粹的公共卫生角度来看,拥有“治疗床”中的医疗隔离无疑对减少西非疾病的传播产生了重大影响(Kucharski 等, 2015a)。但这并不代表它是绝对必要的,尤其是在社会成本可能超过公共卫生收益的情况下。根据 2014 年的流行病参数(Merler, 2015),70%的病例如果选择在埃博拉治疗中心、家庭或社区中隔离,再加上其他一些关键措施的采用,可以让疫情得到有效的控制。小规模社区护理中心(CCCs)可以增加群众对隔离的接受度。理论上,在疫情控制方面,CCCs 可以与埃博拉治疗中心一样有效(Witty 等, 2014;Washington 和

Meltzer，2015），但它们也需要制定严格的感染控制程序（Kucharski 等，2015b）。

在过去的丝状病毒疫情中，家庭隔离主要是针对那些不愿住院的人而提供的一种选择（Kerstiëns 和 Matthys，1999；Formenty 等，2003；Roddy 等，2007）。例如，无国界医生组织制定了“以家庭护理来降低风险”的指导方针。按照规划，单个护理人员在经过培训且防护设备和卫生用品都得到保障后，他们可以在家庭内为患者提供最低限度的护理（Sterk，2008）。根据过去丝状病毒的流行病学观察，家庭护理人员如果不参与直接护理，仅与患者共处一个房间，那么受到感染的风险要低得多（Shears 和 O'Dempsey，2015）。因此，我们可以假设：在缺少防护服的情况下，对指定的护理人员进行适当培训后，可以在家里安全地提供最低限度的护理（如处理食物和饮料）。所以，根据埃博拉疫情暴发的不同情况或阶段，医疗隔离不一定是唯一的选择，也不一定是侵入性和限制性最小的方式。虽然我们仍不确定其他隔离模式能降低多少风险，但在 2014 年夏季蒙罗维亚埃博拉疫情的高峰期间，集中的医疗隔离出现了弊端：当防疫小组不堪重负时，进入某些医疗设施的准入标准和程序如同虚设。在这种情况下，市民只能做好自力更生的准备了（Abramowitz 等，2015）。

对埃博拉患者来说，医疗隔离是目前规定的最麻烦的公共卫生措施。因此医疗隔离引起许多埃博拉患者对公共卫生小组的恐惧和敌意，也就在情理之中了。

第四节　救援埃博拉患者：一个道德上的泥潭

一、隐性和显性的隔离原因

从医学的角度来看，法律规定的病例隔离并不意味着病人的自主权可以被忽视。如果公共卫生外派小组不能代表公共卫生或执法当局的话，在任何情况下，胁迫都是非法的，都会涉及伦理道德问题。对于外国人道主义防疫人员来说，更是如此。他们不能强制采取公共卫生措施，因为一无法律权威性，二无国际授权。在西非暴发的埃博拉疫情中，患者是否可以诉诸法律来反对隔离令，目前还存在着疑问。我们撇开强制措施的合法性和必要性,假设一下,如果隔离在很大程度上是自愿的,那么病人要么会自发出现在医疗单位门口,要么会在接到疑似病例通知后,自愿从家中转移。为了尊重病人,公共卫生机构需要有充分的理由,才能采取隔离措施。可事实上,公共卫生部门并不能给出明白一致的隔离理由。

如前所述,人们接受隔离措施的首要原因是限制传染,以通过与亲属保持一定距离的方式来保障他们的安全。从公共卫生的角度来看,这一观点很有说服力,但最终患者还是被要求为了大家的共同利益或他们家人的安全而牺牲自己。

当然也有一个有些自私但更具有说服力的理由:为隔离者提供更好的照顾,并提高他的生存机会。这一观点在针对疫情的健康教育中得到越来越多的强调。事实上,目前几乎没有证据表明当前在专用隔离病房的临床管理能始终如一并确切地保证非洲人民拥有更好的生存机会。以基本生物参数监测为指导的重症监护当然会对存活率产生影响(Lyon 等,2014年),但当地的护理能力不足,水平不一(不管情况多么可悲,这一现实应明确地向所有寻求护理的隔离者披露)。有人可能会说:在紧急情况和动乱的情况下,一定程度的善意欺骗是为了实现总体公共卫生目标和公共安全。这种观点在任何情况下都会产生道德上的问题。未来,随着新式防疫手段的不断采用,这种观点将遭到更大的质疑。接下来,我们将从患者"同意隔离"的角度来分析隔离措施,它使得我们更有责任对某些患者和群体公开隔离的真实原因。告诉人们真相,告诉他们治疗能力是有限的,隔离并不意味着放弃希望。埃博拉幸存者是疫情的见证者,他们也知道真实的隔离情况,他们对于未来防疫措施的改善至关重要(USAID,2015)。

除获得更好的临床护理、减少疾病的传播外,病人选择隔离还有其他的因素。例如,社区施加压力——希望感染者隔离,甚至对他们采取敌视态度。疾病还会给患者造成精神压力(虽然并不经常这样)。如果这种精神压力传导给医务人员,将会使他们面临更大的风险,形势也将会更加糟糕。当然,那种认为大多数埃博拉患者认知能力受损的假设也是不恰当的,即便他们在疾病晚期阶段也不能这么认为。相反,他们应被视为自主的人,有选择的能力。只是在严重疾病的影响下,被置于一种非常脆弱的状态。

二、践行道德准则

现在，我们回到道德矛盾上来，这也是本章的中心。负责接触者追踪和查验病例的工作人员，常常发现他们自己面临道德困境——既要采取措施阻止传染，又要尊重患者的自由和尊严。他们尝试说服患者牺牲自我利益，但是对他们来说，其实很难在理性的说服和微妙的胁迫、在谎言与欺骗之间找一个平衡点。根据前面的内容，并结合道德原则和实际观察，我们提出了六条切实可行的建议，供医疗外派小组参考，以避免在处理疑似埃博拉病例时陷入道德困境（表 12.1）。尽管某些建议提倡互信、互惠和可选择性，但所有建议都表达了对个人自主权和尊严的道德尊重。对我们来说，遵守这些道德义务是最基本的要求，它们与受影响群体的期待息息相关。它们有助于加强信任，缓解紧张局势，并通过克服敌意、消除误解和诚实上报疫情来减少社区传播（Melzer 等，2014）。根据表 12.1 列出的若干道德行动，有些道德行动必须是无条件执行的，如向被隔离者说出真实的隔离原因，以及阐明自身作为非执法机构的角色，但有些活动可以逐步加以推动，当然也要视情况而定。例如，在应对疫情的紧急阶段，根本不可能考虑给某些患者提供基本的医疗服务，也无法考虑给在家隔离的埃博拉患者提供后续治疗。这种做法最初被认为缺乏灵活性，在那种极端时期却也是合理的。而在疫情逐步改善之后，就需要对此做出改变，让他们有选择的余地。因此，要想在控制病毒传染和尊重个人自主权上达成一定程度的平衡，就必须给他们提供所有可能的选择，包括医疗隔离的替代性方案。我们相信，这种权衡基于道德理性，并且在实践中可以通过合理的社区参与来实现。无论如何，只要病人不同意医疗隔离，那么在治疗中心进行隔离治疗在道德层面上都是站不住脚的。

表 12.1　公共卫生外派小组的道德准则

信任度
• 真实性:公开所有隔离原因(包括隔离的坏处和好处)
• 职责明确:与执法机关相区别
• 将埃博拉幸存者纳入外派小组
互惠性
• 针对家庭的物质与心理支持
• 提供基本卫生服务
可选择性和最小侵权性
• 提供真正的选择:除医疗隔离以外的所有方案,包括家庭护理

第五节　结　论

西非埃博拉疫情期间,负责执行公共卫生措施的医疗小组在坚持人权和道德原则方面,经历了极大的考验。其中,外派小组成员比起其他人来说,他们在社区寻找确诊病例并将其转运至集中隔离点的过程中,面临更多的现实难题和道德困境。这不仅仅是因为传染病带来的持续威胁,而且也包括环境因素的压迫,其中一个环境因素是“国家紧急状态的宣布”导致他们不得不采取强制防疫措施,另一个是受疫情影响的社区对他们不断表现出来的敌意。

我们在本章讨论了西非国家在宣布紧急状态之后实施的检疫隔离和社会隔离措施为什么在人权和道德层面上成为一个问题。这些问题需要得到公众的密切关注,就像美国公众关注人道主义救援者回到美国之后被隔离的事件一样。强制隔离对流行病的控制可能几乎不起作用。另一方面,采取医疗隔离应该有更明确的公共卫生依据,而且也要考虑采取医疗隔离需要付出的道德成本,以及医疗隔离面临的伦理思考缺失。我们不能确定在流行病控制过程中,医疗隔离是否真的绝对必要,且持续地被需要。采取隔离措施可能会在社区中产生一定的威慑作用,并且使疾病得到一定控制。因此,为了缓解救护人员与社区民众之间的紧张关系,我们提出了一些可行性建议,同时也尊重了那些疫情受害者的自主权利。我们认识到,根据疫情的具体阶段或暴发背景的不同,有些建议是可以逐步实现的。同时,随着情况的不断好转,更应该把尊重病人的选择作为重点。随着新的治疗方法、预防性干预措施、新的病毒防控手段以及卫生系统配套设施的出现，未来人们对丝状病毒采取的应对措施可能会有所不同。不过，我们仍然会同时面对有争议的公共卫生措施、强制性的法律和正在试验的医学手段，我们还是会不可避免地面对复杂的道德挑战。任何国家层面和国际层面上的公共卫生事件都可能导致灾难性后果，因此，我们所提供的建议是共通的，不仅仅适用于丝状病毒引发的流行病。

当前的主流观点认为：西非埃博拉疫情的蔓延是一个例外，其根源在于西非特殊的政治和社会文化环境、混乱的公共卫生系统和脆弱的公共机构。与此相反，我们把它视为一个典型且普遍的案例。任何疫情期间，只要公共机构采取了不受欢迎的措施、限制公民自由的措施、违背公民价值观的措施，我们都可以通过本章的分析来预测将会发生什么。单一的政治或社会文化解释往往只看到当地人的落后文化习俗，忽视了受感染人群的自主权，并且把他们不遵守公共卫生措施的程度降低到非洲特有的地步。道德分析为我们打开了更广阔的视角，让我们认识到个体自主权的重要性，以及使用粗暴手段控制疫情的危害。

结 语
重新审视全球卫生

面对不断出现的传染病威胁，越来越多的文献在全球卫生的框架下展开了分析。本书对此做出了进一步的贡献。社会科学视角（如人类学、经济学、政治学和风险管理等诸多学科）在本书中得到了充分体现。正如其他人也谈到的，疫情的暴发以及相应的防疫工作总是发生在特定的社会、文化、地理、经济和政治环境中。疫情的发展态势，以及为了限制病毒传播而采取的防疫措施，都受到当地环境的影响。民众对公共卫生措施的遵守程度，以及对公共卫生机构防疫活动的态度，也都因地理差异而各不相同。

书中的若干章节对国际社会如何控制甲型 H1N1 流感和 2014 年埃博拉疫情进行了反思。这些章节既反映了全球卫生领域的最新进展，又挑战了这些领域的某些理论假设。我们的分析集中在过去的两场危机上，原因不仅在于它们的特殊性，还在于它们揭示了一些反复出现的争议。我们将在结论部分对此进行讨论。我们的结论不仅借鉴了我们收集到的大量文献，也建立在我们对诸多机构和国家的实证调查之上。这使得我们能够了解一线专业人员的经验，记录下他们在防疫实践中遇到的困难，揭示出他们在面对互相矛盾的防疫禁令和受到外界批评时的挫败感。我们建议更多地从社会科学视角去审视疫情的整个过程，以尽可能减少一些争议。

埃博拉疫情再现

我们完成本书时，刚果（金）又宣布了新的埃博拉疫情。2018 年 5 月 8 日，刚果民主共和国卫生部向世界卫生组织（WHO）通报了赤道省比科罗区发生的两例确诊埃博拉病例。截至 5 月 18 日，共有 46 例疑似和确诊病例，其中 26 例死亡。这些病例中，大多数都来自偏远的农村，而另有 4 个确诊病例来自人口超过一百万的省会姆班达卡。这种情况表明最初的防控计划已经失败。三种不同的传播链已经得到确认。人们把确诊患者带到当地落后的城镇医疗机构进行治疗，却忽略了这种处理方式可能加快病毒的传播。过去的疫情均有证据支持这一点。

由于疫情严重，世界卫生组织开展了广泛的工作，与其他机构一起合作推动实施疫苗接种。地方当局在世界卫生组织的帮助下，建立了一个紧急行动中心来协调工作。正如预期的那样，世界卫生组织紧急拨款 100 万美元，用于支持控制疫情的行动。现阶段，成本应该还不是一个考虑因素，因此还会有更多的援助资金到位。世界卫生组织也向刚果民主共和国卫生部提供了技术支持，据称还将依靠“紧急行动中心鼓励多个机构、多个合作伙伴联合行动，以协调各个层面的防疫工作”（世卫组织网站，5 月 9 日，2018）。我们对以下的防疫工作应该很熟悉：无国界医生组织正在比科罗区建立一个治疗中心，世界卫生组织以法语和林加拉语两种语言与相关国家办事处分享疫情信息。惠康基金会（Wellcome Trust）提供了 200 万英镑。美国和非洲疾控中心开展了相关活动，还有全球疫情预警和防疫网络（GOARN）、全球疫苗与免疫联盟（GAVI）、联合国机构如世界粮食计划署和联合国儿童基金会。

《日内瓦论坛报》的一篇新闻稿（乔丹，2018 年 5 月 23 日）报道了一些看起来很熟悉的画面：“医疗团队正面临意想不到的民众抵制，增加了传染的风险。”无国界医生组织透露，三名被感染的患者从接受隔离的医院中逃脱，原因是他们可能害怕接种疫苗。因此，非洲卫生当局，特别是亚特兰大疾控中心，“正在派遣人类学家，以促进针对埃博拉的疫苗接种”，因为“如果我们不能充分地与他们沟通，疫苗接种计划可能会遭到挫折”，非洲疾控中心负责人约翰·恩肯加松这样解释道。人类学家和他们的社会调解技巧，以及其他合适的风险沟通手段，再一次被用于疫情救援。救援措施围绕疫苗接种而展开，费用基本不是问题。这次新的疫情表明，控制全球流行病将来可能还是国际和国家公共卫生机构的重要任务。

生物脆弱性

21 世纪之交，人们越来越清晰地发现，生物脆弱性是现代世界的重大威胁。一系列机构都在强调超越国家边界和国家监管的全球化风险，例如经合组织关于“新系统性风险”的报告(OECD,2003)或世界经济论坛关于“全球风险”的年度报告(World Economic Forum,2016)。它们的共同点是持续强调全球系统的高度关联性,也强调潜在破坏带来的灾难性后果。与此同时,人们也开始重新关注传染病(Washer,2010)。尽管曾经有一段时期,人们以为医学发展已经足以消灭传染病,但20世纪80年代的艾滋病和随后发生的流行病逐渐引起国际社会的警觉,人们开始担忧科学和医学是否有能力控制住这些威胁。伴随着一系列全球化新趋势的出现,如出行的不断增长、贸易管制的放松、移民数量的增多和人口结构的变化、环境恶化等,传染病越来越多地出现(或重新出现)在科学议程和官方决策中(Lakoff和Collier,2008;巴斯蒂德,第二章)。尽管乌尔里希·贝克在其关于风险社会的作品(Beck,1992)中强调了现代社会的技术脆弱性,但“传染病的重新出现”及其被纳入生物安全议程的行动,则强化了我们对生物脆弱性的重新认识(Caduff,2014;Zylberman,2013)。

全球化带来了多种管制的放松和联系速度的加快,将来自遥远地区的物体和个体聚集在一起,从而增加了潜在的传染渠道。全球化使得低收入和中等收入国家的距离似乎越来越近,这种效应通常被认为是传染病风险的来源,从而引起了人们新的焦虑。多次暴发的疫情进一步加剧了人们对贫穷国家的恐惧,这些国家被视为新型病毒的温床(Caduff,2014)。防灾思维的强化(巴斯蒂德,第二章)使得预期的疫情暴发看起来更加真实和紧迫。禽流感(H5N1)已经向我们发出了警告:“这是一种鸟类疾病,但能够影响人类的生存”;“人际传播是一种真实存在的风险,并且有可能是灾难性的”;“重大经济和人道主义灾难迫在眉睫,我们必须做好准备”(Scoones和Forster,2008,12)。如果想象最坏的场景,我们的口号就会变成“疫情的暴发不是会不会的问题,而是什么时候的问题”。可见,重大流行病的发生不可避免。新版《国际卫生条例》(IHR)也强化了这种假想的场景,帮助传播了“全球疫情”话语(Wald,2008; Seetoh 等,2012)。通信技术的进步以及(通过症状监测机制)早期发现疫情的能力,进一步激发了疫情预警的需求(Fearnley,2008)。最后,文化产业(特别是美国的文化产业),通过媒体报道、书籍和电影的预测,描述了一幅让人震惊的世界末日景象(Wald,2008;Keränen,2011)。结果,关于生物脆弱性和灾难迫在眉睫的意象,不仅在各个机构和专家群体中流传,也在整个社会中传播。

全球卫生组织在行动

甲型 H1N1 流感和 2014 年埃博拉疫情检验了全球卫生系统是否拥有足够的能力应对这类生物威胁。某些现象让政府部门和国际组织（世界卫生组织等）感受到强烈的紧迫感（Brender 和 Gilbert，2018），如人类健康与（生物）恐怖主义之间的联系（尤其是把天花作为生物武器）（Scoones 和 Forster，2008；Zylberman，2013）、人类与动物之间更紧密的病毒关联，以及疫情可能带来的经济贸易损失。如同本书分析的那样，甲型 H1N1 流感和 2014 年埃博拉疫情表现出了不同的特征，国际社会因此制定了不同的防疫措施。两场危机都为世卫组织防疫指南（主要体现为行动计划、指导原则和行为规范）的实践提供了机会。过去几十年来不断增加的风险管理实践表明，防疫指南的宗旨在于尽早预测到疫情的发生，以便控制其蔓延并降低死亡人数。但是，两种病毒均未如预期那样发展，从而挑战了我们的预测（Keller，第一章），我们在上述章节里面可以看到，疫情的实际进程与我们期待的进程或者全球卫生行动要求的进程之间存在着差异，如何处理这个差异对于一线公共卫生专家来说非常具有挑战性。近几年来，世界卫生组织和疾控中心的工作人员（参与过两场危机），首先被指控“反应过度”，然后不久又被指责“反应不足”。这是我们高度关注风险的必然结果（最近开始重视不确定性），它激发了我们面向未来的能动性。全球卫生的发展也直接鼓励了这种能动性，即使我们没有完整的证据去证明这种转变。这种情况下，毫无疑问的是全球卫生领导者不得不在两个令人不快的选择之间做出艰难选择，即在证据有限的情况下尽早采取行动，或观察等待，直到疫情的真实暴发。但公众对两次抗疫行动过程的解读各不相同——公众在甲型 H1N1 流感中感受到的是被公共卫生机构过分恐吓，而在 2014 年埃博拉疫情中他们选择了主动掩盖疫情。

本书许多章节都讨论了预测的困难。正如一些受访者所回忆的那样，甲型 H1N1 流感疫情的出现要求采取紧急行动，其依据是科学模型的预测，该模型预测疫情将带来巨大的潜在损失和高昂费用。更重要的是，一线专业人员几年前就不断地预测疫情发生基本不可避免，因此他们决定采取行动，避免留下任何遗憾。他们尽力做好准备，反复预估最坏情形，反复参考以前的预防措施。因此当发现新的流感病毒时，他们迅速发出预警。

除此之外，必须强调的是，尽管存在疫情预警和防疫计划，但两次疫情都超过了组织所能承载的能力。从日内瓦大学附属医院重症监护室护理埃博拉患者的沉重负担（帕法特，第十章）到世界卫生组织埃博拉防疫小组遇到的困难（杜普拉斯，第六章），都可以明显看出，负责日常护理的护士无法及时获得可用的医护资源。在沟通问题上，即便疾控中心和世界卫生组织总部本来拥有较高水平的沟通设施，但全球媒体7天24小时连续不断的信息需求超出了他们的沟通能力（伯顿-琼罗斯，第四章）。埃博拉疫情中，沟通活动也不是不可能，但是非常困难，要么因为部署在疫情国的工作人员只能获得非常有限的信息（巴斯蒂德，第五章），要么因为沟通人员与当地民众存在着文化观念上的冲突（卡兰和庞辛，第十一章）。正如布里尔（第三章）所讨论的那样，全球卫生组织（特别是世界卫生组织），都在努力将公共卫生规范付诸抗疫实践，并努力满足紧迫的防疫需求。最后，值得注意的是，我们很少从经济的角度考察疫情。高收入国家在应对甲型H1N1流感时，金钱并不是非常重要的考虑因素（布伦德等，第七章）。事实的确如此，与国家总体卫生预算相比，高收入国家的实际抗疫成本相对较低（帕基尼-德孔等，第八章）。当然，这种结论也要考虑到疫情的实际规模。

全球公共卫生行动与地方观念

全球卫生框架下的抗疫行动，都在具体的地理区域中展开，因而具有特定的社会、文化、政治和地理特征。历史地看，传染病总是与谴责联系在一起，因此，谴责也表现出一定的地理特性。比如梅毒、霍乱或肺结核等案例中，人们总是将疾病带来的痛苦归咎于其他区域的社会群体（Joffe，1999）。人类学和社会学研究表明，在过去的几十年中，人们对于新发传染病具有类似的社会反应。文化差异和地理距离通常被用来树立边界，即安全的内部和危险的外部（Douglas 和 Wildawsky，1983）。这种界限在埃博拉疫情中表现得非常明显。当埃博拉病毒仅在非洲国家传播时，西方人表现得比较淡漠，而当西班牙和美国的卫生专家也感染了埃博拉病毒之后，西方人就变得非常愤怒。在最近的2014年埃博拉疫情中，疫情控制难度大的原因被归咎于当地居民粗鄙的文化习俗（尤其是葬礼和丛林食肉习俗）。从公共卫生的角度来看，这不仅是“原始的异族行为”，而且是容易传播病毒的危险行为。在公共卫生领域中，文化经常被视为一种障碍。“非洲文化被视为一种与西方区别的‘另类文化’，因而文化本身在病毒传播链条中被重构为一种‘风险因素’。”(Jones，2011，2)

本书对传染病的最新分析表明，这种观点仍然普遍存在。尽管人们一直在争论非洲文化是否导致疫情难以控制，但令人惊讶的是，这种争论基本不存在于甲型 H1N1 流感中。美国仅有一次在甲型 H1N1 流感之后的报告中明确提到了文化差异。该报告承认，公共卫生机构在接触国内少数群体方面存在着困难(伯顿-琼罗斯，第四章)。其实，部分民众拒绝接受流感疫苗，质疑免疫专家的主流观点，也反映了社会文化差异的存在。此外，值得一提的是，部署在非洲的一线工作人员对当地的信仰和做法感到吃惊。过去几十年里，我们已经积累了大量有关健康和疾病的社会学和人类学知识。人类学家已被专门纳入早期的埃博拉防疫团队中，但是，人类学家的措施最初并未得到执行。世界卫生组织直到最近才将“社会科学小组”纳入风险沟通项目中，可能有助于克服这种健忘(布里尔，第九章)。纳入社会科学将可以证明，文化沟通能够成为替代性的解决方案(卡兰和庞辛，第十一章)。本书讨论的另一个问题涉及个体权利与个体责任(健康责任)、个体利益与集体利益之间的矛盾。在公共卫生领域，集体利益可能凌驾于个人自由之上，因而这个问题在西方语境中非常受重视。除了国家层面的观点分歧之外，卡兰和庞辛(第十一章)从伦理学角度探讨了该问题，强调了平衡个体权利和集体利益的重要性。从这个角度看，由于我们缺乏证据来系统性地评估甲型 H1N1 流感或 2014 年埃博拉疫情的成本与效益，道德问题将不可避免。比如，是否耗光了本该用于处理其他风险或其他健康问题的财政资源布伦德等，第七章)。

公共卫生的医学视角将防疫策略建立在流行病学证据和生物医学实践基础之上，同时对文化多样性和经济因素几乎视而不见。因此，社会科学视角不可避免地会质疑医学视角的价值。我们采访的一线医务人员经常在无意间发现这种观念差异。例如，他们曾经谈到，他们对疫情的政治化感到惊讶，这种差异会阻碍他们的技术性工作(巴斯蒂德，第五章)。他们不明白，为什么他们竭尽全力遏制甲型 H1N1 流感病毒，还会受到外界指责。他们对批评的不理解，表明他们自己已经完全接受了传统的全球卫生理念，即以医学治疗为主要内容，集中于检测识别病例、保护患者，以及提供医疗服务，但完全无视疫情的社会和经济环境。

社会科学在全球卫生行动中的作用

全球卫生逐渐发展成为一门跨学科的专业领域,因此它要求整合一系列学科,提供有关公共卫生问题的观点或理论。然而,我们在本研究中发现,社会科学在全球卫生领域的作用仍然模棱两可,基本上介于"没有达到预期"和"有限认可"之间。

公共卫生和全球卫生都属于规范性领域。它们的目标是,在国家或国际层面上改善多种社会群体的健康状况。Wernli 等(2016)的论文明确阐释了这种规范性,将全球卫生与人权、公平等社会规范关联在一起。

这种价值取向常常与社会科学家的目标相抵触。社会科学家的目标是描述现有规范的适用范围、分析社会群体之间的矛盾、比较特定社会群体的特定世界观,以及记述影响社会行动的制约因素。此外,全球卫生研究通常属于时间跨度较小的应急研究范式,而社会科学研究又恰恰排斥这种时间跨度较小的研究范式。

当公共卫生领域面临无法通过技术手段解决的"文化问题"时,通常会使用社会科学手段。艾滋病流行初期就有这种情况,当时人们认为社会科学知识对预防艾滋病至关重要。在埃博拉疫情中,人类学的专业知识也受到了重视,人们希望借此发现并抑制某些社会文化观念,以便迅速改变有风险的行为。但是,要想理解全球卫生体系应对疫情的复杂行动,就必须扩大我们的研究范围,尤其是更好地理解"有问题的参与者"(problematic audiences),如抗疫专家或公共卫生机构的组织者,分析他们的抗疫工作,包括他们对风险的解释,以及他们对组织、人力和财务资源的处理。社会科学在解决实际问题时一般起着工具性的辅助作用,但它们在质疑问题产生的方式和分析特定环境下的权力关系上起着关键作用,这种明显差别长期存在(Gilbert 和 Henry,2009)。如果能够承认社会科学的更大作用,包括分析公共卫生相关领域之间的权力关系(全球卫生协作依赖于这种权力结构),那么全球防疫将会从中获得有益的帮助。

我们的研究基于这样的假设:全球公共卫生策略的三根支柱(组织、沟通和成本计算)常常被分开讨论。本书证实了这样的假定,这三个维度的确很少被放到一起考虑。最重要的是,我们的研究表明,它们还没有被纳入全球卫生行动的范畴。换句话说,从全球卫生的角度来看,组织、沟通和成本计算不是重大问题。组织的参与被认为是理所当然的，而且正在进行的组织改革似乎转移了人们对重大公共卫生事件的注意力。沟通，仍然被认为是向公众提供明白无误的“真实信息”，公众会采取适当的行动，但很少关注组织之间的沟通挑战，也很少关注疫情中出现的其他解决方案。成本计算，基本就没有纳入公共卫生决策范围之内，因为当人类生命受到威胁时，若以成本为借口来推迟或推翻正在实施的抗疫措施，在伦理和政治上都站不住脚。更重要的是，提供资金并不存在困难。应急资金可以快速投入并得到使用，几乎不需要事先讨论，也几乎不考虑资金使用量的大小和使用性质。但是，在全球卫生之外，这三根支柱至关重要。它们是衡量公共卫生专家和机构履行全球抗疫责任的标尺。

参考文献

前言

Adams, R. J., Smart, P., & Huff, A. S. (2017). Shades of grey: guidelines for working with the grey literature in systematic reviews for management and organizational studies. *International Journal of Management Reviews*, 19(4), 432-454.

Ansell, C., & Keller, A. (2014). *Adapting the Incident Command Model for Knowledge-Based Crises: The Case of the Centers for Disease Control and Prevention*. IBM Center for the Business of Government.

Ansell, C., Boin, A., & Keller, A. (2010). Managing transboundary crises: identifying the building blocks of an effective response system. *Journal of Contingencies and Crisis Management*, 18(4), 195-207.

Ansell, C., Sondorp, E., & Stevens, R. H. (2012). The promise and challenge of global network governance: the Global Outbreak Alert and Response Network. *Global Governance: A Review of Multilateralism and International Organizations*, 18(3), 317-337.

Barrelet, C., Bourrier, M., Burton-Jeangros, C., & Schindler, M. (2013). Unresolved issues in risk communication research: the case of the H1N1 pandemic (2009—2011). *Influenza and Other Respiratory Viruses*, 7(*suppl*. 2), 1-6.

Bourrier, M. (2017). Conditions d'accès et production de connaissances organisationnelles. *Revue d'anthropologie des connaissances*, 11(4), 521-547.

Brender, N. (2014). *Global Risk Governance in Health*. London: Palgrave Macmillan.

Brunnquell, F., Epelboin, A., & Formenty, P. (2007). Ebola: no laughing matter /Ebola: ce n'est pas une maladie pour rire. DVD. Capa Télévisions.

Epelboin, A., Formenty, P., Anoko, J., & Allarangar, Y. (2007). Humanisation and informed consent for people and populations during responses to VHF in central Africa (2003—2008). *Humanitarian Borders*, 25-37.

Hewlett, B. S., & Hewlett, B. L. (2008). *Ebola, Culture and Politics: The Anthropology of an Emerging Disease*. Belmont, CA: Cengage Learning.

International Organization for Standardization (ISO). (2009), IEC 31010:2009 Risk management-Risk assessment techniques.

International Organization for Standardization (ISO). (2018), ISO 31000:2018 Risk management-Guidelines.

Keller, A. C., Ansell, C. K., Reingold, A. L., Bourrier, M., Hunter, M. D., Burrowes, S., & MacPhail, T. M. (2012). Improving pandemic response: a sensemaking perspective on the spring 2009 H1N1 pandemic. *Risk, Hazards & Crisis in Public Policy*, 3(2), 1-37.

Leach, M., & Hewlett, B. S. (2010). Hemorrhagic fevers: narratives, politics and pathways, in Dry, S., & Leach, M. (eds), *Epidemics: Science, Governance and Social Justice*. London: Earthscan.

Lempen, B. (2010). *Genève, Laboratoire du XXIe siècle*. Geneva: Georg Editeur.

MacPhail, T. (2014). *The Viral Network: A Pathography of the H1N1 Influenza Pandemic*. Ithaca, NY: Cornell University Press.

Pasquini-Descomps, H., Brender, N., & Maradan, D. (2017). Value for money in H1N1 influenza: a systematic review of the cost-effectiveness of pandemic interventions. *Value in Health*, 20 (6), 819-827.

Renn, O. (2008). *Risk Governance: Coping with Uncertainty in a Complex World*. London: Earthscan.

Sampson, H., & Turgo, N. N. (2018). Finding the way into a global industry: The usefulness of elite events to social science researchers. *Journal of Organizational Ethnography*, 7(1), 2-15.

第一章

Ansell, C. (2016). Unruly Problems, in Ansell, C. & Ogard, M. (eds), *Governance in Turbulent Times*. Oxford: Oxford University Press, pp. 159-180.

Ansell, C., Boin, A., & Keller, A. (2010). Managing Transboundary Crises: Identifying the Building Blocks of an Effective Response System. *Journal of Contingencies and Crisis Management*, 18: 195-207. doi:10.1111/j.1468-5973.2010.00620.x.

Ansell, C., Keller, A., & Reingold, A. et al. (2009). Workshop Minutes, Global Infectious Disease Response Workshop on H1N1, July 19-21, Berkeley, California.

Argyris, C., & Schön, D. (1978). *Organizational Learning: A Theory of Action Perspective*. Reading, MA: Addison Wesley.

Baekkeskov, E. (2016). Same Threat, Different Responses: Experts Steering Politicians and Stakeholders in 2009 A (H1N1) Vaccination Policymaking. *Public Administration*, 94: 299-315. doi:10.1111/padm.12244.

Baize, S., Pannetier, D., Oestereich, L. et al. (2014). Emergence of Zaire Ebola Virus Disease in Guinea. *New England Journal of Medicine*, 371(15): 1418-1425. doi:10.1056/NEJMoa1404505.

Bell, B., Damon, I., Jernigan, D. et al. (2016). Overview, Control Strategies, and Lessons Learned in the CDC Response to the 2014—

2016 Ebola Epidemic. *MMWR Supplements*, 65(3): 4-11. doi: 10.15585/mmwr.su6503a2.

Bethge, P., Elger, K., & Glusing, J. (2010). Reconstruction of a Mass Hysteria: The Swine Flu Panic of 2009. *Speigel Online*, 12 March. Available at: www.spiegel.de/ international/world/reconstruction-of-a-mass-hysteria-the-swine-flu-panic-of-2009-a-682613.html (Accessed: May 14, 2018).

Bigley, G. A., & Roberts, K. H. (2001). The Incident Command System: High-Reliability Organizing for Complex and Volatile Task Environments. *Academy of Management Journal*, 44(6): 1281-1299. doi:10.2307/3069401.

Brien, S., Kwong, J. C., & Buckeridge, D. L. (2012). The Determinants of 2009 Pandemic A/H1N1 Influenza Vaccination: A Systematic Review. *Vaccine*, 30(7): 1255-1264. doi:10.1016/j.vaccine.2011.12.089.

Campbell, A. (2006). The SARS Commission-Final Report. Available at: www.archives.gov.on.ca/en/e_records/sars/report/index.html (Accessed: May 8, 2018).

CDC (Centers for Disease Control and Prevention). (2009a). Swine Influenza A (H1N1) Infection in Two Children-Southern California, March-April 2009. *Morbidity and Mortality Weekly Report*, 58 (15): 400-402.

CDC (Centers for Disease Control and Prevention). (2009b). Change in CDC's School and Childcare Closure Guidance. Media Statement (May 5, 2009). Available at: www.cdc.gov/media/pressrel/2009/s090505.htm (Accessed: May 11, 2018).

Cheng, M., & Satter, R. (2015). Emails Show the World Health Organization Intentionally Delayed Calling Ebola a Public Health Emergency. *Business Insider*, March 20.

Cheng, V., Chan, J., To, K., & Yuen, K. (2013). Clinical Management and Infection Control of SARS: Lessons Learned. *Antiviral Research*, 100(2): 407-419. doi:10.1016/J.ANTIVIRAL.2013.08.016.

Christensen, T., Lægreid, P., & Rykkja, L. (2016). Organizing for Crisis Management: Building Governance Capacity and Legitimacy. *Public Administration Review*, 76(6): 887-897.

Cohen, D., & Carter, P. (2010). Conflicts of Interest: WHO and the Pandemic Flu "Conspiracies", *BMJ (Clinical research ed.)*, 340: c2912. doi:10.1136/bmj.c2912.

Coltart, C., Lindsey, B., Ghinai, I., Johnson, A., & Heymann, D. (2017). The Ebola Outbreak, 2013—2016: Old Lessons for New Epidemics. *Philosophical Transactions of the Royal Society of London*, 372(1721).

Comfort, L. (2007). Crisis Management in Hindsight: Cognition, Communication, and Control. *Public Administration Review* 67: 189-197.

Condon, B. J., & Sinha, T. (2009). Chronicle of a Pandemic Foretold: Lessons from the 2009 Influenza Epidemic (May 3, 2009).

Connor, M. (2016). Clinical Management of Ebola Virus Disease in Resource-Rich Settings, in Evans, M., Smith, T., & Majumder, M. (eds), *Ebola's Message: Public Health and Medicine in the Twenty-first Century*. Cambridge, MA: The MIT Press, pp. 31-44.

Dahl, B. A., Kinzer, M. H., Raghunathan, P. L. et al. (2016). CDC's Response to the 2014—2016 Ebola Epidemic: Guinea, Liberia, and Sierra Leone. *Morbidity and Mortality Weekly Report*, Supplements, 65(3): 12-20.

Drazen, J. M. (2003). SARS: Looking Back over the First 100 Days. *New England Journal of Medicine*, 349(4): 319-320. doi:10.1056/NEJMp038118.

Falco, M. (2009). CDC: Production of H1N1 Flu Vaccine Lagging. *CNN*, October 16.

Fidler, D. P. (2009). H1N1 after Action Review: Learning from the Unexpected, the Success and the Fear. *Future Microbiology*, 4(7): 767-769. doi:10.2217/fmb.09.54.

Fidler, D. P. (2010). Negotiating Equitable Access to Influenza Vaccines: Global Health Diplomacy and the Controversies Surrounding Avian Influenza H5N1 and Pandemic Influenza H1N1. *PLoS Medicine*, 7(5): e1000247. doi:10.1371/ journal. pmed. 1000247.

Fineberg, H. (2010). Pandemic Preparedness and Response: Lessons from the H1N1 Influenza of 2009. *New England Journal of Medicine*, 370, 14: 1335-1342.

Fineberg, H. V. (2014). Pandemic Preparedness and Response: Lessons from the H1N1 Influenza of 2009. *New England Journal of Medicine*, 370(14): 1335-1342. doi:10.1056/NEJMra1208802.

Fletcher, M. (2015). Médecins Sans Frontières: The Organisation at the Heart of the Ebola Outbreak. *Telegraph*, April 18.

Gates, B. (2015). The Next Epidemic: Lessons from Ebola. *New England Journal of Medicine*, 372(15): 1381-1384. doi:10.1056/NEJMp1502918.

Ginsberg, M., Hopkins, J., Maroufi, A. et al. (2009). Swine Influenza A (H1N1) Infection in Two Children-Southern California, March—April 2009. *Morbidity and Mortality Weekly Report*, 58(15): 400-402. Available at: www. cdc. gov/mmwr/ preview/mmwrhtml/ mm5815a5. htm (Accessed: May 10, 2018).

Godlee, F. (2010). Conflicts of Interest and Pandemic Flu. *BMJ (Clinical research ed.)*, 340: c2947. doi:10.1136/BMJ. C2947.

Gostin, L. O. (2009). Influenza A (H1N1) and Pandemic Preparedness under the Rule of International Law. *Journal of the American-Medical Association*, 301(22): 2376-2378.

Grady, D. (2014). Ebola Cases Could Reach 1.4 Million within Four Months, C. D. C. Estimates. *New York Times*, September 23.

Han, Y., Michie, S., Potts, H., & Rubin, G. (2016). Predictors of Influenza Vaccine Uptake during the 2009/10 Influenza A H1N1v ("Swine Flu") Pandemic: Results from Five National Surveys in the United Kingdom. *Preventive Medicine*, 84: 57-61. doi:10.1016/j.

ypmed. 2015. 12. 018.

Hawryluck, L., Lapinsky, S. E., & Stewart, T. E. (2005). Clinical review: SARS-lessons in disaster management. *Critical Care*, 9(4): 384-289. doi:10. 1186/cc3041.

Health Canada. (2015). Big Data and the Global Public Health Intelligence Network (GPHIN)-CCDR: Volume 41 (September 3). Canada Communicable Disease Report CCDR.

Henao-Restrepo, A., Camacho, A., Longini, I. et al. (2017). Efficacy and Effectiveness of an rVSV-vectored Vaccine in Preventing Ebola Virus Disease: Final Results from the Guinea Ring Vaccination, Open-label, Cluster-randomised Trial (Ebola Ça Suffit!). *Lancet*, 389(10068): 505-518.

Hewlett, A., Varkey, J., Smith, P., & Ribner, B. (2015). Ebola Virus Disease: Preparedness and Infection Control Lessons Learned from Two Biocontainment Units. *Current Opinion in Infectious Diseases*, 28(4): 343-348. doi:10. 1097/QCO. 0000000000000176.

Heymann, D. L., & Rodier, G. (2004). SARS: Lessons from a New Disease, in Learning from SARS: Preparing for the Next Disease Outbreak: Workshop Summary. National Academies Press (US). Available at: www. ncbi. nlm. nih. gov/books/NBK92444/ (Accessed: May 9, 2018).

Katz, R. (2009). Use of Revised International Health Regulations during Influenza A (H1N1) Epidemic, 2009. *Emerging Infectious Diseases*, 15: 1165-1170.

Keller, A., Ansell, C., Reingold, A. et al. (2012). Improving Pandemic Response: A Sensemaking Perspective on the Spring 2009 A (H1N1) Pandemic. *Risk, Hazards & Crisis in Public Policy* 3: 1-37. doi:10. 1515/1944-4079. 1101.

Kerr, S., Van Bennekom, C. M., & Mitchell, A. A. (2016). Influenza Vaccination Coverage during Pregnancy: Selected Sites, United States, 2005-06 through 2013-14 Influenza Vaccine Seasons. *Morbid-*

ity and Mortality Weekly Report, 65 (48): 1370-1373. doi: 10.15585/mmwr.mm6548a3.

Koplan, J. P., Butler-Jones, D., Tsang, T., & Yu, W. (2013). Public Health Lessons from Severe Acute Respiratory Syndrome a Decade Later, *Emerging Infectious Diseases*, 19(6): 861-863. doi: 10.3201/eid1906.121426.

Kumar, S., Quinn, S. C., Kim, K. H., & Hilyard, K. M. (2012). US Public Support for Vaccine Donation to Poorer Countries in the 2009 A (H1N1) Pandemic. *PLoS ONE*, 7(3): e33025. https://doi.org/10.1371/journal.pone.0033025.

Lagadec, P. (2009). A New Cosmology of Risks and Crises: Time for a Radical Shift in Paradigm and Practice. *Review of Policy Research*, 26(4): 473-486.

LaPorte, T. R. (1996). High Reliability Organizations: Unlikely, Demanding and at Risk. *Journal of Contingencies and Crisis Management*, 4: 60-71. doi:10.1111/j.1468-5973.1996.tb00078.x.

LaPorte, T. (2007). Critical Infrastructure in the Face of a Predatory Future: Preparing for Untoward Surprise. *Journal of Contingencies and Crisis Management*, 15(1): 60-64.

LaPorte, T. R., & Consolini, P. M. (1991). Working in Practice but Not in Theory: Theoretical Challenges of "High-reliability Organizations". *Journal of Public Administration Research and Theory*, 1 (January): 19-48.

Leung, G., & Nicoll, A. (2010). Reflections on Pandemic (H1N1) 2009 and the International Response. *PLoS Med*, 7(10): e1000346.

Low, D. E. (2004). SARS: Lessons from Toronto, in *Learning from SARS: Preparing for the Next Disease Outbreak: Workshop Summary*. Washington, DC: National Academies Press (US). Available at: www.ncbi.nlm.nih.gov/books/NBK92467/ (Accessed: May 8, 2018).

Lutz, L. D., & Lindell, M. K. (2008). Incident Command System as a

Response Model within Emergency Operation Centers during Hurricane Rita. *Journal of Contingencies and Crisis Management*, 16 (3): 122-134. doi:10.1111/j.1468-5973.2008.00541.x.

MacPhail, T. (2014). *The Viral Network: A Pathography of the H1N1 Influenza Pandemic*. Ithaca, NY: Cornell University Press.

Mackenzie, J. S., Drury, P., Arthur, R. et al. (2014). The Global Outbreak Alert and Response Network. *Global Public Health*, 9 (9): 1023-1039. doi:10.1080/17441692.2014.951870.

Mackenzie, J. S., Drury, P., Ellis, A., Grein, T., Leitmeyer, K. C., Mardel, S., & Ryan, M. (2004). The WHO Response to SARS and Preparations for the Future, in S. Knobler, A. Mahmoud, S. Lemon, A. Mack, L. Sivitz, & K. Oberholtzer (eds), *Learning from SARS: Preparing for the Next Disease Outbreak-Workshop Summary*. Washington, DC: The National Academies Press, pp. 42-50.

Mahler, J. G., & Casamayou, M. H. (2009). *Organizational Learning at NASA: The Challenger and Columbia Accidents*. Washington, DC: Georgetown University Press.

McNeil, D. (2014). Lax U.S. Guidelines on Ebola Led to Poor Hospital Training, Experts Say, *New York Times*, October 15. Available at: www.nytimes.com/2014/ 10/16/us/lax-us-guidelines-on-ebola-led-to-poor-hospital-training-experts-say.html (Accessed: May 23, 2018).

Médecins Sans Frontières. (2017). Five Lessons Learned During the Latest Ebola Outbreak in DRC. Report, June 27.

Meltzer, M., Atkins, C., & Santibanez, S. (2014). Estimating the Future Number of Cases in the Ebola Epidemic-Liberia and Sierra Leone, 2014—2015, *Morbidity and Mortality Weekly Report*. doi: 10.15620/cdc.24900.

Mexico Ministry of Health. (2009). Outbreak of Swine-Origin Influenza A (H1N1) Virus Infection-Mexico, March-April 2009. *Morbidity and Mortality Weekly Report*, 58(April 30): 1-3.

Mill, J. S. (1974). *A System of Logic: Ratiocinative and Inductive*. Toronto: University of Toronto Press.

Mohan, G., Susma, T., & Hennessy-Fiske, M. (2014). Nurses at Dallas Hospital Describe Poor Safety Measures with Ebola Victim. *Los Angeles Times*, October 14. Available at: www.latimes.com/nation/la-na-ebola-dallas-20141014-story.html (Accessed: May 23, 2018).

Moon, S., Sridhar, D., Pate, M. et al. (2015). Will Ebola Change the Game? Ten Essential Reforms before the Next Pandemic. The Report of the Harvard-LSHTM Independent Panel on the Global Response to Ebola. *The Lancet*, 386(10009): 2204-2221. doi:10.1016/S0140-6736(15)00946-0.

Moynihan, D. (2009). The Network Governance of Crisis Response: Case Studies of Incident Command Systems. *Journal of Public Administration Research and Theory*, 19(4): 895-915. https://doi.org/10.1093/jopart/mun033.

Moynihan, D. (2012). A Theory of Culture-Switching: Leaderships and Red-Tape during Hurricane Katrina. *Public Administration*, 90(4): 851-868.

NACSPH (National Advisory Committee on SARS and Public Health). (2003). Learning from SARS: Renewal of Public Health in Canada. A report of the National Advisory Committee on SARS and Public Health, October 2003.

Neumann, G., & Kawaoka, Y. (2011). The First Influenza Pandemic of the New Millennium. *Influenza and Other Respiratory Viruses*, 5(3): 157-166. doi:10.1111/j.1750-2659.2011.00231.x.

Nohrstedt, D., & Weible, C. (2010). The Logic of Policy Change after Crisis: Proximity and Subsystem Interaction. *Risk, Hazards & Crisis in Public Policy*, 1(2): 1-32.

Onishi, N. (2015). Empty Ebola Clinics in Liberia Are Seen as Misstep in U. S. Relief Effort. *New York Times*, April 11.

Ontario Nurses Association. (2018). 15 Years Post-SARS: Lessons Learned, Lessons Forgotten. Ontario Nurses Association (April 26, 2018). www. ona. org/news-posts/15-years-post-sars-lessons-learned-lessons-forgotten/ (Accessed: May 25, 2018).

Paquin, L. J. (2007). Was WHO SARS-related Travel Advisory for Toronto Ethical? *Canadian Journal of Public Health / Revue canadienne de sante publique*, 98(3): 209-211. Available at: www. ncbi. nlm. nih. gov/pubmed/17626386 (Accessed: May 9, 2018).

Park B. J., Peck, A., Kuehnert, M. et al. (2004). Lack of SARS Transmission among Healthcare Workers, United States. *Emerging Infectious Diseases*, 10(2): 244-248. doi:10. 3201/eid1002. 030793.

Plotkin, B. J., Hardiman, M., Gonzalez-Martin, F., & Rodier, G. (2007). Infectious Disease Surveillance and the International Health Regulations, in N. M. M'ikanatha, R. Lynfield, C. A. Van Beneden, & H. de Valk (eds), *Infectious Disease Surveillance*. Malden: Blackwell.

Rittel, H., & Webber, M. (1973). Dilemmas in a General Theory of Planning. *Policy Sciences*, 4: 155-169.

't Hart, P. (2013). After Fukushima: Reflections on Risk and Institutional Learning in an Era of Mega-Crises. *Public Administration*, 91 (1): 101-113.

UNDP (United Nations Development Program). (2015). *Human Development Report* 2015: *Work for Human Development*. New York: United Nations Human Development Program.

UNOG (United Nations Office at Geneva). (2014). Regular Press Briefing by the Information Service: Ebola, April 1.

US GAO (United States Government Accountability Office). (2004). Emerging Infectious Diseases: Asian SARS Challenged International and National Response. GAO Publication No. 04-564 (April): 1-73.

Webby, R. J., & Webster, R. G. (2003). "Are We Ready for Pandemic

Influenza?" *Science*, 302: 1519-1522.

WHO (World Health Organization). (2003). Chapter 5: SARS: Lessons from a New Disease, in *The World Health Report* 2003: *Shaping the Future*.

WHO (World Health Organization). (2013). *International Health Regulations* (2005) *Summary of States Parties* 2013 *Report on IHR Core Capacity Implementation Regional Profiles*. Geneva. Available at: www. who. int/about/licensing/copyright_form/ en/index. html (Accessed: May 25, 2018).

WHO (World Health Organization). (2014). Ebola Virus Disease, Guinea: Situation as of 27 March 2014. WHO March 2014 Ebola SitReps. Available at: https://reliefweb. int/report/guinea/situation-report-1-ebola-virus-disease-guinea-28-march-2014 (Accessed: May 10, 2018).

WHO (World Health Organization). (2015). One Year into the Ebola Epidemic: A Deadly, Tenacious, and Unforgiving Virus. Report by the World Health Organization (January). Available at: www. who. int/csr/disease/ebola/one-year-report/ introduction/en/.

WHO Ebola Interim Assessment Panel. (2015). *Report of the Ebola Interim Assessment Panel*. Available at: www. who. int/csr/resources/ publications/ebola/report-by-panel. pdf (Accessed: May 22, 2018).

Wilkinson, A., & Fairhead, J. (2017). Comparison of Social Resistance to Ebola Response in Sierra Leone and Guinea Suggests Explanations Lie in Political Configurations Not Culture. *Critical Public Health*, 27(1): 14-27. doi:10. 1080/095 81596. 2016. 1252034.

Wilson, J. Q. (1989). *Bureaucracy: What Government Agencies Do and Why They Do It*. New York, NY: Basic Books.

Wilson, K., Brownstein, J. S., & Fidler, D. P. (2010). Strengthening the International Health Regulations: Lessons from the H1N1 Pandemic. *Health Policy and Planning*, 25(6): 505-509. doi:10. 1093/ heapol/czq026.

第二章

Alexander, D. (2000). Scenario Methodology for Teaching Principles of Emergency Management. *Disaster Prevention and Management* 9 (2), 89-97.

Anderson, B. (2010). Preemption, Precaution, Preparedness: Anticipatory Action and Future Geographies. *Progress in Human Geography* 34(6), 777-798.

Appadurai, A. (2013). *The Future as Cultural Fact: Essays on the Global Condition*. London and New York: Verso.

Artsob, H. (1995). Emerging Zoonotic Diseases. *The Canadian Journal of Infectious Diseases* 6(4), 208-209.

Barrelet, C., Bourrier, M., Burton-Jeangros, C., & Schindler, M. (2013). Unresolved Issues in Risk Communication Research: The Case of the H1N1 Pandemic (2009—2011). *Influenza and Other Respiratory Viruses* 7, 114-119.

Bastide, L. (2015). Faith and Uncertainty: Migrants' Journeys between Indonesia, Malaysia and Singapore. *Health, Risk & Society* 17(3-4), 226-245. https://doi.org/10.1080/13698575.2015.1071786.

Bastide, L. (2017). Future Now: "Preparedness" and Scenario Planning in the United States. *IRS Working Papers*, University of Geneva. https://archive-ouverte.unige.ch/unige:99430. Accessed May 24, 2018.

Bastide, L. (2018). Crisis Communication during the Ebola Outbreak in West Africa: The Paradoxes of Decontextualized Contextualization. In Bourrier, M., Bieder C. (eds) *Risk Communication for the Future: Towards Smart Risk Governance and Safety Management*, pp. 95-108, London: Springer.

Beck, U. (1992). *Risk Society towards a New Modernity*. London and Newbury Park, CA: Sage.

Becker, H. S. (1984). *Art Worlds*. Berkeley, CA and London: University of California Press.

Berkelman, R. L. (1994). Emerging Infectious Diseases in the United States, 1993. *Journal of Infectious Disease* 170(2), 272-277.

Bigley, G. A., & Roberts, K. H. (2001). The Incident Command System: High-reliability Organizing for Complex and Volatile Task Environments. *Academy of Management Journal* 44(6), 1281-1299.

Caudle, S. (2012). Homeland Security: Advancing the National Strategic Position. *Homeland Security Affairs* 8(1).

Clarke, L. (2006). *Worst Cases: Terror and Catastrophe in the Popular Imagination*. Chicago, IL: University of Chicago Press.

Clift, C. (2015). *Devil in the Detail for WHO's Ebola Resolution*. London: Chatham House.

Cohen, D., & Carter, P. (2010). WHO and the Pandemic Flu "Conspiracies". *BMJ*, 340, 1274-1279.

De Goede, M. (2008). Beyond Risk: Premediation and the Post-9/11 Security Imagination. *Security Dialogue* 39(2-3), 155-176.

Ericksen, N. J. (1975). *Scenario Methodology in Natural Hazards Research*. Institute of Behavioral Science, University of Colorado, Boulder, CO.

Ewald, F. (1986). *L'Etat providence*. Paris: Grasset.

Faye, S. (2015). L'"exceptionnalité" d'Ebola et les "réticences" populaires en Guinée-Conakry. Réflexions à partir d'une approche d'anthropologie symétrique. *Anthropologie & Santé*[Online] 11. http://journals. openedition. org/ anthropologiesante/1796. Accessed May 24, 2018.

Figuié, M. (2013). Global Health Risks and Cosmopolitisation: From Emergence to Interference. *Sociology of Health & Illness* 35(2), 227-240.

Flynn, P. (2010). The Handling of the H1N1 Pandemic: More Transparency Needed. Report of the Social Health and Family Affairs Committee, Parliamentary Assembly, Council of Europe.

Foucault, M. (1982). The Subject and Power. *Critical Inquiry* 8(4), 777-795.

Foucault, M. (2004). *Naissance de la biopolitique*. Paris: Seuil/Gallimard.

Furedi, F. (2009). Precautionary Culture and the Rise of Possibilistic Risk Assessment. *Erasmus Law Review* 2(2), 197-220.

Garrett, L. (1994). *The Coming Plague: Newly Emerging Diseases in a World Out of Balance*. New York, NY: Macmillan.

Giddens, A. (2002). *Runaway World: How Globalisation Is Reshaping Our Lives*. London: Profile Books.

Gostin, L. O. (2015). Critical Choices for the WHO after the Ebola Epidemic. *JAMA* 314(2), 113-114.

Gostin, L. O., & Friedman, E. (2014). Ebola: A Crisis in Global Health Leadership. *The Lancet* 384(9951), 1323-1325.

Haas, P. M. (1992). Introduction: Epistemic Communities and International Policy Coordination. *International Organization* 46(1), 1-35.

Hartog, F. (2003). *Régimes d'historicité: Présentisme et expériences du temps*. Paris: Seuil.

Kamradt-Scott, A. (2012). Evidence-based Medicine and the Governance of Pandemic Influenza. *Global Public Health* 7(sup2):S111-S126.

Keck, F. (2010). Une sentinelle sanitaire aux frontières du vivant. *Terrain* 54, 26-41.

Keränen, L. (2011). Concocting Viral Apocalypse: Catastrophic Risk and the Production of Bio(in)Security, *Western Journal of Communication* 75(5), 451-472.

King, N. B. (2004). The Scale Politics of Emerging Diseases. *Osiris* 19, 62-76.

Lakoff, A. (2006). Techniques of Preparedness. In Monahan, T. (ed.), *Surveillance and Security: Technological Politics and Power in Everyday Life*. New York, NY: Routledge, 265-273.

Lakoff, A. (2008). The Generic Biothreat, or, How We Became Unprepared. *Cultural Anthropology*, 23(3), 399-428. https://doi.org/10.1111/j.1548-1360.2008.00013.x.

Lascoumes, P. (2004). La Gouvernementalité: De la critique de l'État aux technol-ogies du pouvoir. *Le Portique*[Online], 13-14. http://journals.openedition.org/ leportique/625. Accessed May 22, 2018.

Le Marcis, F. (2015). "Traiter les corps comme des fagots": Production sociale de l'indifférence en contexte Ebola (Guinée). *Anthropologie & santé. Revue internationale francophone d'anthropologie de la santé*, 11 [Online]. https://journals.open-edition.org/anthropologiesante/1907. Accessed May 24, 2018.

Lederberg, J., Shope, R. E., & Oaks, S. J. (1992). *Emerging Infections: Microbial Threats to Health in the United States*. Washington, DC: National Academy Press, Institute of Medicine.

MacPhail, T. (2014). *The Viral Network: A Pathography of the H1N1 Influenza Pandemic*. Ithaca, NY: Cornell University Press.

Moon, S., Sridhar, D., Pate, M. A., Jha, A. K., Clinto, C. et al. (2015). Will Ebola Change the Game? Ten Essential Reforms before the Next Pandemic. The Report of the Harvard-LSHTM Independent Panel on the Global Response to Ebola. *The Lancet* 386(10009), 2204-2221.

Moon, S., Leigh, J., Woskie, L., Checchi, F., Dzau, V. et al. (2017). Post-Ebola Reforms: Ample Analysis, Inadequate Action. *BMJ* 356(j280).

Morse, S. (1990). Regulating Viral Traffic. *Issues in Science and Technology* 7(1), 81-84.

Morse, S. (1993). *Emerging Viruses*. New York, NY and Oxford: Oxford University Press.

Niang, C. I. (2014). Ebola: Une épidémie postcoloniale. *Politique Etrangère* 4, 97-109, [Online] www.cairn.info/revue-politique-etrangere-2014-4-page-97.htm. Accessed May 22, 2018.

Perrow, C. (2007). *The Next Catastrophe: Reducing Our Vulnerabili-*

ties to Natural, Industrial, and Terrorist Disasters. Princeton, NJ: Princeton University Press.

Quarantelli, E. L. (1981). An Agent Specific or an All Disaster Spectrum Approach to Socio-behavioral Aspects of Earthquakes? *University of Delaware Disaster Research Center Preliminary Papers*, 69.

Ringland, G. (1998). *Scenario Planning: Managing for the Future*. Chichester and New York, NY: Wiley.

Rittel, H. W. J., & Webber, M. M. (1973). Dilemmas in a General Theory of Planning. *Policy Sciences* 4(2), 155-169.

Schoch-Spana, M. (2000). Implications of Pandemic Influenza for Bioterrorism Response. *Clinical Infectious Diseases* 31(6), 1409-1413.

Schoch-Spana, M. (2004). Bioterrorism: US Public Health and a Secular Apocalypse. *Anthropology Today* 20(5), 8-13.

Shortridge, K. F., Peiris, J. S. M., & Guan, Y. (2003). The Next Influenza Pandemic: Lessons from Hong Kong. *Journal of Applied Microbiology* 94, 70-79.

Sturtevant, J. L., Anema, A., & Brownstein J. S. (2007). The New International Health Regulations: Considerations for Global Public Health Surveillance. *Disaster Medicine and Public Health Preparedness* 1(02), 117-121.

Taleb, N. N. (2007). *The Black Swan: The Impact of the Highly Improbable*. New York, NY: Random House.

Tusa, W., Chin, P. A., & Tanikawa-Oglesby, S. (1996). Report of the Scenario Planning Group for Medium Climate Change "Apple Fritters". *Annals of the New York Academy of Sciences* 790(1), 183-191.

UNISDR (United Nations International Strategy for Disaster Reduction). (2015). *Sendai Framework for Disaster Risk Reduction 2015—2030*. [Online] www.wcdrr.org/uploads/Sendai_Framework_for_Disaster_Risk_Reduction_2015—2030.pdf. Accessed September 2018.

U. S. Centers for Disease Control and Prevention. (1994). Addressing Infectious Disease Threats: A Prevention Strategy for the United States. *MMWR Recommend*, 43, 1-18.

U. S. Centers for Disease Control and Prevention. (2002). *Protecting Health in an Era of Globalization: CDC's Global Infectious Disease Strategy*, 2002 International Conference on Emerging Infectious Diseases, Atlanta.

U. S. Department of Health and Human Services. (2012a). *An HHS Retrospective on the 2009 H1N1 Influenza Pandemic to Advance All Hazards Preparedness*. Washington, DC: HHS.

U. S. Department of Health and Human Services. (2012b). *2009 H1N1 Influenza Improvement Plan*. Washington, DC: HHS.

U. S. Department of Health and Human Services. (2017). *Pandemic Influenza Plan 2017 Update*. Washington, DC: HHS.

U. S. Department of Homeland Security. (2006). *National Planning Scenarios*. Washington, DC: DHS.

U. S. Department of Homeland Security. (2008). *National Incident Management System*. Washington, DC: DHS.

U. S. Department of Homeland Security. (2011). *National Preparedness Goal*. Washington, DC: DHS. [Online] www. fema. gov/media-library-data/20130726-1828-25045-9470/national_preparedness_goal_2011. pdf.

U. S. Department of Homeland Security. (2013). *National Exercise Program Capstone Exercise 2014: Scenario Ground Truth*. Washington, DC: DHS.

U. S. Federal Agency for Emergency Management. (2011). *A Whole Community Approach to Emergency Management: Principles, Themes, and Pathways for Action*. Washington, DC: FEMA.

U. S. Federal Agency for Emergency Management. (2012). *Strategic Foresight Initiative: Summary Information Packet*. Washington, DC: FEMA.

U. S. Federal Agency for Emergency Management. (2013). *Toward More Resilient Futures: Putting Foresight into Practice*. Washington, DC: FEMA.

U. S. Homeland Security Council. (2002). *National Strategy for Homeland Security*. Washington, DC: White House.

Uscher-Pines, L., Maurer, J., & Harris, K. M. (2011). Racial and Ethnic Disparities in Uptake and Location of Vaccination for 2009-H1N1 and Seasonal Influenza. *American-Journal of Public Health* 101(7), 1252-1255.

World Health Organization. (2011). *Pandemic Influenza Preparedness Framework for the Sharing of Influenza Viruses and Access to Vaccines and Other Benefits*. Geneva: WHO.

World Health Organization. (2015). *Framework for a Public Health Emergency Operation Centre*. Geneva: WHO.

World Health Organization. (2017a). *A Strategic Framework for Emergency Prepared-ness*. Geneva: WHO.

World Health Organization. (2017b). *WHO Simulation Exercise Manual*. Geneva: WHO.

Zylberman, P. (2010). *Neither Certitude nor Peace: How Worst-Case Scenarios Reframed Microbial Threats*, 1989—2006. NCIS Briefing. The Munk Center for International Studies Briefing Series. [Online] http://munkschool. utoronto. ca/wp-content/ uploads/2013/05/CPHS_Briefing_07-09. pdf#page=15.

Zylberman, P. (2013). *Tempêtes microbiennes: Essai sur la politique de sécurité sanitaire dans le monde transatlantique*. Paris: Gallimard.

第三章

Abeysinghe, S. (2013). When the spread of disease becomes a global event: The classification of pandemics. *Social Studies of Science*, 43(6), 905-926.

Abramowitz, S. (2017). Epidemics (especially Ebola). *Annual Review of Anthropology*, 46, 421-445.

Anoko, J., Epelboin, A., & Formenty, P. (2014). Humanisation de la réponse à la Fièvre Hémorragique Ebola en Guinée: approche anthropologique (Conakry/Guéckédou mars-juillet 2014).

Ansell, C., Sondorp, E., & Stevens, R. H. (2012). The promise and challenge of global network governance: The Global Outbreak Alert and Response Network. *Global Governance: A Review of Multilateralism and International Organizations*, 18(3), 317-337.

Aranzazu, A. (2013). Le réseau mondial de surveillance de la grippe de l'OMS. Modalités de circulation des souches virales, des savoirs et des techniques, 1947—2007. *Sciences sociales et santé*, 31(4), 41-64.

Aranzazu, A. (2016). Surveillance de la grippe d'origine animale à l'OMS. *Revue d'anthropologie des connaissances*, 10(1), 71-93.

ASTHO (Association of State and Territorial Health Officers, US). (2010). www. astho. org/Programs/Infectious-Disease/H1N1/H1N1-Barriers-Project-Report-Final-hi-res/. "NACCHO H1N1 Policy Workshop Report". Minneapolis, MN: NACCHO, 5.05 2010. www. naccho. org/topics/h1n1/upload/naccho-workshop-report-in-template-with-chart. pdf.

Baekkeskov, E. (2016). Same threat, different responses: Experts steering politicians and stakeholders in 2009 H1N1 vaccination policy-making. *Public Administration*, 94(2), 299-315.

Barrelet, C., Bourrier, M., Burton-Jeangros, C., & Schindler, M. (2013). Unresolved issues in risk communication research: The case of the H1N1 pandemic(2009—2011). *Influenza and Other Respiratory Viruses*, 7(*suppl.* 2),1-6.

Bastide, L. (2017). Future now: "Preparedness" and scenario planning in the United States. Institute of Sociological Research, University of Geneva, Working Paper 12.

Bausch, D. G., Feldmann, H., Geisbert, T. W., Bray, M., Sprecher,

A. G. , Bouman-douki, P. , … & Winnipeg Filovirus Clinical Working Group. (2007). Outbreaks of filovirus hemorrhagic fever: Time to refocus on the patient. *The Journal of Infectious Diseases*, 196 (*suppl*. 2), S136-S141.

Benton, A. , & Dionne, K. Y. (2015). International Political Economy and the 2014 West African Ebola outbreak. *African Studies Review*, 58(1), 223-236.

Boin, A. , Lagadec, P. , Michel-Kerjan, E. , & Overdijk, W. (2003). Critical infrastructures under threat: Learning from the anthrax scare. *Journal of Contingencies and Crisis Management*, 11(3), 99-104.

Boumandouki, P. , Formenty, P. , Epelboin, A. , Campbell, P. , Atsangandoko, C. , Allar-angar, Y. , … & Salemo, A. (2005). Prise en charge des malades et des défunts lors de l'épidémie de fièvre hémorragique due au virus Ebola d'octobre à décembre 2003 au Congo. *Bulletin de la Société de Pathologie Exotique*, 98(3), 218-223.

Brammer, L. , Blanton, L. , Epperson, S. , Mustaquim, D. , Bishop, A. , Kniss, K. , … & Finelli, L. (2011). Surveillance for influenza during the 2009 influenza A (H1N1) pandemic: United States, April 2009-March 2010. *Clinical Infectious Dis-eases*, 52(*suppl*. 1), S27-S35.

Brender, N. (2014). *Global Risk Governance in Health*. Basingstoke: Palgrave Macmillan.

Brender, N. , & Gilbert, C. (2018). From emergence to emergences: A focus on pandemic influenza (pp. 35-57), in Morand, S. , & Figuié, M. (eds), *Emergence of Infectious Diseases: Risks and Issues for Societies*. Versailles: Eeditions Quae.

Briand, S. , Bertherat, E. , Cox, P. , Formenty, P. , Kieny, M. P. , Myhre, J. K. , … & Dye, C. (2014). The international Ebola emergency. *New England Journal of Medicine*, 371(13), 1180-1183.

Brien, S. , Kwong, J. , & Buckeridge, D. (2012). The determinants of

2009 pandemic A(H1N1) influenza vaccination: A systematic review. *Vaccine*, 30, 1255-1264.

British Medical Journal (2010). Editorial: Conflicts of interest and pandemic flu. 340, c2947.

Brunnquell, F., Epelboin, A., & Formenty, P. (2007). *Ebola: No Laughing matter/ Ebola: Ce n'est pas une maladie pour rire.* DVD, Capa Télévisions.

Burton-Jeangros, C., Golay, M., & Sudre, P. (2005). Adhésion et résistance aux vac-cinations infantiles, une étude auprès de mères suisses. *Revue d'épidémiologie et de santé publique*, 53, 341-350.

Caduff, C. (2014). Pandemic prophecy, or how to have faith in reason. *Current Anthropology*, 55(3), 296-315.

Calain, P., & Sa'Da, C. A. (2015). Coincident polio and Ebola crises expose similar fault lines in the current global health regime. *Conflict and Health*, 9(1), 1-7.

Casaer, P. (2015). *Film Affliction*. MSF.

CDC. (2015). *The Road to Zero, CDC's Response to the West African Ebola Epidemic*, 2014—2015. US Department of Health and Human Services, July.

Collier, S. J., & Lakoff, A. (2008). Distributed preparedness: The spatial logic of domestic security in the United States. *Environment and Planning. D, Society & Space*, 26(1), 7.

Council of Europe. (2010). The handling of the H1N1 pandemic: More transparency needed. Verbatim report of the June 24, 2010, Council of Europe Ordinary Session.

Dehner, G. (2012). *Influenza: A Century of Science and Public Health Response*. Pittsburgh, PA: University of Pittsburgh Press.

Delaporte, E., Iten, A., & Sudre, P. (2010). Bilan épidémiologique de la grippe pan-démique (H1N1) 2009 à Genève. Direction Générale de la Santé, Geneva, October.

Door, J.-P., & Blandin, M.-C. (2010). La gestion des pandémies:

H1N1, et si c'était refaire? Compte rendu de l'audition du 14 juin 2010. Rapport de l'Office Par-lementaire d'Evaluation des Choix Scientifiques et Technologiques. Paris: Sénat. www. senat. fr/rap/r09-651/r09-6511. pdf.

Doshi, P. (2011). The elusive definition of pandemic influenza. *Bulletin of the World Health Organization*, 89(7), 532-538.

Epelboin, A., Formenty, P., Anoko, J., & Allarangar, Y. (2007). Humanisation and informed consent for people and populations during responses to VHF in Central Africa (2003—2008). *Humanitarian Borders*, 25-37.

Epelboin, A., Formenty, P., Anoko, J., & Allarangar, Y. (2008). Humanisations et consentements éclairés des personnes et des populations lors des réponses aux épidémies de FHV en Afrique centrale (2003—2008). Mesures de contrôle des infections et droits individuels: Un dilemme éthique pour le personnel médical. *Humanitarian Stakes*, 1, 25-37.

Epstein, H. (2014). Ebola in Liberia: An epidemic of rumors. *New York Review of Books*, 61(20), 91-94.

Ernst & Young. (2010). Grippe pandémique H1N1 evaluation de l'organisation et des processus de l'OFSP. Office Fédéral Suisse Santé Publique.

European Commission. (2010). Assessment report on the EU-wide response to pandemic (H1N1) 2009 covering the period 24 April-31 August 2009 (excluding vaccine policy issues). http://ec. europa. eu/health/communicable _-diseases/ docs/assessment _ response _ en. pdf.

Evans, N. G., Smith, T., & Majumber, M. (2016). *Ebola's Message: Public Health and Medicine in the Twenty-first Century*. Cambridge, MA: MIT Press.

Fairhead, J. (2016). Understanding social resistance to the Ebola response in the forest region of the Republic of Guinea: An anthropological perspective. *African Studies Review*, 59(3), 7-31.

Faye, S. L. (2015). L'"exceptionnalité" d'Ebola et les "réticences" populaires en Guinée-Conakry. Réflexions à partir d'une approche d'anthropologie symétrique. *Anthropologie & santé. Revue internationale francophone d'anthropologie de la santé*, 11.

Fineberg, H. V., & Neustadt, R. E. (1978). *The Swine Flu Affair: Decision-making on a Slippery Disease*. US Department of Health, Education, and Welfare.

Flahault, A., & Zylberman, P. (2010). Influenza pandemics: Past, present and future challenges. *Public Health Reviews*, 32(1), 319-340.

Formenty, P. (2014). Stratégie Ebola. Flambées épidémiques de maladie à virus Ebola et Marburg: Préparation, alerte et évaluation. Août 2014. WHO/HSE/ PED/CED/2014.05.

Formenty, P., Libama, F., Epelboin, A., Allarangar, Y., Leroy, E., Moudzeo, H., … & Hewlett, B. (2003). L'épidémie de fièvre hémorragique à virus Ebola en République du Congo, 2003: Une nouvelle stratégie. *Méd trop*, 63, 291-295.

Forster, P. (2012). To pandemic or not? Reconfiguring global responses to influenza. Working Paper 51. Brighton: Steps Center.

Fraser, C., Donnelly, C. A., Cauchemez, S., Hanage, W. P., Van Kerkhove, M. D., Hollingsworth, T. D., & Roth, C. (2009). Pandemic potential of a strain of influ-enza A (H1N1): Early findings. *Science*, 324(5934), 1557-1561.

Fribault, M. (2015). Ebola en Guinée: Violences historiques et régimes de doute. *Anthropologie & santé. Revue internationale francophone d'anthropologie de la santé*, 11.

Garrett, L. (2005). *The Next Pandemic*? Council on Foreign Relations.

Garrett, L. (2015). Ebola's lessons: How the WHO mishandled the crisis. *Foreign Affairs*, 94(5), 80-107.

Georges, N. (2015). *Six semaines dans un centre de traitement Ebola*:

À Macenta, Guinée forestière. Nantes: Éditions Amalthée.

Greco, D., Stern, E. K., & Marks, G. (2011). Review of ECDC's response to the influenza pandemic 2009—2010. Stockholm: ECDC. www.ecdc.europa.eu/en/ aboutus/key%20documents/241111cor_pandemic_response.pdf.

Grépin, K. (2015). Analysis: International donations to the Ebola virus outbreak: Too little, too late? *British Medical Journal*, 350, h376.

Haas, P. (1992). Introduction: Epistemic communities and international policy coordination. *International Organization*, 46(1), 1-35.

Hein, W., & Kickbusch, I. (2010). Global health, aid effectiveness and the changing role of the WHO. *GIGA Focus International Edition English*, 3.

Hewlett, B. S., & Hewlett, B. L. (2008). *Ebola, Culture and Politics: The Anthropology of an Emerging Disease*. Belmont, CA: Cengage Learning.

Hewlett, B. S., Epelboin, A., Hewlett. B. L., & Formenty, P. (2005). Medical anthropology and Ebola in Congo: Cultural models and humanistic care, *Bulletin de la Société de pathologie exotique*, 98, 230-236.

Hofman, M., & Au, S. (eds). (2017). *The Politics of Fear: Médecins Sans Frontières and the West African Ebola Epidemic*. Oxford: Oxford University Press.

Horton, R. (2014). Offline: The case against global health. *The Lancet*, 383, May 17.

Jaberg, S. (2014). Les virus tels qu'Ebola sont le grand défi sanitaire du 21e siècle. SwissInfo.ch, October 17.

Johnson, N. P. A. S., & Mueller, J. (2002). Updating the accounts: Global mortality of the 1918—1920 "Spanish" influenza pandemic. *Bulletin of the History of Medicine*, 76(1), 105-115.

Kamradt-Scott, A. & Lee, K. (2011). The 2011 pandemic influenza preparedness framework: Global health secured or a missed opportunity? *Political Studies*, 59(4), 831-847.

Kawaguchi, R., Miyazono, M., Noda, T., Takayama, Y., Sasai, Y., & Iso, H. (2009). Influenza (H1N1) 2009 outbreak and school closure, Osaka Prefecture, Japan. *Emerging Infectious Diseases*, 15(10), 1685-1685.

Keck, F. (2010). *Un monde grippé*. Paris: Flammarion.

Keller, A. C., Ansell, C. K., Reingold, A. L., Bourrier, M., Hunter, M. D., Burrowes, S., & MacPhail, T. M. (2012). Improving pandemic response: A sensemaking perspective on the spring 2009 H1N1 pandemic. *Risk, Hazards & Crisis in Public Policy*, 3(2), 1-37.

Kerstiëns, B., & Matthys, F. (1999). Interventions to control virus transmission during an outbreak of Ebola hemorrhagic fever: Experience from Kikwit, Democratic Republic of the Congo, 1995. *The Journal of Infectious Diseases*, 179(*Suppl*. 1), S263-S267.

Kidjo, A. (2014). Don't let Ebola dehumanize Africa. *New York Times*, October 31.

Kolata, G. (1999). *Flu: The Story of the Great Influenza Pandemic of 1918 and the Search for the Virus That Caused It*. New York, NY: Farrar, Straus & Giroux/Macmillan.

Lachenal, G. (2014). *Le médicament qui devait sauver l'Afrique: Un scandale pharmaceutique aux colonies*. Paris: La Découverte.

Lakoff, A. (2017). *Unprepared: Global Health in a Time of Emergency*. Oakland, CA: University of California Press.

Lall, R. (2017). Beyond institutional design: Explaining the performance of international organizations. *International Organization*, 71(2), 245-280.

Le Marcis, F. (2015). Traiter les corps comme des fagots. Production sociale de l'indifférence en contexte Ebola (Guinée). *Anthropologie & santé. Revue interna-tionale francophone d'anthropologie de la santé*, 11.

Lempen, B. (2010). *Genève, laboratoire du XXIe siècle*. Geneva: Georg Editeur.

Lister, S. A., & Redhead, C. S. (2009). The 2009 influenza pandemic: An overview. Congressional Research Service. http://oai.dtic.mil/oai/oai?verb=getRecord&metadataPrefix=html&identifier=ADA510981.

Liu, J. (2014). www.youtube.com/watch?v=niehJb220nY.

MacIntyre, C. R., Chughtai, A. A., Seale, H., Richards, G. A., & Davidson, P. M. (2014). Respiratory protection for healthcare workers treating Ebola virus disease (EVD): Are facemasks sufficient to meet occupational health and safety obligations? *International Journal of Nursing Studies*, 51(11), 1421-1426.

MacIntyre, C. R., Chughtai, A. A., Seale, H., Richards, G. A., & Davidson, P. M. (2015). Uncertainty, risk analysis and change for Ebola personal protective equipment guidelines. *International Journal of Nursing Studies*, 52(5), 899-903.

MacPhail, T. (2014). *The Viral Network: A Pathography of the H1N1 Influenza Pandemic*. Ithaca, NY: Cornell University Press.

Médecins Sans Frontières. (2015). Pushed to the limit and beyond, a year into the largest ever Ebola outbreak. International website of Médecins Sans Frontières. www.msf.org/en/article/ebola-pushed-limit-and-beyond.

Mereckiene, J., Cotter, S., Weber, J. T., Nicoll, A., D'Ancona, F., Lopalco, P. L., Giambi, C. (2012). Influenza A (H1N1) pdm09 vaccination policies and coverage in Europe. *Euro Surveillance*, 17(4).

Moon, S., Leigh, J., Woskie, L., Checchi, F., Dzau, V., Fallah, M., … & Katz, R. (2017). Post-Ebola reforms: Ample analysis, inadequate action. *BMJ: British Medical Journal* (Online), 356.

Moulin, A.-M. (2015). L'anthropologie au défi de l'Ebola. *Anthropologie & Santé*, 11.

Nerlich, B., & Koteyko, K. (2012). Crying wolf? Biosecurity and meta-communication in the context of the 2009 swine flu pandemic, *Health and Place*, 18, 710-717.

Nicoll, A., Brown, C., Karcher, F., Penttinen, P., Hegermann-Lindencrone, M., Vil-lanueva, S., … & Nguyen-Van-Tam, J. S. (2012). Developing pandemic preparedness in Europe in the 21st century: Experience, evolution and next steps. *Bulletin of the World Health Organization*, 90(4), 311-317.

Nierlé, T. (2015). Ebola: Un défi à notre identité d'humanitaire-une lettre ouverte au mouvement MSF, written by nine members of the Swiss MSF movement in December 2014, published February 3, 2015 in French newspaper *Libération*. www. liberation. fr/terre/2015/02/03/parfois-le-traitement-symptomatique-a-ete-neglige-voire-oublie_1194960.

Nierle, T., & Jochum, B. (2014). Ebola: MSF n'a pas à remplacer les Etats pour gérer la crise. *Le Temps*, October 31.

Pallister-Wilkins, P. (2016). Personal protective equipment in the humanitarian governance of Ebola: Between individual patient care and global biosecurity. *Third World Quarterly*, 37(3), 507-523.

Péchayre, M. (2014). Impartialité et pratiques de triage en milieu humanitaire. Le cas de Médecins Sans Frontières au Pakistan. *Les Cahiers du Centre Georges Can-guilhem*, 125-142.

President's Council of Advisors on Science and Technology. (2009). Report to the President on US preparation for 2009-H1N1 influenza. President's Council of Advisors on Science and Technology, August 7. www. whitehouse. gov/assets/ documents/PCAST _ H1N1 _ Report. pdf.

Preston, R. (1994, 2014). *Ebola, les origines*. Paris: Presses de la cité.

Richards, P. (2016). *Ebola: How a People's Science Helped End an Epidemic*. London: Zed Books.

Roddy, P., Weatherill, D., Jeffs, B., Abaakouk, Z., Dorion, C., Rodriguez-Martinez, J., … & Borchert, M. (2007). The Medecins Sans Frontieres intervention in the Marburg hemorrhagic fever epidemic, Uige, Angola, 2005. Ⅱ. Lessons learned in the community. *The Journal of Infectious Diseases*, 196(*Suppl.* 2), S162-S167.

Saluzzo, J.-F. (2011). *La saga des vaccins, contre les virus*. Paris: Belin.

Schindler, M., Blanchard-Rohner, G., Meier, S., de Tejada, B. M., Siegrist, C. A., & Burton-Jeangros, C. (2012). Vaccination against seasonal flu in Switzerland: The indecision of pregnant women encouraged by healthcare professionals. *Revue d'épidémiologie et de santé publique*, 60(6), 447-453.

Sridhar, D., & Gostin, L. O. (2011). Reforming the world health organization. *Jama*, 305(15), 1585-1586.

Sridhar, D., Frenk, J., Gostin, L., & Moon, S. (2014). Global rules for global health: why we need an independent, impartial WHO. *BMJ*, 348. doi: https://doi.org/10.1136/bmj.g3841.

Sterk, E. (2008). *Filovirus Haemorrhagic Fever Guideline*. Médecins Sans Frontières.

Taubenberger, J. K., & Morens, D. M. (2006). 1918 Influenza: The mother of all pandemics. *Emerging Infectious Diseases*, 12(1), 15-22.

Tilley, H. (2011). *Africa as a "Living Laboratory": Empire, Development and the Problem of Scientific Knowledge*, 1870—1950. Chicago, IL: University of Chicago Press.

UNMEER. (2015). *Report. Global Ebola Response: Making a Difference*. Outlook 2015. January.

US Department of Health and Human Services. (2012). An HHS retrospective on the 2009 H1N1 influenza pandemic to advance all hazards preparedness. US Department of Health and Human Services, June 15, 2012. www.phe.gov/-Preparedness/mcm/h1n1-retrospective/Documents/h1n1-retrospective.pdf.

Wald, P. (2008). *Contagious: Cultures, Carriers, and the Outbreak Narrative*. Durham, NC: Duke University Press.

WHO. (2010). The international response to the influenza pandemic: WHO responds to the critics. www. who. int/csr/disease/swineflu/notes/briefing_20100610/en/.

WHO. (2011). Report by the director-general. Implementation of the international health regulation (2005): Report of the review committee on the functioning of the international health regulations (2005) in relation to pandemic (H1N1) 2009. WHO, May 5, 2011. www. srmuniv. ac. in/downloads/ihr_global_public_ health_emergency. pdf.

WHO. (2014a). *Ebola Response Roadmap*. August 28.

WHO. (2014b). *Strategic Action Plan for Ebola Outbreak Response*. July-December.

WHO. (2014c). WHO_EVD_Guidance_PPE_14. 1_fre. pdf.

WHO. (2015a). *Current Context and Challenges: Stopping the Epidemic; and Preparedness in Non-affected Countries and Regions*. Report by the Secretariat for the Executive Board, Special Session on Ebola Provisional agenda Item 3, EB 136/26, January 9.

WHO. (2015b). *Response in Severe, Large-scale Emergencies*. Report to the Director-General, 68th World Health Assembly, Provisional agenda Item 15. 4, A68/23, May 15.

WHO. (2015c). WHO informal consultation "Anticipating emerging infectious disease epidemics". Meeting Report, December 1-2, 2015, Geneva.

WHO. (2016). Ebola situation report-June 10 2016. http://apps. who. int/iris/ bitstream/10665/208883/1/ebolasitrep _ 10Jun2016 _ eng. pdf.

WHO-Regional Office Europe. (2010). Report of the annual WHO European Regional Influenza Surveillance Meeting (Brasov, Romania, September 21-23 2010).

Wilkinson, A., & Leach, M. (2015). Briefing: Ebola-myths, realities, and structural violence. *African Affairs*, 114(454), 136-148.

Wilson, K. (2011). Revisiting influenza deaths estimates: Learning from the H1N1 pandemic. *The European Journal of Public Health*, ckr142.

Wolz, A. (2014). Face to face with Ebola: An emergency care center in Sierra Leone. *New England Journal of Medicine*, 371 (12), 1081-1083.

Zylberman, P. (2013). *Tempêtes microbiennes: Essai sur la politique de sécurité sanitaire dans le monde transatlantique*. Paris: Gallimard.

第四章

Abraham, T. (2010). The price of poor pandemic communication. *British Medical Journal*, 340(12 June), 1307-1310.

Anderson, B. (2010). Preemption, precaution, preparedness: Anticipatory action and future geographies. *Progress in Human Geography*, 34(6), 777-798. https:// doi. org/10. 1177/0309132510362600.

Barrelet, C., Bourrier, M., Burton-Jeangros, C., & Schindler, M. (2013). Unresolved issues in risk communication research: The case of the H1N1 pandemic (2009—2011). *Influenza and Other Respiratory Viruses*, 7, 114-119. https://doi. org/10. 1111/irv. 12090.

Bedrosian, S. R., Young, C. E., Smith, L. A. et al. (2016). Lessons of risk communication and health promotion: West Africa and United States. *MMWR Morbidity and Mortality Weekly Report*, 65(3), 68-74.

Centers for Disease Control and Prevention. (2014). *Crisis Emergency and Risk Communication*. Atlanta, GA.

Davis, M., Stephenson, N., & Flowers, P. (2011). Compliant, complacent or panicked? Investigating the problematization of the Australian general public in pandemic influenza control. *Social Science & Medicine*, 72, 912-918.

Department of Health and Human Services, United States. (2012). An

HHS Retrospective on the 2009 H1N1 Influenza Pandemic to Advance All Hazards Preparedness.

Dickmann, P., McClelland, A., Gamhewage, G. M., Portela de Souza, P., & Apfel, F. (2015). Making sense of communication interventions in public health emergencies: An evaluation framework for risk communication. *Journal of Communication in Healthcare*, 8(3), 233-240. https://doi.org/10.1080/17538068.2015.1101962.

Douglas, M. (1985). *Risk Acceptability According to the Social Sciences*. London: Routledge & Kegan Paul.

Giddens, A. (1990). *The Consequences of Modernity*. Cambridge: Polity Press.

Gilbert, G. L., & Kerridge, I. (2015). Communication and communicable disease control: Lessons from Ebola virus disease. *The American-Journal of Bioethics*, 15(4), 62-65. https://doi.org/10.1080/15265161.2015.1009564.

Gillespie, A. M., Obregon, R., El Asawi, R., Richey, C., Manoncourt, E., Joshi, K., … Quereshi, S. (2016). Social mobilization and community engagement central to the Ebola response in West Africa: Lessons for future public health emergencies. *Global Health: Science and Practice*, 4(4), 626-646. https://doi.org/10.9745/GHSP-D-16-00226.

Glik, D. C. (2007). Risk communication for public health emergencies. *Annual Review of Public Health*, 28(1), 33-54. https://doi.org/10.1146/annurev.publhealth.28.021406.144123.

Gurabardhi, Z., Gutteling, J. M., & Kuttschreuter, M. (2004). The development of risk communication. *Science Communication*, 25(4), 323-349.

Holloway, R., Rasmussen, S. A., Zaza, S. et al. (2014). Updated preparedness and response framework for influenza pandemics. *MMWR Morbidity and Mortality Weekly Report*, 63(6), 1-10.

Höppner, C., Whittle, R., Bründl, M., & Buchecker, M. (2012).

Linking social capa-cities and risk communication in Europe: A gap between theory and practice? *Natural Hazards*, 64(2), 1753-1778. https://doi.org/10.1007/s11069-012-0356-5.

Hughes, E., Kitzinger, J., & Murdock, G. (2006). The media and risk. In Taylor-Gooby, P., & Zinn, J. (eds), *Risk in Social Science*. Oxford: Oxford University Press, pp. 250-270.

Joffe, H. (1999). *Risk and "the Other"*. Cambridge and New York, NY: Cambridge University Press.

Kamradt-Scott, A. (2016). WHO's to blame? The World Health Organization and the 2014 Ebola outbreak in West Africa. *Third World Quarterly*, 37(3), 401-418. https://doi.org/10.1080/01436597.2015.1112232.

Kasperson, R. E., Renn, O., Slovic, P. et al. (1988). The social amplification of risk: A conceptual framework. *Risk Analysis*, 8, 177-197.

Kilgo, D. K., Yoo, J., & Johnson, T. J. (2018). Spreading Ebola panic: Newspaper and social media coverage of the 2014 Ebola health crisis. *Health Communication*, 1-7. https://doi.org/10.1080/10410236.2018.1437524.

Klemm, C., Das, E., & Hartmann, T. (2016). Swine flu and hype: A systematic review of media dramatization of the H1N1 influenza pandemic. *Journal of Risk Research*, 19(1), 1-20. https://doi.org/10.1080/13669877.2014.923029.

Krimsky, S. (2007). Risk communication in the internet age: The rise of disorganized skepticism. *Environmental Hazards*, 7(2), 157-164. https://doi.org/10.1016/j.envhaz.2007.05.006.

Lakoff, A. (2017). *Unprepared: Global Health in a Time of Emergency*. Oakland, California: University of California Press.

Lakoff, A., & Collier, S. J. (eds). (2008). *Biosecurity Interventions: Global Health and Security in Question*. New York, NY: Columbia University Press.

Leiss, W. (1996). Three phases in the evolution of risk communication practice. *The Annals of the American-Academy of Political and Social Science*, 545, 85-94.

Maher, B. (2010). Swine flu: Crisis communicator. *Nature*, 463 (7278), 150-152.

McComas, K. A. (2006). Defining moments in risk communication research:1996—2005. *Journal of Health Communication*, 11(1),75-91. https://doi. org/10. 1080/10810730500461091.

McElroy, A., & Jezewski, M. A. (2000). Cultural variation in the experience of health and illness. In Albrecht, G. L., Fitzpatrick, R., & Scrimshaw, S. C. (eds), *Handbook of Social Studies in Health and Medicine*. London: Sage, pp. 191-209.

Nerlich, B., & Koteyko, N. (2012). Crying wolf? Biosecurity and metacommunication in the context of the 2009 swine flu pandemic. *Health and Place*, 18, 710-717.

Odugleh-Kolev, Asiya. (2014). What will it take to move risk communication into the twenty-first century? *Journal of Communication in Health Care*, 7(4), 242-245.

Office fédéral de la santé publique (OFSP). (2011). Résultats de l'enquête relative la gestion de la pandémie A/H1N1 2009, menée auprès des médecins de premier recours. *Bulletin OFSP*, 28, 580-586.

Office fédéral de la santé publique (OFSP). (2018). Plan suisse de pandémie Influ-enza. Stratégies et mesures pour la préparation à une épidémie d'Influenza (5e édition). Berne: Confédération suisse.

Ratzan, S. C., & Moritsugu, K. P. (2014). Ebola crisis: Communication chaos we can avoid. *Journal of Health Communication*, 19(11), 1213-1215. https://doi. org/ 10. 1080/10810730. 2014. 977680.

Renn, O. (2008). *Risk Governance Coping with Uncertainty in a Complex World*. London and Sterling, VA: Earthscan. Retrieved from http://public. eblib. com/EBL Public/PublicView. do? ptiID =430168.

Roslyng, M. M., & Eskjær, M. F. (2017). Mediatised risk culture: News coverage of risk technologies. *Health, Risk & Society*, 19(3-4), 112-129. https://doi.org/10.1 080/13698575.2017.1286298.

Short, J. F. (1984). The social fabric at risk: Toward the social transformation of risk analysis. *American-Sociological Review*, 49(December), 711-725.

Slovic, P. (2000). *The Perception of Risk*. London: Earthscan.

Van Tam, J., Lambert, P. H., Carrasco, P. et al. (2010). Evaluation de la stratégie de vaccination H1N1 de la Suisse. Rapport final. Ernst & Young.

Vasterman, P. L., & Ruigrok, N. (2013). Pandemic alarm in the Dutch media: Media coverage of the 2009 influenza A (H1N1) pandemic and the role of the expert sources. *European Journal of Communication*, 28(4), 436-453. https://doi.org/10.1177/0267323113486235.

Vaughan, E., & Tinker, T. (2009). Effective health risk communication about pandemic influenza for vulnerable populations. *American-Journal of Public Health*, 99(suppl 2), S324-S332.

Wilkinson, I. (1999). News media discourse and the state of public opinion on risk. *Risk Management*, 1(4), 21-31.

Wilkinson, S. (2016). Using media and communication to respond to public health emergencies: Lessons learned from Ebola. BBC Media action-practice briefing.

World Health Organization (WHO). (2005). Outbreak Communication. Best Practices for Communicating with the Public during an Outbreak. Geneva.

World Health Organization (WHO). (2008). World Health Organization Outbreak Communication Planning Guide. Geneva.

World Health Organization (WHO). (2011). Implementation of the International Health Regulations (2005) Report of the review committee on the functioning of the International Health Regulations (2005) in relation to Pandemic (H1N1) 2009. Geneva.

World Health Organization (WHO). (2012). Rapid Risk Assessment of Acute Public Health Events. Geneva.

World Health Organization (WHO). (2017). Communicating risk in public health emergencies. A WHO guideline for Emergency Risk Communication (ERC) policy and practice. Geneva.

第五章

Aldrich, D. P. (2017). The importance of social capital in building community resilience, in Braun, B. (ed.) *Rethinking Resilience, Adaptation and Transformation in a Time of Change*. Philadelphia, PA: Taylor & Francis, 357-364.

Ansell, C., Sondorp, E., & Stevens, R. H. (2012). The promise and challenge of global network governance: The global outbreak alert and response network. *Global Governance: A Review of Multilateralism and International Organizations*, 18(3), 317-337.

Bastide, L. (2015). *Habiter le transnational: Espace, travail et migration entre Java, Kuala Lumpur et Singapour*. Lyon: ENS Editions.

Bastide, L. (2018). Crisis communication during the Ebola outbreak in West Africa: The paradoxes of decontextualized contextualization, in Bourrier, M., & Bieder, C. (eds) *Risk Communication for the Future: Towards Smart Risk Governance and Safety Management*. Cham: Springer.

Bourdieu, P. (1980). Le capital social. *Actes de la recherche en sciences sociales*, 31(1), 2-3.

Brubaker, R., & Cooper, F. (2000). Beyond "identity". *Theory and Society*, 29(1), 1-47.

Dodier, N. (1993). Les appuis conventionnels de l'action. Eléments de pragmatique sociologique. *Réseaux*, 11(62), 63-85.

Fernagu-Oudet, S., & Batal, C. (2016). *(R)évolution du management des ressources humaines: Des compétences aux capabilités*. Villeneuve d'Ascq: Presses Universitaires du Septentrion.

Fleck, F. (2017). WHO's new emergencies programme bridges two worlds. *Bulletin of the World Health Organization*, 95(1), 8-9.

Garfinkel, H. (1967). *Studies in Ethnomethodology*. Englewood Cliffs, NJ: Prentice-Hall.

Garrett, L. (2014). Opinion: Why Ebola epidemic is spinning out of control. CNN. com. Available at: http://edition. cnn. com/2014/07/24/opinion/garrett-ebola/ (Accessed December 16, 2014).

Gibson, J. J. (1977). The theory of affordances, in Shaw, R. E., & Bransford, J. D. (eds) *Perceiving, Acting, and Knowing: Toward an Ecological Psychology*. Hillsdale, NJ: Lawrence Erlbaum Associates, 56-60.

Grossetti, M. (2007). Trois échelles d'action et d'analyse. *L'Année sociologique*, 56(2), 285-307.

Hilhorst, D., & Jansen, B. J. (2010). Humanitarian space as arena: A perspective on the everyday politics of aid. *Development and Change*, 41(6), 1117-1139.

Ibrahim, S. S. (2006). From individual to collective capabilities: The capability approach as a conceptual framework for self-help. *Journal of Human Development*, 7(3), 397-416.

Karpik, L. (2010). *Valuing the Unique: The Economics of Singularities*. Princeton, NJ: Princeton University Press.

Klein, N. (2007). *The Shock Doctrine: The Rise of Disaster Capitalism*. London: Penguin.

Lahire, B. (2006). *L'homme pluriel: Les ressorts de l'action*. Paris: Hachette Littéra-tures.

Lakoff, A. (2007). Preparing for the next emergency. *Public Culture*, 19(2), 247-271.

Marzano, M. (2010). Qu'est-ce que la confiance? *Études*, 412(1), 53-63.

Moon, S., Leigh, J., Woskie, L. et al. (2017). Post-Ebola reforms:

Ample analysis, inadequate action. *British Medical Journal*, 356 (j280).

Quéré, L. (1997). La situation toujours négligée? *Réseaux*, 15(85), 163-192.

Roulleau-Berger, L. (2011). *Désoccidentaliser la sociologie: l'Europe au miroir de la Chine*. Paris: Editions de l'Aube.

Sen, A. (2010). *The Idea of Justice*. London, New York, NY, Toronto: Penguin.

Suchman, L. A. (1987). *Plans and Situated Actions: The Problem of Human-Machine Communication*. Cambridge and New York, NY: Cambridge University Press.

Weber, M. (1978). *Economy and Society: An Outline of Interpretive Sociology*. Berkeley and Los Angeles, CA and London: University of California Press.

Weick, K. E. (1995). *Sensemaking in Organizations*. Thousand Oaks, CA: Sage.

Weick, K. E., & Robert, K. H. (1993). Collective mind in organizations: Heedful interrelating on flight decks. *Administrative Science Quarterly*, 38(8), 357-381.

WHO. (2015). *WHO Strategic Response Plan: West Africa Ebola Outbreak*. Geneva: World Health Organization.

WHO. (2016). 'A pre-deployment training for the Emergency Communication Network: Course brochure'. World Health Organization, Department of Communications.

Zimmermann, B. (2006). Pragmatism and the capability approach challenges in social theory and empirical research. *European Journal of Social Theory*, 9(4), 467-484.

Zylberman, P. (2013). *Tempêtes microbiennes: Essai sur la politique de sécurité sanitaire dans le monde transatlantique*. Paris: Gallimard.

第六章

Abeysinghe, S. (2015). *Pandemics, Science and Policy: H1N1 and the World Health Organisation*. New York, NY: Palgrave Macmillan.

Ansell, C. & A. Keller (2014). *Adapting the Incident Command Model for Knowledge-Based Crises: The Case of the Centers for Disease Control and Prevention*. IBM Center for the Business of Government.

Arvidsson, N (2009). Exploring Tensions in Projectified Matrix Organizations. *Scandinavian Journal of Management* 25, 97-107.

Baber, W. F., R. V. Bartlett & C. Dennis (1990). Matrix Organisation Theory and Environmental Impact Assessment. *The Social Science Journal* 27(3), 235-252.

Baker, M. G. & D. P. Fidler (2006). Global Public Health Surveillance under New International Health Regulations. *Emerging Infectious Diseases* 12(7), 1058-1065.

Barnett, M. N. & M. Finnemore (1999). The Politics, Power, and Pathologies of International Organizations. *International Organizations* 53(4), 699-732.

Brown, T. M., M. Cueto & E. Fee (2006). The World Health Organization and the Transition from "International" to "Global" Public Health. *American-Journal of Public Health* 96(1), 62-72.

Calain, P., N. Fiore, M. Poncin & S. A. Hurst (2009). Research Ethics and International Epidemic Response: The Case of Ebola and Marburg Hemorrhagic Fevers. *Public Health Ethics* 2(1), 7-29.

Chorev, N. (2013). Restructuring Neoliberalism at the World Health Organization. *Review of International Political Economy* 20(4), 627-666.

Chorev, N., T. A. Rey & D. Ciplet (2011). The State of States in International Organisations: From the WHO to the Global Fund. *Review Research Foundation of State University of New York* 34(3),

285-310.

Davis, S. & P. Lawrence (1978). Problems of Matrix Organisations. *Harvard Busi-ness Review*, 131-142.

Global Ebola Response (2015). *Making a Difference*. Progress report 2015. Retrieved on 16 June 2015 from https://ebolaresponse. un. org/progress-2015.

Gobeli, D. H. & E. W. Larson (1986). Matrix Management: More Than a Fad. *Engineering Management International* 4, 71-76.

Godlee, F. (1994a). The Regions: Too Much Power, Too Little Effect. *British Medical Journal* 309, 1566-1570.

Godlee, F. (1994b). WHO in Crisis. *British Medical Journal* 309, 1424-1428.

Godlee, F. (1994c). WHO in Retreat: Is It Losing Its Influence? *British Medical Journal* 309, 1491-1495.

Hall, K. (2013). "Making the Matrix Work". Executive Summary. Retrieved on 9 July 2015 from www. global-integration. com/articles/executive-summary-making-matrix-work/.

Hofstede, G. (1997). *Cultures and Organizations: Software of the Mind*. London, McGraw-Hill.

Kamradt-Scott, A. (2016). WHO's to Blame? The World Health Organisation and the 2014 Ebola Outbreak in West Africa. *Third World Quarterly* 37(3), 401-418.

Kolodny, H. F. (1979). Evolution to a Matrix Organisation. *The Academy of Management Review* 4, 543-553.

Kuprenas, J. A. (2003). Implementation and Performance of a Matrix Organisation Structure. *International Journal of Project Management* 21, 51-62.

Laslo, Z. & A. I. Goldberg (2008). Resource Allocation under Uncertainty in a Multi-Project Matrix Environment: Is Organisational Conflict Inevitable? *International Journal of Project Management* 26, 773-788.

Lawson, J. W. (1986). A Quick Look at Matrix Organisation from the Perspective of the Practicing Manager. *Engineering Management International* 4, 61-70.

Lee, K. (2009). *The World Health Organisation (WHO)*. New York, NY: Routledge.

Liden, J. (2014). The World Health Organisation and Global Health Governance: Post-1990. *Public Health* 128, 141-147.

Médecins Sans Frontières (MSF) (2013). *Clinical Guidelines: Diagnosis and Treatment Manual*.

Médecins Sans Frontières (MSF) (2014). "Ebola en Afrique de l'ouest: Mobilisa-tion exceptionnelle requise". Retrieved on 1 May 2016 from www. msf. ch/news/ communiques-de-presse/detail/ebola-en-afrique-de-louest-mobilisation-exceptionnelle-requise/.

Moon, S., Checchi, F., Fitzgerald, G. et al. (2017). Post-Ebola Reforms: Ample Ana-lysis, Inadequate Action. *British Medical Journal* 356, 1-8.

Pakarinen, M. & P. Virtanen (2016). Solving Organisational Conflicts in Public Matrix Organisations. *Qualitative Research in Organizations and Management: An International Journal* 11(4), 232-252.

Pandey, S. K. & B. E. Wright (2006). Connecting the Dots in Public Management: Political Environment, Organizational Goal Ambiguity, and the Public Manager's Role Ambiguity. *Journal of Public Administration Research and Theory* 16, 511-532.

Prah Ruger, J. & D. Yach (2008/2009). The Global Role of the World Health Organisation. *Global Health Governance* 2(2), 1-10.

Stuckenbruck, L. C. (1997). Integration: The Essential Function of Project Management. In D. I. Cleland & W. R. King (eds) *Project Management Handbook*, second edition. Hoboken, NJ: John Wiley & Sons: 56-82.

World Health Organization (WHO) (1946). *Constitution of the World Health Organization*. Retrieved on 14 June 2016 from www. who.

int/governance/eb/who_ constitution_en. pdf.

World Health Organization (WHO) (2005). *International Health Regulations* 2005, second edition. Geneva: World Health Organization.

World Health Organization (WHO) (2013). *Emergency Response Framework*. Geneva: World Health Organization.

World Health Organization (WHO) (2015). *Financial Report and Audited Financial Statements for the Year Ended* 31 *December* 2014. Retrieved on 1 April 2016 from www. who. int/about/resources_planning/A68_38-en. pdf? ua=1.

World Health Organization (WHO) (2016a). *Ebola Outbreak* 2014—2015. Retrieved on 30 October 2016 from www. who. int/csr/disease/ebola/en/.

World Health Organization (WHO) (2016b). *WHO's Financing Dialogue* 2016: *A Proposal for Increasing the Assessed Contribution, Ensuring Sustainable Financing for WHO*. Retrieved on 18 February 2018 from www. who. int/about/finances-accountability/funding/financing-dialogue/assessed-contribution. pdf.

World Health Organization (WHO) (2017). *WHO Health Emergencies Programme*. Retrieved on 23 April 2017 from www. who. int/about/who_reform/emergency-capacities/emergency-programme/en/.

第七章

Asian Development Bank. (2003). Assessing the impact and costs of SARS in developing Asia. *Asian Development Outlook Update, Manila*, 75-92.

Barrelet, C., Bourrier, M., Burton-Jeangros, C., & Schindler, M. (2013). Unresolved issues in risk communication research: the case of the H1N1 pandemic (2009—2011). *Influenza and Other Respiratory Viruses*, 7(s2), 114-119.

Brahmbhatt, M. (2005). Avian and human pandemic influenza: Economic and social impacts. Presented at the meeting on Avian Influenza and Human Pandemic Influenza, November 7-9, 2005, WHO, Geneva. Retrieved from: www. worldbank. org/content/dam/Worldbank/document/HDN/Health/AHI-SocioImpacts. pdf.

Brender, N. (2014). *Global Risk Governance in Health*. London: Palgrave Macmillan.

Brender, N., & Gilbert, C. (2018). From emergence to emergences: a focus on pandemic influenza. In S. Morand & M. Figuié (eds) *Emergence of Infectious Diseases: Risks and Issues for Societies* (35-57). Versailles: Edition Quae.

Brouwers, L., Cakici, B., Camitz, M., Tegnell, A., & Boman, M. (2009). Economic consequences to society of pandemic H1N1 influenza 2009: preliminary results for Sweden. *Eurosurveillance*, 14 (37), 1-7.

Brown, S. T., Tai, J. H., Bailey, R. R., Cooley, P. C., Wheaton, W. D., Potter, M. A., … Lee, B. Y. (2011). Would school closure for the 2009 H1N1 influenza epi-demic have been worth the cost? A computational simulation of Pennsylvania. *BMC Public Health*, 11, 353-363.

Burns, A., van der Mensbrugghe, D., & Timmer, H. (2006). Evaluating the eco-nomic consequences of avian influenza. Working paper, Washington DC, The World Bank. Retrieved from: http://documents. worldbank. org/curated/ en/977141468158986545/Evaluating-the-economic-consequences-of-avian-influenza.

Council of Europe, Parliamentary Assembly. (2010). Resolution 1749. Handling of the H1N1 pandemic: more transparency needed. Retrieved from: http:// assembly. coe. int/nw/xml/XRef/Xref-XML2HTML-en. asp? fileid=17889&lang=en.

Dan, Y. Y., Tambyah, P. A., Sim, J., Lim, J., Hsu, L. Y., Chow, W. L., … Ho, K. Y. (2009). Cost-effectiveness analysis of hospital infection control response to an epidemic respiratory virus threat. *Emerging Infectious Diseases*, 15(12), 1909-1916.

Durbin, A., Corallo, A. N., Wibisono, T. G., Aleman, D. M., Schwartz, B., & Coyte, P. C. (2011). A cost-effectiveness analysis of the H1N1 vaccine strategy for Ontario, Canada. *Journal of Infectious Diseases and Immunity*, 3(3), 40-49.

Ernst & Young. (2010). *Review of Switzerland's H1N1 immunization strategy. Final report*. Bern: Federal Office of Public Health.

European Commission. (2009). *Impact Assessment Guidelines*. Brussels. Retrieved from: http://ec. europa. eu/smart-regulation/impact/commission_guidelines/ docs/iag_2009_en. pdf.

Federal Assembly of the Swiss Confederation. (2012). *Communicable Diseases Legislation Epidemics Act* (EpidA; RS 8918. 101). Available in three Swiss national languages-. Retrieved from: www. admin. ch/opc/fr/classified-compilation/ 20071012/index. html.

Fineberg, H. V. (2014). Pandemic preparedness and response: lessons from the H1N1 influenza of 2009. *New England Journal of Medicine*, 370(14), 1335-1342.

FOPH (Federal Office of Public Health). (2013). *Swiss Influenza Pandemic Plan*(4th edition).

FOPH (Federal Office of Public Health). (2018). *Swiss Influenza Pandemic Plan* (5th edition). Retrieved from: www. bag. admin. ch/bag/en/home/service/ publikationen/broschueren/publikationen-uebertragbare-krankheiten/ pandemieplan-2018. html.

González-Canudas, J., Iglesias-Chiesa, J. M., Romero-Antonio, Y., Chávez-Cortes, C., Gay-Molina, J. G., & Rivas-Ruiz, R. (2011). Cost-effectiveness in the detection of influenza H1N1: clinical data versus rapid tests. *Revista panAmericanade salud pública*, 29(1), 1-8.

Gre´pin, K. A. (2015). International donations to the Ebola virus outbreak: too little, too late? *British Medical Journal*, 350, h376.

Halder, N., Kelso, J. K., & Milne, G. J. (2010). Analysis of the effectiveness of interventions used during the 2009 A/H1N1 influenza pandemic. *BMC Public Health*, 10, 168-181.

Hutubessy, R., Chisholm, D., Edejer, T. T. T., & WHO-CHOICE (2003). Generalized cost-effectiveness analysis for national-level priority-setting in the health sector. *Cost Effectiveness and Resource Allocation*, 1(1), 8.

International Organization for Standardization (ISO). (2009). IEC 31010:2009 Risk management: Risk assessment techniques.

International Organization for Standardization (ISO). (2018). ISO 31000:2018 Risk management: Guidelines.

JMHW (Japan Ministry of Health, Labour and Welfare). (2010). *Report of the Review Meeting on Measures against Pandemic Influenza (A/H1N1)*. Retrieved from: www. mhlw. go. jp/english/topics/influenza/dl/influenza. pdf.

JMHW (Japan Ministry of Health, Labour and Welfare), Inter-ministerial Avian Influenza Committee. (2007). *Pandemic Influenza Preparedness Action Plan of the Japanese Government*. Retrieved from: www. mhlw. go. jp/english/topics/influenza/ dl/pandemic02. pdf.

Jonas, O. (2013). *Pandemic Risk*. Background Paper. World Development Report 2014 on Risk and Opportunity: Managing Risks for Development, World Bank. Retrieved from: www. worldbank. org/content/dam/Worldbank/document/ HDN/Health/WDR14 _ bp _ Pandemic_Risk_Jonas. pdf.

Khazeni, N., Hutton, D. W., Garber, A. M., & Owens, D. K. (2009). Effectiveness and cost-effectiveness of expanded antiviral prophylaxis and adjuvanted vaccination strategies for an influenza A (H5N1) pandemic. *Annals of Internal Medicine*, 151, 840-853.

Lavelle, T. A., Uyeki, T. M., & Prosser, L. A. (2012). Cost-effectiveness of oseltamivir treatment for children with uncomplicated seasonal influenza. *The Journal of Pediatrics*, 160(1), 67-73. e6.

Lee, B. Y., McGlone, S. M., Bailey, R. R. et al. (2010). To test or to treat? An ana-lysis of influenza testing and antiviral treatment strategies using economic computer modeling. *PLoS One*, 2010; 5: e11284.

Lee, B. Y., Tai, J. H. Y., Bailey, R. R., McGlone, S. M., Wiringa, A. E., Zimmer, S. M., Zimmerman, R. K. (2011). Economic model for emergency use authorization of intravenous peramivir. *The American-Journal of Managed Care*, 17(1), e1-9.

Lugnér, A. K., & Postma, M. J. (2009). Mitigation of pandemic influenza: review of cost-effectiveness studies. *Expert Review of Pharmacoeconomics & Outcomes Research*, 9(6), 547-558.

McKibbin, W. J., & Sidorenko, A. A. (2006). *Global Macroeconomic Consequences of Pandemic Influenza*. Sydney: Lowy Institute for International Policy, The Australian National University.

McKibbin, W. J., & Sidorenko, A. A. (2007). The global costs of an influenza pandemic. *The Milken Institute Review*, 9(3), 18-27.

Medlock, J., & Galvani, A. P. (2009). Optimizing influenza vaccine distribution. *Science*, 325(5948), 1705-1708.

Murray, C. J. L., Evans, D. B., Acharya, A., & Baltussen, R. M. P. M. (2000). Development of WHO guidelines on generalized cost-effectiveness analysis. *Health Economics*, 9(s3), 235-251.

Nagase, H., Moriwaki, K., Kamae, M., Yanagisawa, S., & Kamae, I. (2009). Cost-effectiveness analysis of oseltamivir for influenza treatment considering the virus emerging resistant to the drug in Japan. *Value in Health*, 12(3), S62-S65.

OFSP (Office fé́dé́ral de la santé́ publique). (2009). *Plan suisse de pandémie influ-enza. Stratégies et mesures en préparation pour le cas d'une pandémie d'influenza*. January.

Pasquini-Descomps, H., Brender, N., & Maradan, D. (2017). Value for money in H1N1 influenza: a systematic review of the cost-effectiveness of pandemic interventions. *Value in Health*, 20(6), 819-827.

Perlroth, D. J., Glass, R. J., Davey, V. J., Cannon, D., Garber, A.

M., & Owens, D. K. (2010). Health outcomes and costs of community mitigation strategies for an influenza pandemic in the United States. *Clinical Infectious Disease*, 50(2), 165-174.

Potter, C. W. (2001). A history of influenza. *Journal of Applied Microbiology*, 91(4), 572-579.

Prager, F., Wei, D., & Rose, A. (2017). Total economic consequences of an influenza outbreak in the United States. *Risk Analysis*, 37(1), 4-19.

Prosper, O., Saucedo, O., Thompson, D., Torres-Garcia, G., Wang, X., & Castillo-Chavez, C. (2011). Modeling control strategies for concurrent epidemics of seasonal-and pandemic H1N1 influenza. *Mathematical Biosciences and Engineering*, 8(1), 141-170.

Prosser, L. A., Lavelle, T. A., Fiore, A. E., Bridges, C. B., Reed, C., Jain, S., … Meltzer, M. I. (2011). Cost-effectiveness of 2009 pandemic influenza (H1N1) vaccination in the United States. *PLoS One*, 6(7), e22308.

Renn, O. (2008). *Risk Governance: Coping with Uncertainty in a Complex World*. London: Earthscan.

Rossi, V., & Walker, J. (2005). *Assessing the Economic Impact and Costs of Flu Pandemics Originating in Asia*. Oxford: Oxford Economic Forecasting.

Sander, B., Bauch, C. T., Fisman, D., Fowler, R. A., Kwong, J. C., Maetzel, A., … Krahn, M. (2010). Is a mass immunization program for pandemic (H1N1) 2009 good value for money? Evidence from the Canadian experience. *Vaccine*, 28(38), 6210-6220.

Stern, P. C., Fineberg, H. V., & National Research Council USA. (1996). *Under-standing Risk: Informing Decisions in a Democratic Society*. Washington, DC: National Academy Press.

US GAO (United States Government Accountability Office). (2011). *Influenza Pandemic: Lessons from the H1N1 Pandemic Should Be Incorporated into Future Planning*. GAO-11-632, Washington,

DC. Retrieved from: www.gao.gov/assets/330/320176.pdf.

US HHS (United States Department of Health and Human Services). (2005). *HHS Pandemic Influenza Plan.*

US HHS (United States Department of Health and Human Services). (2017). *Pandemic Influenza Plan.* Retrieved from: www.cdc.gov/flu/pandemic-resources/ pdf/pan-flu-report-2017v2.pdf.

Van Kerkhove, M. D., & Ferguson, N. M. (2012). Epidemic and intervention modelling: a scientific rationale for policy decisions? Lessons from the 2009 influenza pandemic. *Bulletin of the World Health Organization*, 90(4), 306-310.

Van Kerkhove, M. D., Hirve, S., Koukounari, A., & Mounts, A. W. (2013). Estimating age-specific cumulative incidence for the 2009 influenza pandemic: a meta-analysis of A (H1N1) pdm09 serological studies from 19 countries. *Influenza and Other Respiratory Viruses*, 7(5), 872-886.

Viboud, C., Simonsen, L., Fuentes, R., Flores, J., Miller, M. A., & Chowell, G. (2016). Global mortality impact of the 1957—1959 influenza pandemic. *Journal of Infectious Diseases*, 213(5), 738-745.

Wang, B., Xie, J., & Fang, P. (2012). Is a mass prevention and control program for pandemic (H1N1) 2009 good value for money? Evidence from the Chinese Experience. *Iran Journal of Public Health*, 41(11), 34-43.

WHO (World Health Organization). (2009). *Pandemic Influenza Preparedness and Response: A WHO Guidance Document.* Retrieved from: www.who.int/influenza/ resources/documents/pandemic_guidance_04_2009/en/.

WHO (World Health Organization). (2011). *Public Health Measures during the Influenza A(H1N1) 2009 Pandemic: WHO Technical Consultation, Gammarth, Tunisia, 26-28 October 2010: Meeting Report.* Geneva: WHO. Retrieved from: www.who.int/ iris/handle/10665/70747.

WHO (World Health Organization). (2017). *A WHO Guide to Inform and Harmonize National and International Pandemic Preparedness and Response*. Geneva: WHO. Retrieved from: http://apps.who.int/iris/handle/10665/259893.

WHO (World Health Organization), Epidemic and Pandemic Alert and Response. (2004). *Estimating the Impact of the Next Influenza Pandemic: Enhancing Preparedness*.

Wildavsky, A., & Caiden, N. J. (1997). *The New Politics of the Budgetary Process*, third edition. New York, NY: Addison Wesley Longman.

Yarmand, H., Ivy, J. S., Roberts, S. D., Bengston, M. W., & Bengston, N. M. (2010). Cost-effectiveness analysis of vaccination and self-isolation in case of H1N1. *Proceedings of the* 2010 *Winter Simulation Conference*. IEEE, 2199-2210.

第八章

ASTHO (Association of State and Territorial Health Officials) (2010). Pandemic Influenza | State Public Health | ASTHO. Retrieved from www.astho.org/ Programs/Infectious-Disease/Pandemic-Influenza/ (accessed January 28, 2016).

Berera, D., & Zambon, M. (2013). Antivirals in the 2009 pandemic: lessons and implications for future strategies. *Influenza and Other Respiratory Viruses* 7, 72-79. doi:10.1111/irv.12172.

CIA (Central Intelligence Agency) (2016). *The World Factbook*. Retrieved from www. cia. gov/library/publications/the-world-factbook/docs/profileguide.html (accessed October 18, 2016).

EFV (Eidgenössische Finanzverwaltung) (2009a). Supplément Ⅱ/2009: Suppléments. Retrieved from www.efv.admin.ch/efv/fr/home/themen/finanzberich terstattung/nachtragskredite.html (accessed July 29, 2016).

EFV (Eidgenössische Finanzverwaltung) (2009b). Tome 2A Unités administratives, Chiffres C2009: Comptes d'Etat. Retrieved from www. efv. admin. ch/f/dokumenta tion/finanzberichterstattung/staatsrechnungen. php (accessed January 22, 2016).

EFV (Eidgenössische Finanzverwaltung) (2009c). Tome 2B Unités administratives, Exposé des motifs C2009: Comptes d'Etat. Retrieved from www. efv. admin. ch/f/dokumentation/finanzberichterstattung/staatsrechnungen. php (accessed January 22, 2016).

EFV (Eidgenössische Finanzverwaltung) (2010). Supplément I/2010: Supplé-ments. Retrieved from www. efv. admin. ch/efv/fr/home/themen/finanzberich terstattung/nachtragskredite. html (accessed July 29, 2016).

GAO (United States Government Accountability Office) (2011). GAO-11-632 Influenza pandemic: Lessons from the H1N1 pandemic should be incorporated into future planning. Retrieved from www. gao. gov/assets/330/320176. pdf (accessed January 8, 2016).

Horngren, C. T., Datar, S. M., & Rajan, M. V. (2015). *Cost Accounting: A Managerial Emphasis*. Fifteenth edition. Boston, MA: Pearson.

HPM (Health Policy Monitor) (2010). HealthPolicyMonitor | Surveys | Ritsumeikan University-Japan | 16 | Pandemic influenza A(H1N1) vaccine policy in Japan. Retrieved from www. hpm. org/en/Surveys/Ritsumeikan_University_Japan/16/Pandemic_influenza_A(H1N1)_vaccine_policy_in_Japan. html (accessed January 14, 2016).

IndexMundi (2016). Country comparisons. Retrieved from www. indexmundi. com/factbook/compare/japan. united-states (accessed October 18, 2016); www. indexmundi. com/factbook/compare/switzerland. united-states (accessed October 18, 2016).

Kansagra, S. M., McGinty, M. D., Morgenthau, B. M., Marquez, M. L., Rosselli-Fraschilla, A., Zucker, A. R., & Farley, T. A. (2012). Cost comparison of 2 mass vaccination campaigns against influenza A H1N1 in New York City. *American-Journal of Public*

Health 102(7) (July), 1378-1383. doi:10.2105/ AJPH.2011.300363.

Kumar, S., Quinn, S. C., Kim, K. H., & Hilyard, K. M. (2012). US public support for vaccine donation to poorer countries in the 2009 H1N1 pandemic. *PLoS ONE* 7, e33025. doi:10.1371/journal.pone.0033025.

MHLW (Ministry of Health, Labour and Welfare)(厚生労働省)(2010). 今般の新型インフルエンザ(A/H1N1)対策の経緯について～ワクチン～(Vaccine report, May 19, 2010). Retrieved from www.mhlw.go.jp/bunya/kenkou/ kekkaku-kansenshou04/dl/infu100519-19.pdf (accessed October 21, 2016).

MOF (Ministry of Finance Japan)(財務省)(2009a). 平成21年度一般会計補正予算 (第1号)(2009 general account revised budget (No. 1)) Retrieved from www.bb.mof.go.jp/server/2009/dlpdf/DL200911001.pdf (accessed October 21, 2016).

MOF (Ministry of Finance Japan)(財務省)(2009b). 平成21年度一般会計補正予算 (第2号)(2009 general account revised budget (No. 2)) Retrieved from www.bb.mof.go.jp/server/2009/dlpdf/DL200921002.pdf (accessed October 21, 2016).

MOF (Ministry of Finance Japan)(財務省)(2010a). 平成22年度一般会計補正予算(2010 general account budget). Retrieved from www.bb.mof.go.jp/server/2010/ dlpdf/DL201011001.pdf (accessed October 21, 2016).

MOF (Ministry of Finance Japan)(財務省)(2010b). 平成22年度一般会計補正予算 (第1号)(2010 general account revised budget (No. 1)). Retrieved from www.bb.mof.go.jp/server/2010/dlpdf/DL201021001.pdf (accessed October 21, 2016).

MOFA (Ministry of Foreign Affairs Japan) (2010). Japan's international cooperation on pandemic influenza (since the end of 2005). Retrieved from www.mofa.go.jp/policy/health_c/influenza/cooperation_since05.html (accessed January 15, 2016).

OFSP (Office fédéral de la santé publique) (2013). Office fédéral de la santé pub-lique-Loi sur les épidémies. Retrieved from www. bag. admin. ch/themen/ medizin/00682/15904/index. html? lang=fr. (accessed October 21, 2016).

Pasquini-Descomps, H., Brender, N., & Maradan, D. (2016). Value for money in H1N1 influenza: a systematic review of the cost-effectiveness of pandemic interventions. *Value in Health*. doi:10. 1016/j. jval. 2016. 05. 005.

Roche (2016). Roche: preparing for pandemic flu. Retrieved from www. roche. com/sustainability/for_patients/access_to_healthcare/making_innovation_ accessible/tamiflu_corpres. htm (accessed February 5, 2016).

Shobayashi, T. (2010). Japan's action to combat pandemic influenza (A/H1N1). *Journal of the Japan Medical Association* 139 (7), 1459-1463.

Takahashi, S., Sato, K., Kusaka, Y., & Hagihara, A. (2017). Public preventive awareness and preventive behaviors during a major influenza epidemic in Fukui. *Japan Journal of Infection and Public Health* 10(5), 637-643.

The White House (2009a). FY 2009 Emergency Designation of Contingent Funds: Department of Health and Human Services (emergency designation for $1. 825 billion) to Address Critical Needs Related to the Emerging 2009-H1N1 Influenza Virus-07/16/09: Supplementals, Amendments, and Releases | The White House. Retrieved from www. whitehouse. gov/omb/budget_09amendments (accessed July 29, 2016).

The White House (2009b). FY 2009 Emergency Designation of Contingent Funds: Department of Health and Human Services (emergency designation for $2. 716 billion) to Enhance the Nation's Capability to Respond to the Potential Spread of the 2009-H1N1 Influenza Virus-09/02/09: Supplementals, Amendments, and Releases | The White

House. Retrieved from www. whitehouse. gov/omb/ budget _ 09amendments (accessed July 29, 2016).

US Congress (2009). Text-H. R. 2346-111th Congress (2009—2010): Supplemental Appropriations Act, 2009 | Congress. gov | Library of Congress. Retrieved from www. congress. gov/bill/111th-congress/house-bill/2346/text (accessed July 28, 2016).

Van Tam, J., Carrasco, P., Lambert, P.-H., Leppo, K., Tschanz, B., Sauter, C., Beck, P., & Meier, L. (2010). Évaluation de la stratégie de vaccination H1N1 de la Suisse. Retrieved from www. bag. admin. ch/pdf_link. php? lang=fr&download=Sch lussbericht +H1N1+f (accessed January 14, 2016).

WHO (World Health Organization) (2010). WHO H1N1 vaccine deployment report. Retrieved from www. who. int/influenza_vaccines_plan/resources/h1n1_ deployment_report. pdf (accessed October 10, 2016).

World Bank (2016). Country profiles. Retrieved from http://data. worldbank. org/ data-catalog/country-profiles (accessed October 18, 2016).

第九章

Abeysinghe, S. (2015). *Pandemics, Science and Policy: H1N1 and the World Health Organisation*. Springer.

Abraham, T. (2011). The chronicle of a disease foretold: Pandemic H1N1 and the construction of a global health security threat. *Political Studies*, 59(4), 797-812.

Abramowitz, S. (2017). Epidemics (especially Ebola). *Annual Review of Anthropology*, 46, 421-445.

Ansell, C., & Keller, A. (2014). *Adapting the Incident Command Model for Knowledge-based Crises: The Case of the Centers for Disease Control and Prevention*. IBM Center for the Business of Government.

Ansell, C., Boin, A., & Keller, A. (2010). Managing transboundary crises: Identifying the building blocks of an effective response system. *Journal of Contingencies and Crisis Management*, 18(4), 195-207.

Ansell, C., Sondorp, E., & Stevens, R. H. (2012). The promise and challenge of global network governance: The Global Outbreak Alert and Response Network. *Global Governance: A Review of Multilateralism and International Organizations*, 18(3), 317-337.

Barrelet, C., Bourrier, M., Burton-Jeangros, C., & Schindler, M. (2013). Unresolved issues in risk communication research: The case of the H1N1 pandemic (2009—2011). *Influenza and Other Respiratory Viruses*, 7, 114-119.

Bieder, C., & Bourrier, M. (2013). *Trapping Safety into Rules: How Desirable or Avoidable Is Proceduralization?*. Ashgate-CRC Press.

Boin, A., & Van Eeten, M. J. (2013). The resilient organization. *Public Management Review*, 15(3), 429-445.

Boumandouki, P., Formenty, P., Epelboin, A., Campbell, P., Atsangandoko, C., Allarangar, Y., … & Salemo, A. (2005). Prise en charge des malades et des défunts lors de l'épidémie de fièvre hémorragique due au virus Ebola d'octobre décembre 2003 au Congo. *Bulletin de la Société de Pathologie Exotique*, 98(3), 218-223.

Bourrier, M. (1999). Constructing organizational reliability: The problem of embeddedness and duality, in Misumi, J., Wilpert, B., & Miller, R. (eds), *Nuclear Safety: A Human Factors Perspective*. London, Taylor & Francis, 25-48.

Bourrier, M. (2005). The contribution of organizational design to safety. *European Management Journal*, 23(1), 98-104.

Bourrier, M. (2011). The legacy of the high reliability organization project. *Journal of Contingencies and Crisis Management*, 19(1), 9-13.

Brender, N. (2014). *Global Risk Governance in Health*. Palgrave Macmillan.

Broadbent, D. E., FitzGerald, P., & Broadbent, M. H. (1986). Implicit and explicit knowledge in the control of complex systems. *British Journal of Psychology*, 77(1), 33-50.

Brunsson, N. (1989a). Administrative reforms as routines. *Scandinavian Journal of Management*, 5(3), 219-228.

Brunsson, N. (1989b). *The Organization of Hypocrisy: Talk, Decisions and Actions in Organizations*. John Wiley & Sons.

Caduff, C. (2014). Pandemic prophecy, or how to have faith in reason. *Current Anthropology*, 55(3), 296-315.

Calain, P. (2007). Exploring the international arena of global public health surveillance. *Health Policy and Planning*, 22(1), 2-12.

Calain, P., & Sa'Da, C. A. (2015). Coincident polio and Ebola crises expose similar fault lines in the current global health regime. *Conflict and Health*, 9(29), 1-7.

Calain, P., Fiore, N., Poncin, M., & Hurst, S. A. (2009). Research ethics and international epidemic response: The case of Ebola and Marburg hemorrhagic fevers. *Public Health Ethics*, 2(1), 7-29.

Cassels, A., Kickbusch, I., Told, M., & Ghiga, I. (2017). How should the World Health Organization reform? An analysis and review of the literature, in Matlin, S., & Kickbusch, I. (eds), *Pathways to Global Health: Case Studies in Global Health Diplomacy*, volume 2. World Scientific, 39-87.

Chabrol, F. (2014). Sida: L'eldorado africain? *La vie des idées*, December 1. www. laviedesidees. fr/Sida-l-eldorado-africain. html.

Chorev, N. (2013). Restructuring neoliberalism at the World Health Organization. *Review of International Political Economy*, 20(4), 627-666.

Clarke, L. (1999). *Mission Improbable: Using Fantasy Documents to Tame Disaster*. University of Chicago Press.

Clift, C. (2014). *What's the World Health Organization For?* London:

Chatham House.

Crozier, M. (1963). *Le phènomène bureaucratique: Essai sur les tendences bureaucratiques des systèmes d'organisation modernes et sur leurs relations en France avec système social et culturel*. Éditions du Seuil.

Evans, N. G., Smith, T. C., & Majumder, M. S. (eds). (2016). *Ebola's Message: Public Health and Medicine in the Twenty-first Century*. The MIT Press.

Fairhead, J. (2016). Understanding social resistance to the Ebola response in the Forest Region of the Republic of Guinea: An anthropological perspective. *African Studies Review*, 59(3), 7-31.

Fassin, D., & Pandolfi, M. (2010). *Contemporary States of Emergency: The Politics of Military and Humanitarian Interventions*. Zone Books.

Faye, S. L. (2015). L'"exceptionnalité" d'Ebola et les "réticences" populaires en Guinée-Conakry: Réflexions à partir d'une approche d'anthropologie symétrique. *Anthropologie & santé. Revue internationale francophone d'anthropologie de la santé*, (11).

Fidler, D. P. (2003). Emerging trends in international law concerning global infectious disease control. *Emerging Infectious Diseases*, 9(3), 285-290.

Fidler, D. P. (2004). Germs, governance, and global public health in the wake of SARS. *The Journal of Clinical Investigation*, 113(6), 799-804.

Fidler, D. P. (2005). From international sanitary conventions to global health security: The new International Health Regulations. *Chinese Journal of International Law*, 4(2), 325-392.

Fidler, D. P. (2015). The Ebola outbreak and the future of global health security. *The Lancet*, 385(9980), 1888-1889.

Fidler, D. P. (2016). Global health diplomacy and the Ebola outbreak, in Halabi, S. F., Gostin, L. O., & Crowley, J. S. (eds), *Global*

Management of Infectious Disease after Ebola. Oxford University Press, 133-148.

Fidler, D. P. , & Gostin, L. O. (2006). The new International Health Regulations: An historic development for international law and public health. *The Journal of Law, Medicine & Ethics*, 34(1), 85-94.

Forster, P. (2012). *To Pandemic or Not: Reconfiguring Global Responses to Influenza*. STEPS Centre.

Forsythe, D. P. (2005). *The Humanitarians: The International Committee of the Red Cross*. Cambridge University Press.

Fox, R. C. (1995). Medical humanitarianism and human rights: Reflections on Doctors Without Borders and Doctors of the World. *Social Science & Medicine*, 41(12), 1607-1616.

Fribault, M. (2015). Ebola en Guinée: Violences historiques et régimes de doute. *Anthropologie & Santé. Revue internationale francophone d'anthropologie de la santé*, (11). doi:10.4000/anthropologiesante.1761.

Garrett, L. (2013). *Existential Challenges to Global Health*. Center on International Cooperation, New York University.

Gates, B. (2015). The Ebola crisis was terrible. But next time could be much worse. *New York Times*, March 18.

Gawande, A. (2010). *The Checklist Manifesto: How to Get Things Right*. Profile Books.

Gostin, L. O. (2015). Critical choices for the WHO after the Ebola epidemic. *JAMA*, 314(2), 113-114.

Gostin, L. O. , & Friedman, E. (2014). Ebola: A crisis in global health leadership. *The Lancet*, 384, 1323-1325.

Graeber, D. (2015). *The Utopia of Rules: On Technology, Stupidity, and the Secret Joys of Bureaucracy*. Melville House.

Grépin, K. A. (2015). International donations to the Ebola virus outbreak: Too little, too late? *British Medical Journal*, 350, h376.

Guarnieri, F. , Travadel, S. , Martin, C. , Portelli, A. , & Afrouss, A.

(2015). *L'accident de Fukushima Dai Ichi: Le récit du directeur de la centrale*, volume 1: *L'anéantissement*. Presses des Mines.

Harman, S. (2016). The Bill and Melinda Gates Foundation and legitimacy in global health governance. *Global Governance: A Review of Multilateralism and International Organizations*, 22(3), 349-368.

Heath, J. B. (2016). Global emergency power in the age of Ebola. *Harvard International Law Journal*, 57(1), 1-47.

Hein, W., & Kickbusch, I. (2010). Global health, aid effectiveness and the changing role of the WHO. *GIGA Focus* (International Edition English), no. 03, December.

Hewlett, B. S., & Hewlett, B. L. (2008). *Ebola, Culture and Politics: The Anthropology of an Emerging Disease*. Cengage Learning.

Hofman, M., & Au, S. (eds). (2017). *The Politics of Fear: Médecins Sans Frontières and the West African Ebola Epidemic*. Oxford University Press.

Hofmann, D. A., & Frese, M. (eds). (2011). *Error in Organizations*. Routledge.

Hollnagel, E. (2012). Coping with complexity: Past, present and future. *Cognition, Technology & Work*, 14(3), 199-205.

Hollnagel, E., Woods, D., & Levenson, N. (2006). *Resilience Engineering: Concepts and Precepts*. Ashgate.

Horton, R. (2014). Offline: The case against global health. *The Lancet*, 383(9930), 1705.

Horton, R. (2015). Offline: A pervasive failure to learn the lessons of Ebola, *The Lancet*, 386(9998), 1024.

Johnson, G. A., & Vindrola-Padros, C. (2017). Rapid qualitative research methods during complex health emergencies: A systematic review of the literature. *Social Science & Medicine*, 189, 63-75.

Kadota, R. (2014). *On the Brink: The Inside Story of Fukushima Daiichi*. Kurodahan Press.

Kamradt-Scott, A. (2010). The WHO Secretariat, norm entrepreneurship, and global disease outbreak control. *Journal of International Organizations Studies*, 1(1), 72-89.

Kamradt-Scott, A. (2011). The evolving WHO: Implications for global health security. *Global Public Health*, 6(8), 801-813.

Kamradt-Scott, A. (2016). WHO's to blame? The World Health Organization and the 2014 Ebola outbreak in West Africa. *Third World Quarterly*, 37(3), 401-418.

Katz, R., & Dowell, S. F. (2015). Revising the International Health Regulations: Call for a 2017 review conference. *The Lancet Global Health*, 3(7), e352-e353.

Keller, A. C., Ansell, C. K., Reingold, A. L., Bourrier, M., Hunter, M. D., Burrowes, S., & MacPhail, T. M. (2012). Improving pandemic response: A sensemaking perspective on the spring 2009 H1N1 pandemic. *Risk, Hazards & Crisis in Public Policy*, 3(2), 1-37.

Kickbusch, I., & Reddy, K. S. (2015). Global health governance: The next political revolution. *Public Health*, 129(7), 838-842.

King, N. B. (2002). Security, disease, commerce: Ideologies of postcolonial global health. *Social Studies of Science*, 32(5-6), 763-789.

La Porte, T. R., & Consolini, P. M. (1991). Working in practice but not in theory: Theoretical challenges of "high-reliability organizations". *Journal of Public Admin-istration Research and Theory*, 1(1), 19-47.

Lachenal, G. (2014). Chronique d'un film catastrophe bien préparé. *Libération*, 19.

Laîné, M.-O. (2016). *Ailleurs en Ebola, de l'enquête ethnographique au récit de voyage*. Paris: L'Harmattan.

Lakoff, A. (2010). Two regimes of global health. *Humanity: An International Journal of Human Rights, Humanitarianism, and Development*, 1(1), 59-79.

Lakoff, A. (2017). *Unprepared: Global Health in a Time of Emergency*. University of California Press.

Lakoff, A., & Collier, S. J. (eds). (2008). *Biosecurity Interventions: Global Health and Security in Question*. Columbia University Press.

Le Coze, J. C. (2016). Vive la diversité! High Reliability Organisation (HRO) and Resilience Engineering (RE). *Safety Science*. https://doi.org/10.1016/j.ssci.2016.04.006.

Le Marcis, F. (2015). "Traiter les corps comme des fagots": Production sociale de l'indifférence en contexte Ebola (Guinée). *Anthropologie & Santé. Revue internationale francophone d'anthropologie de la santé*, (11).

Leach, M., & Hewlett, B. S. (2010). Hemorrhagic fevers: Narratives, politics and pathways, in Dry, S., & Leach, M. (eds), *Epidemics: Science, Governance and Social Justice*. Earthscan, 43-69.

Leach, M., Scoones, I., & Stirling, A. (2010). Governing epidemics in an age of complexity: Narratives, politics and pathways to sustainability. *Global Environmental Change*, 20(3), 369-377.

Lee, K. (2009). *The World Health Organization (WHO)*. Routledge.

Levich, J. (2015). The gates foundation, Ebola, and global health imperialism. *American-Journal of Economics and Sociology*, 74(4), 704-742.

Littoz-Monnet, A. (2017). Expert knowledge as a strategic resource: International bureaucrats and the shaping of bioethical standards. *International Studies Quarterly*, 61(3), 584-595.

Lynteris, C. (2016). The epidemiologist as culture hero: Visualizing humanity in the age of "the next pandemic". *Visual Anthropology*, 29(1), 36-53.

Mahler, J. G., & Casamayou, M. (2009). *Organizational Learning at NASA: The Challenger and Columbia Accidents*. Georgetown University Press.

McCoy, D., Kembhavi, G., Patel, J., & Luintel, A. (2009). The Bill and Melinda Gates Foundation's grantmaking programme for global health. *The Lancet*, 373(9675), 1645-1653.

Moon, S., Leigh, J., Woskie, L., Checchi, F., Dzau, V., Fallah, M., … & Katz, R. (2017). Post-Ebola reforms: Ample analysis, inadequate action. *BMJ: British Medical Journal* (Online), 356.

Moon, S., Sridhar, D., Pate, M. A., Jha, A. K., Clinton, C., Delaunay, S., … & Goosby, E. (2015). Will Ebola change the game? Ten essential reforms before the next pandemic. The report of the Harvard-LSHTM Independent Panel on the Global Response to Ebola. *The Lancet*, 386(10009), 2204-2221.

Moulin, A. M. (2015). L'anthropologie au défi de l'Ebola. *Anthropologie & Santé. Revue internationale francophone d'anthropologie de la santé*, (11).

Navarro, V. (2004). The world situation and WHO. *The Lancet*, 363 (9417), 1321-1323.

Neuman, M., & Weissman, F. (eds). (2016). *Saving Lives and Staying Alive: Humanitarian Security in the Age of Risk Management*. Hurst.

Nierlé, T. (2014). Ebola: Un défi à notre identité d'humanitaire-une lettre ouverte au mouvement MSF. Letter written by nine members of MSF Swiss movement in December 2014 published February 3, 2015 in French newspaper *Libération*. www. liberation. fr/terre/2015/02/03/parfois-le-traitement-symptomatique-a-ete-neglige-voire-oublie_1194960.

Nunes, J. (2017). Doctors against borders, Médecins Sans Frontières and global health security, in Hofman, M., & Au, S. (eds), *The Politics of Fear: Médecins Sans Frontières and the West African Ebola Epidemic*. Oxford University Press, 3-50.

Packard, R. M. (2016). *A History of Global Health: Interventions into the Lives of Other Peoples*. Johns Hopkins University Press.

Péchayre, M. (2014). Impartialité et pratiques de triage en milieu humanitaire. Le cas de Médecins Sans Frontières au Pakistan. *Les Cahiers du Centre Georges Can-guilhem*, (1), 125-142.

Perin, C. (2005). *Shouldering Risks: The Culture of Control in the Nuclear Power Indus-try*. Princeton University Press.

Perrow, C. (1984). *Normal Accidents: Living with High-risk Technologies*. Basic Books.

Pillai, S. K., Nyenswah, T., Rouse, E., Arwady, M. A., Forrester, J. D., Hunter, J. C., & Poblano, L. (2014). Developing an incident management system to support Ebola response: Liberia, July-August 2014. *MMWR: Morbidity and Mortality Weekly Report*, 63 (41), 930-933.

Redfield, P. (2013). *Life in Crisis: The Ethical Journey of Doctors Without Borders*. University of California Press.

Richards, P. (2016). *Ebola: How a People's Science Helped End an Epidemic*. Zed Books.

Roberts, K. (1988). Some characteristics of high reliability organizations. *Organizational Behavior and Industrial Relations*. Working Paper No. Obir-23, Berkeley Business School, University of California.

Roberts, K. (ed.) (1993). *New Challenges to Understanding Organizations*. New York: Macmillan.

Roberts, K. H., & Rousseau, D. M. (1989). Research in nearly failure-free, high-reliability organizations: Having the bubble. *IEEE Transactions on Engineering Management*, 36(2), 132-139.

Rochlin, G. I. (1993). Essential friction: Errorcontrol in organizational behavior, in Åkerman, N. (ed.), *The Necessity of Friction*. Physica-Verlag HD, 196-232.

Rochlin, G. I. (ed.) (1996). New directions in reliable organization research. Special Issue of *The Journal of Contingencies and Crisis Management*, 4(2), 55-59.

Roemer-Mahler, A., & Elbe, S. (2016). The race for Ebola drugs:

Pharmaceuticals, security and global health governance. *Third World Quarterly*, 37(3), 487-506.

Saluzzo, J.-F. (2011). *La saga des vaccins, contre les virus*. Belin.

Schulman, P. R. (1993). The negotiated order of organizational reliability. *Administration & Society*, 25(3), 353-372.

Scoones, I., & Forster, P. (2008). *The International Response to Highly Pathogenic Avian Influenza: Science, Policy, and Politics*. STEPS, Working paper 10, STEPS Center.

Scott, R. W. (1992). *Organizations: Rational, Natural, and Open Systems*. Prentice Hall.

Scott, J., & Marshall, G. (eds). (2015). *Oxford Dictionary of Sociology*[Online]. Based on Scott, J., & Marshall, G. (eds). (2009). *A Dictionary of Sociology*. Oxford University Press.

Sennett, R. (1998). *The Corrosion of Character: The Transformation of Work in Modern Capitalism*. W. W. Norton & Company.

Sridhar, D., & Gostin, L. O. (2011). Reforming the World Health Organization. *JAMA*, 305(15), 1585-1586.

Sridhar, D., Kickbusch, I., Moon, S., Dzau, V., Heymann, D., Jha, A. K., … & Piot, P. (2016). Facing forward after Ebola: Questions for the next director general of the World Health Organization. *BMJ: British Medical Journal*(Online), 353.

Taylor, A. L. (1992). Making the World Health Organization work: A legal frame-work for universal access to the conditions for health. *American-Journal of Law and Medicine*, 18(4), 301-346.

Thacker, S. B., Dannenberg, A. L., & Hamilton, D. H. (2001). Epidemic Intelligence Service of the Centers for Disease Control and Prevention: 50 years of training and service in applied epidemiology. *American-Journal of Epidemiology*, 154(11), 985-992.

Thacker, S. B., Stroup, D. F., & Sencer, D. J. (2011). Epidemic assistance by the Centers for Disease Control and Prevention: Role of the Epidemic Intelligence Service, 1946—2005. *American-Journal of Epidemiology*, 174(suppl 11), S4-S15.

UNICEF. (2015). *Community Care Centers, Communication for Development: Responding to Ebola*. Report.

UNICEF. (2016). *Ebola Community Care Centers: Lessons Learned from UNICEF 2014—2015 Experience in Sierra Leone*, Working paper. Knowledge Management and Implementation Research Unit, Health Section, Program Division.

UNMEER. (2015). *"Making a Difference": The Global Ebola Response Outlook* 2015.

Vardin, S. (2015). *Babel Epidemic: Ebola aux cent visages*. L'Harmattan.

Vaughan, D. (1997). *The Challenger Launch Decision: Risky Technology, Culture, and Deviance at NASA*. University of Chicago Press.

Wald, P. (2008). *Contagious: Cultures, Carriers, and the Outbreak Narrative*. Duke University Press.

Weick, K. E. (1976). Educational organizations as loosely coupled systems. *Administrative Science Quarterly*, 1-19.

Weick, K. E. (1987). Organizational culture as a source of high reliability. *California Management Review*, 29(2), 112-127.

Weick, K. E. (1993). The collapse of sensemaking in organizations: The Mann Gulch disaster. *Administrative Science Quarterly*, 38, 628-652.

Weick, K. E., & Roberts, K. H. (1993). Collective mind in organizations: Heedful interrelating on flight decks. *Administrative Science Quarterly*, 38, 357-381.

Weick, K. E., & Sutcliffe, W. (2005). *Managing the Unexpected: Assuring High Performance in an Age of Complexity*. John Wiley & Sons.

Weick, K. E., Sutcliffe, K. M., & Obstfeld, D. (1999). Organizing for high reliability: Processes of collective mindfulness, in Sutton, R. I. & Staw, B. M. (eds), *Research in Organizational Behavior*, vol. 21. Elsevier Science/JAI Press, 81-123.

Weisz, G., Cambrosio, A., & Cointet, J. P. (2017). Mapping global health: A network analysis of a heterogeneous publication domain, *BioSocieties*, 12(4), 520-542.

Wilkinson, A., & Leach, M. (2015). Briefing: Ebola-myths, realities, and structural violence. *African Affairs*, 114(454), 136-148.

Wynne, B. (1988). Unruly technology: Practical rules, impractical discourses and public understanding. *Social Studies of Science*, 18(1), 147-167.

Yamey, G. (2002). WHO in 2002: WHO's management: Struggling to transform a "fossilized bureaucracy". *BMJ: British Medical Journal*, 325(7373), 1170.

Youde, J. R. (2012). *Global Health Governance*. Polity.

Zylberman, P. (2013). *Tempêtes microbiennes: Essai sur la politique de sécurité sanitaire dans le monde transatlantique*. Gallimard.

第十章

Bandura, A. (1965). Vicarious processes: A case of no-trial learning. *Advances in Experimental Social Psychology*, 2, 1-55.

Bastide, L. (2017). Future now: "Preparedness" and scenario planning in the United States. Institut de recherches sociologique, Geneva, Working Paper, 12.

Bieder, C., & Bourrier, M. (2013). *Trapping Safety into Rules: How Desirable or Avoid able Is Proceduralization?* Ashgate.

Boissières, I. (2005). *Une approche sociologique de la robustesse organisationnelle: Le cas du travail des réparateurs sur un grand réseau de télécommunication* (Doctoral dissertation, Toulouse 2).

Bourrier, M. (2018). Safety culture and models: Regime change, in C. Gilbert, B. Journé, H. Laroche, & C. Bieder (eds), *Safety Culture and Models, Taking Stock and Moving Forward*. SpringerBriefs in Safety Management, Springer Verlag, 105-119.

Büro Vatter Politikforschung &-beratung (2015). Rapport d'évaluation des préparatifs pour Ebola dans le secteur de la santé en Suisse. Rapport final sur mandat de l'OFSP (www. buerovatter. ch/pdf/2015-Evaluation%20des%20 pr%C3%A9paratifs%20pour%20Ebola. pdf).

Collier, S. J., & Lakoff, A. (2008). Distributed preparedness: The spatial logic of domestic security in the United States. *Environment and Planning D: Society and Space*, 26(1), 7-28.

Comfort, L. K., & Haase, T. W. (2006). Communication, coherence, and collective action: The impact of Hurricane Katrina on communications infrastructure. *Public Works Management & Policy*, 10(4), 328-343.

Connor, M. J. Jr. (2016). Clinical management of Ebola virus disease in resource-rich settings, in N. G. Evans, T. C. Smith & M. S. Majumder (eds), *Ebola's Message: Public Health and Medicine in the Twenty-first Century*. MIT Press, 31-44.

Epidemics Act (*Loi fédérale sur la lutte contre les maladies transmissibles de l'homme*). (2012). Articles 11 and 12. Repealed and replaced on 1 January 2016. Federal Assembly of the Swiss Confederation.

Evans, N. G., Smith, T. C., & Majumder, M. S. (2016). *Ebola's Message: Public Health and Medicine in the Twenty-first Century*. MIT Press.

FOPH (*Office Fédéral de la santé publique*). (2015). Einreisende aus einem EVD-Gebiet in die Schweiz, internal document, mimeo.

FOPH (*Office Fédéral de la Santé Publique*). (2018). Plan suisse de pandémie influ-enza. Stratégies et mesures en préparation pour le cas d'une pandémie d'influenza. Gouvernement de la Suisse (www. bag. admin. ch/bag/fr/home/ service/publikationen/broschueren/publikationen-uebertragbare-krankheiten/pandemieplan-2018. html).

Gasquet-Blanchard, C., & Raude, J. (2015). L'impact du risque d'Ebola sur les représentations de soignants. L'exemple des établissements de santé de référence en France. Groupe de travail no. 34, Module interprofessionnel de santé public, EHESP.

Hollnagel, E., Woods, D. D., & Leveson, N. (2006). *Resilience Engineering: Concepts and Precepts*. Ashgate.

HUG (*Hôpitaux universitaire de Genève*) (2014). Recommandations institutionnelles de prévention et de contrôle des infections, prise en charge de patient suspect ou atteint de fièvre hémorragique virale, procedure, internal document. (https://vigigerme.hug-ge.ch/sites/vigigerme/files/documents/procedures/ fhv _ recommandationspreventionetcontroledesinfections.pdf).

HUG (*Hôpitaux universitaire de Genève*). (2017). HOCA/Hospital Plan Catastrophe, procedure, internal document, mimeo.

Ibe, C. (2016). Talking about Ebola: Medical journalism in an age of social media, in N. G. Evans, T. C. Smith & M. S. Majumder (eds), *Ebola's Message: Public Health and Medicine in the Twenty-first Century*. MIT Press, 129-140.

McDonald, N. (2006). Organisational resilience and industrial risk, in E. Hollnagel, D. D. Woods, & N. Leveson (eds), *Resilience Engineering: Concepts and Precepts*. Ashgate, 155-179.

Pavard, B., Dugdale, J., Saoud, N. B. B., Darcy, S., & Salembier, P. (2006). Design of robust socio-technical systems, in *Proceedings of the 2nd International Symposium on Resilience Engineering, Juan les Pins, France*, 248-257.

Rasmussen, J., & Svedung, I. (2000). *Proactive Risk Management in a Dynamic Society*. Swedish Rescue Services Agency.

Reason, J. T. (1997). *Managing the Risks of Organizational Accidents*. Ashgate. Rodier, G., Greenspan, A. L., Hughes, J. M., & Heymann, D. L. (2007). Global public health security. *Emerging Infectious Diseases*, 13(10), 1447-1452.

Swiss Society of Intensive Medicine. (2014). Le minimal dataset de la SGI-SSMI, Statistiques MDSI, internal document, mimeo.

Taleb, N. N. (2012). *Antifragile: Things That Gain from Disorder* (Vol. 3). Random House.

Terssac de, G. (1998). Le Travail d'Organisation comme facteur de performance. *Les cahiers du changement*, 3, 5-14.

Terssac de, G., Boissières, I., & Gaillard, I. (2009). *La sécurité en action*. Octares. Torny, D. (2012). De la gestion des risques à la production de la sécurité. *Réseaux*, (1), 45-66.

Uyeki, T. M., Mehta, A. K., Davey Jr, R. T., Liddell, A. M., Wolf, T., Vetter, P., … & Evans, L. (2016). Clinical management of Ebola virus disease in the United States and Europe. *New England Journal of Medicine*, 374(7), 636-646.

Vaughan, D. (1996). *The Challenger Launch Decision: Risky Technology, Culture and Deviance at NASA*. University of Chicago Press.

Weick, K. E. (1988). Enacted sensemaking in crisis situations. *Journal of Management Studies*, 25(4), 305-317.

Weick, K. E., & Sutcliffe, K. M. (2006). Mindfulness and the quality of organizational attention. *Organization Science*, 17(4), 514-524.

Weick, K. E., Sutcliffe, K. M., & Obstfeld, D. (2008). Organizing for high reliability: Processes of collective mindfulness. *Crisis Management*, 3(1), 81-123.

Woods, D. D. (2006). How to design a safety organization: Test case for resilience engineering, in E. Hollnagel, D. D. Woods, & N. Leveson (eds), *Resilience Engineering: Concepts and Precepts*. Ashgate, 315-325.

Wreathall, J. (2006). Properties of resilient organizations: An initial view, in E. Hol-lnagel, D. D. Woods, & N. Leveson (eds), *Resilience Engineering: Concepts and Precepts*. Ashgate, 275-285.

第十一章

Abramowitz, S. A., McLean, K. E., McKune, S. L., Bardosh, K. L., Fallah, M., Monger, J., et al. (2015). Community-centered responses to Ebola in urban Liberia: the view from below. *PLoS Negl Trop Dis* 9(4): e0003706. Available at: www. ncbi. nlm. nih. gov/pmc/articles/PMC4391876/.

ACAPS (2015a). Ebola outbreak in West Africa: lessons learned from quarantine-Sierra Leone and Liberia. March 19, 2015. Available at: http://acaps. org/img/ documents/t-acaps_thematic_note_ebola_west_africa_quarantine_sierra_leone_ liberia_19_march_2015. pdf.

ACAPS (2015b). Ebola in West Africa. Guinea: resistance to the Ebola response. April 24, 2015. Available at: http://acaps. org/img/documents/t-acaps_ebola_ guinea-resistance-to-ebola-response_24-april-2015. pdf.

Anoko, J. (2015). Communication with rebellious communities during an out-break of Ebola Virus Disease in Guinea: an anthropological approach. Ebola Response Anthropology Platform. Available at: www. ebola-anthropology. net/ case_studies/communication-with-rebellious-communities-during-an-outbreak-of-ebola-virus-disease-in-guinea-an-anthropological-approach/.

Barbisch, D., Koenig, K. L., & Shih, F. Y. (2015). Is there a case for quarantine? Perspectives from SARS to Ebola. *Disaster Med Public Health Prep* 9(5), 547-553.

Bensimon, C. M. & Upshur, R. E. G. (2007). Evidence and effectiveness for decision making for quarantine. *Am J Public Health* 97 (suppl. 1), S44-S48. Available at: www. ncbi. nlm. nih. gov/pmc/articles/PMC1854977/pdf/0970044. pdf.

Bianchi, S. (2015). Determinants of Ebola health seeking behaviors: reflections from Freetown, Sierra Leone, MSF-UREPH. Internal report, May 2015.

Bondy, S. J., Russell, M. L., Laflèche, J. M. & Rea, E. (2009). Quantifying the impact of community quarantine on SARS transmission in Ontario: estimation of secondary case count difference and number needed to quarantine. *BMC Public Health* 9: 488. Available at: www. ncbi. nlm. nih. gov/pmc/articles/PMC2808319/.

Brown, H. & Kelly, A. H. (2014). Material proximities and hotspots: toward an anthropology of viral hemorrhagic fevers. *Med Anthropol Q* 28(2), 280-303. Available at: www. ncbi. nlm. nih. gov/pmc/articles/PMC4305216/pdf/maq0028-0280. pdf.

Centers for Disease Control and Prevention (2014). Interim U. S. guidance for monitoring and movement of persons with potential Ebola virus exposure. Updated: December 24, 2014. Available at: www. cdc. gov/vhf/ebola/exposure/ monitoring-and-movement-of-persons-with-exposure. html.

Chandler, C. , Fairhead, J. , Kelly, A. , Leach, M. , Martineau, F. , Mokuwa, E. , et al. (2015). Ebola: limitations of correcting misinformation. *Lancet* 385, 1275-1277. Available at: www. thelancet. com/journals/lancet/article/PIIS0140-6736%2814% 2962382-5/fulltext? rss=yes.

Day, T. , Park, A. , Madras, N. , Gumel, A. & Wu, J. (2006). When is quarantine a useful control strategy for emerging infectious diseases? *Am J Epidemiol* 163(5), 479-485. Available at: http://aje. oxfordjournals. org/content/163/5/479. long.

Diallo, B. (2015). Ebola en Guinee: le Président Condé utilise l'usage de la "force" contre les réticents. *Africaguinee. com*, January 18, 2015. Available at: www. africa guinee. com/articles/2015/01/18/ebola-en-guinee-le-president-conde-autorise-l-usage-de-la-force-contre-les.

Diallo, T. & Felix, B. (2014). Mali ends last quarantines, could be Ebola-free next month. *Reuters*, December 16, 2014. Available at: www. reuters. com/ article/2014/12/16/us-health-ebola-mali-idUSKBN0JU1NR20141216.

Drazen, J. M. , Kanapathipillai, R. , Campion, E. W. , Rubin, E. J. , Hammer, S. M. , Morrissey, S. & Baden, L. R. (2014). Ebola and quarantine. *N Engl J Med* 371 (21), 2029-2030. Available at:

www. nejm. org/doi/full/10. 1056/NEJMe1413139.

Epelboin, A. (2015). Approche anthropologique de l'épidémie de FHV Ebola en Guinée Conakry. March 18, 2015. Available at: http://memsic. ccsd. cnrs. fr/hal-01090291/document.

Fink, S. (2015). Outbreak (documentary). Frontline. Public Broadcasting Service.

Formenty, P., Libama, F., Epelboin, A., Allarangar, Y., Leroy, E., Moudzeo, H., et al. (2003). L'épidemie de fièvre hémorragique à virus Ebola en République du Congo, 2003: une nouvelle stratégie? *Méd Trop (Mars)* 63, 291-295.

Garrett, L. (2001). Landa-landa. In: *Betrayal of Trust: The Collapse of Global Public Health*. New York: Hyperion.

Garrett, L. (2014). Heartless but effective: I have seen "cordon sanitaire" work against Ebola. *The New Republic*, August 14, 2014. Available at: www. newrepublic. com/article/119085/ebola-cordon-sanitaire-when-it-worked-congo-1995.

Grigg, C., Waziri, N. E., Olayinka, A. T. & Vertefeuille, J. F. (2015). Use of group quarantine in Ebola control-Nigeria, 2014. *MMWR* 64(5), 124. Available at: www. cdc. gov/mmwr/preview/mmwrhtml/mm6405a3. htm.

Hewlett, B. S. & Amola, R. P. (2003). Cultural contexts of Ebola in Northern Uganda. *Emerg Infect Dis* 9(10), 1242-1248. Available at: http://wwwnc. cdc. gov/ eid/article/9/10/02-0493_article.

Hewlett, B. L. & Hewlett, B. S. (2005). Providing care and facing death: nursing during Ebola outbreaks in central Africa. *J Transcult Nurs* 16(4), 289-297.

Hewlett, B. S. & Hewlett, B. L. (2008). *Ebola, Culture and Politics: The Anthropology of an Emerging Disease*. Belmont, CA: Thomson Wadsworth.

Hewlett, B. S., Epelboin, A., Hewlett, B. L. & Formenty, P. (2005). Medical anthropology and Ebola in Congo: cultural models and humanistic care. *Bull Soc Pathol Exot* 98(3), 230-236.

Heymann, D. L. (2014). Ebola: learn from the past. *Nature* 514 (7522), 299-300.

Hodge, J. G. Jr, Barraza, L., Measer, G. & Agrawal, A. (2014). Global emergency legal responses to the 2014 Ebola outbreak: public health and the law. *J Law Med Ethics* 42(4), 595-601.

Karimova, T. (2015). Derogation from human rights treaties in situations of emergencies. RULAC project. Geneva Academy of International and Humanitarian Law. Geneva, Switzerland. Available at: http://atlalix. com/project-rulac/issues/ derogation-from-human-rights-treaties-in-situations-of-emergency/.

Kerstiëns, B. & Matthys, F. (1999). Interventions to control virus transmission during an outbreak of Ebola hemorrhagic fever: experience from Kikwit, Democratic Republic of the Congo, 1995. *J Infect Dis* 179(suppl. 1), S263-S267. Avail-able at: http://jid. oxfordjournals. org/content/179/Supplement _ 1/S263. abstract? sid = 2d2d0bd8-3faf-4264-bf50-9e549124d08c.

Koenig, K. L. (2015). Health care worker quarantine for Ebola: to eradicate the virus or alleviate fear? *Ann Emerg Med* 65(3), 330-331. Available at: www. ann emergmed. com/article/S0196-0644%2814%2901571-6/pdf.

Kucharski, A. J., Camacho, A., Flasche, S., Glover, R. E., Edmunds, J. & Funk, S. (2015a). Measuring the impact of Ebola control measures in Sierra Leone. *Proc Natl Acad Sci USA*, published ahead of print. Available from: www. pnas. org/content/early/2015/10/07/1508814112. full. pdf? sid=1c78de2e-28e4-497d-9984-223608277f11.

Kucharski, A. J., Camacho, A., Checchi, F., Waldman, R., Grais, R. F., Cabrol, J. C., et al. (2015b). Evaluation of the benefits and risks of introducing Ebola community care centers, Sierra Leone. *Emerg Infect Dis* 21(3), 393-399.

Kutalek, R., Wang, S., Fallah, M., Wesseh, C. S. & Gilbert, J.

(2015). Ebola interventions: listen to communities. *Lancet* 3, e131. Available at: www.thelancet.com/pdfs/journals/langlo/PIIS2214-109X%2815%2970010-0.pdf.

Leach, M. & Hewlett, B. S. (2010). Haemorrhagic fevers: narratives, politics and pathways. In: Dry, S. and Leach, M. (eds), *Epidemics: Science, Governance and Social Justice*. London: Earthscan, 43-69.

Lyon, G. M., Mehta, A. K., Varkey, J. B., Brantly, K., Plyler, L., McElroy, A. K., et al. (2014). Clinical care of two patients with Ebola virus disease in the United States. *N Engl J Med* 371(25), 2402-2409. Available at: www.nejm.org/doi/full/10.1056/NEJMoa1409838.

Mac Johnson, R. & Larson, N. (2015). Sierra Leone berates Ebola quarantine escapees as cases surge. *Agence France Presse*, May 20, 2015. Available at: http://reliefweb.int/report/sierra-leone/sierra-leone-berates-ebola-quarantine-escapees-cases-surge.

MacPhail, T. (2014). Quarantine, epidemiological knowledge, and infectious disease research in Hong Kong. In: *The Viral Network: A Pathography of the H1N1 Influenza Pandemic*. Ithaca, NY and London: Cornell University Press, 75-107.

Marais, F., Minkler, M., Gibson, N., Mwau, B., Mehtar, S., Ogunsola, F., et al. (2015). A community-engaged infection prevention and control approach to Ebola. *Health Promot Int* 1-10. Available at: http://heapro.oxfordjournals.org/content/early/2015/02/12/heapro.dav003.full.pdf+html.

Maron, D. F. (2015). The most memorable moments of the Ebola response. *Sci Am*, March 24, 2015. Available at: www.youtube.com/watch?feature=player_embedded&v=vLJPJYy1oN4.

Meltzer, M. I., Atkins, C. Y., Santibanez, S., et al. (2014). Estimating the future number of cases in the Ebola epidemic-Liberia and Sierra Leone, 2014—2015. *MMWR* suppl. 63(3), 1-14. Available at:

www. cdc. gov/mmwr/pdf/other/su6303. pdf.

Merler, S., Ajelli, M., Fumanelli, L., Gomes, M. F. C., Piontti, A. P., Rossi, L., et al. (2015). Spatiotemporal spread of the 2014 outbreak of Ebola virus disease in Liberia and the effectiveness of non-pharmaceutical interventions: a computa-tional modelling analysis. *Lancet Infect Dis* 15(2), 204-211. Available at: www. the lancet. com/pdfs/journals/laninf/PIIS1473-3099% 2814% 2971074-6. pdf.

Miles, S. U. (2015). Kaci Hickox: public health and the politics of fear. *Am J Bio-ethics* 15(4), 17-19.

MSF (2014). Ebola: Quarantine can undermine efforts to curb epidemic. Press release, October 27, 2014. Available at: www. msf. org/article/ebola-quarantine-can-undermine-efforts-curb-epidemic.

Pandey, A., Atkins, K., Medlock, J., Wenzel, N., Townsend, J. P., Childs, J. E., et al. (2014). Strategies for containing Ebola in West Africa. *Science* 346 (6212), 991-995. Available at: www. sciencemag. org/content/346/6212/991. full.

Presidential Commission for the Study of Bioethical Issues (2015). Ethics and Ebola: Public health planning and response. February 2015. Available at: http:// bioethics. gov/node/4637.

Racaniello, V. (2014). Nobel laureates and Ebola virus quarantine. *Virology Blog*, November 4, 2014. Available at: www. virology. ws/2014/11/04/nobel-laureates-and-ebola-virus-quarantine/.

Reliefweb (2015). République de Guinée et Organisation Mondiale de la Santé. Rapport de la situation epidémiologique maladie a virus Ebola en Guinée. Available at: http://reliefweb. int/updates? search = Rapport% 20de% 20la% 20Situation% 20Epid% C3% A9miologique% 20Maladie% 20a% 20Virus% 20Ebola% 20 en% 20Guin% C3% A9e&page=1#content.

Richards, P., Amara, J., Ferme, M. C., Kamara, P., Mokuwa, E., Sheriff, A. I., et al. (2015). Social pathways for Ebola virus disease in rural Sierra Leone, and some implications for containment. *PLoS Negl Trop Dis* 9(4), e0003567. Available at: http://journals. plos. org/plosntds/article? id=10. 1371/journal. pntd. 0003567.

Roddy, P. , Weatherill, D. , Jeffs, B. , Abaakouk, Z. , Dorion, C. , Rodriguez-Martinez, J. , et al. (2007). The Médecins Sans Frontières intervention in the Marburg-hemorrhagic fever epidemic, Uige, Angola, 2005. Ⅱ. Lessons learned in the community. *J Infect Dis* 196 (suppl. 2), S162-S167. Available at: http://jid. oxford-journals. org/content/196/Supplement_2/S162. long.

Rothstein, M. A. (2015a). Ebola, quarantine, and the law. *Hastings Cent Rep* 45(1), 5-6. Available at: http://onlinelibrary. wiley. com/doi/10. 1002/hast. 411/pdf.

Rothstein, M. A. (2015b). From SARS to Ebola: legal and ethical considerations for modern quarantine. *Indiana Health Law Rev* 12(1), 227-280.

Rothstein, M. A. , Alcalde, G. M. , Elster, N. R. , Majumder, M. A. , Palmer, L. I. , Stone, H. T. , et al. (2003). Quarantine and isolation: lessons learned from SARS. A report to the Centers for Disease Control and Prevention. Institute for Bioethics, Health Policy and Law, University of Louisville School of Medicine. November 2003. Available at: http://biotech. law. lsu. edu/blaw/cdc/SARS _ REPORT. pdf.

Ruble, K. (2014). Ebola riots in Sierra Leone highlight marginalized youth popula-tion. *Vice News*. October 23, 2014. Available at: https://news. vice. com/article/ ebola-riots-in-sierra-leone-highlight-marginalized-youth-population.

Sahid, J. S. (2015). Pros and cons of Sierra Leone's Ebola lockdowns. *IRIN*, April 9, 2015. Available at: www. irinnews. org/report/101346/ebola-lockdowns-anything-to-get-to-zero.

Shears, P. & O'Dempsey, T. J. D. (2015). Ebola virus disease in Africa: epidemiology and nosocomial transmission. *J Hosp Infect* 90

(1), 1-9. Available at: www. journal ofhospitalinfection. com/article/S0195-6701%2815%2900046-8/pdf.

Sprecher, A. G, Caluwaerts, A. , Draper, M. , Feldmann, H. , Frey, C. P. , Funk, R. H. , et al. , (2015). Personal protective equipment for filovirus epidemics: a call for better evidence. *J Infect Dis* 212(suppl. 2), S98-S100. Available at: http://jid. oxfordjournals. org/content/early/2015/03/26/infdis. jiv153. long.

Sterk, E. (2008). Filovirus haemorrhagic fever guideline. Médecins Sans Frontières.

Ulrich, C. (2014). Ebola is causing moral distress among African health care workers. *Brit Med J* 349, g6672. Available at: www. bmj. com/content/349/bmj. g6672.

United Nations (1985). Siracusa Principles. Human Rights Library. University of Minnesota. Available at: www1. umn. edu/humanrts/instree/siracusaprinciples. html.

USAID (2015). Community perspectives about Ebola in Bong, Lofa and Montserrado counties of Liberia: results of a qualitative study. Final report, January 2015. Avail-able at: http://ebolacommunicationnetwork. org/ebolacomresource/community-perspectives-about-ebola-in-bong-lofa-and-montserrado-counties-of-liberia/.

Washington, M. L. & Meltzer, M. L. (2015). Effectiveness of Ebola treatment units and community care centers-Liberia, September 23-October 31, 2014. *MMWR* 63(3), 67-69. Available at: www. cdc. gov/mmwr/preview/mmwrhtml/mm6403a6. htm.

Wilkinson, A. & Leach, M. (2015). Briefing: Ebola-myths, realities and structural violence. *Afr Aff (London)* 114(454), 136-148. Available at: http://afraf. oxford journals. org/content/114/454/136.

Witty, C. J. M. , Farrar, J. , Ferguson, M. , Edmunds, W. J. , Piot, P. , Leach, M. & Davies, S. C. (2014). Infectious disease: tough choices to reduce Ebola transmission. *Nature* 515(7526), 192-194. Available at: www. nature. com/polopoly _ fs/1. 16298! /menu/

main/topColumns/topLeftColumn/pdf/515192a. pdf.

World Health Organization (2003). Outbreak(s) of Ebola haemorrhagic fever, Congo and Gabon, October 2001-July 2002. *Wkly Epidemiol Rec* 26, 217-224. Available at: www. who. int/wer/2003/en/wer7826. pdf.

World Health Organization (2007). WHO guidance on human rights and involuntary detention for xdrtb control. January 24, 2007. Available at: www. who. int/ tb/features_archive/involuntary_treatment/en/.

Wynia, M. K. (2007). Ethics and public health emergencies: restrictions on liberty. *Am J Bioeth* 7(2), 1-5.

Zellmann, H. (2015). Counseling through the fence. *TAG* 39, 23. Internal journal, MSF Switzerland.

结语

Beck, U. (1992). *Risk Society: Towards a New Modernity*. London: Sage.

Brender, N. & Gilbert, C. (2018). From emergence to emergences: A focus on pandemic influenza, in Morand, S. & Figuié, M. (eds), *Emergence of Infectious Diseases: Risks and Issues for Societies*. Versailles: Editions Quae, 35-51.

Caduff, C. (2014). On the verge of death: Visions of biological vulnerability. *Annual Review of Anthropology*, 43(1), 105-121. https://doi. org/10. 1146/annurev-anthro-102313-030341.

Douglas, M. & Wildawsky, A. (1983). *Risk and Culture: An Essay on the Selection of Technological and Environmental Dangers*. Berkeley, CA: University of California Press.

Fearnley, L. (2008). Redesigning syndromic surveillance for biosecurity, in Lakoff, A. & Collier, S. (eds), *Biosecurity Interventions: Global Health Security in Question*. New York, NY: Columbia University Press.

Gilbert, C. & Henry, E. (2009). *Comment se construisent les problèmes de santé publique*. Paris: La Découverte.

Joffe, H. (1999). *Risk and "the Other"*. Cambridge and New York, NY: Cambridge University Press.

Jones, J. (2011). Ebola, emerging: The limitations of culturalist epidemiology. *Journal of Global Health*, 1(1), 1-5.

Keränen, L. (2011). Concocting viral apocalypse: Catastrophic risk and the production of bio(in)security. *Western Journal of Communication*, 75(5), 451-472. https://doi.org/10.1080/10570314.2011.614507.

Lakoff, A. & Collier, S. J. (eds). (2008). *Biosecurity Interventions: Global Health and Security in Question*. New York, NY: Columbia University Press.

OECD. (2003). Emerging Risks in the 21st Century: An Agenda for Action. OECD, Paris.

Scoones, I. & Forster, P. (2008). *The International Response to Highly Pathogenic Avian Influenza: Science, Policy, and Politics*. STEPS, Working Paper 10. Brighton, STEPS Center.

Seetoh, T., Liverani, M., & Coker, R. (2012). Framing risk in pandemic influenza policy and control. *Global Public Health*, 7(7), 717-730. https://doi.org/10.1080/ 17441692.2012.699541.

Wald, P. (2008). *Contagious: Cultures, Carriers, and the Outbreak Narrative*. Durham, NC: Duke University Press.

Washer, P. (2010). *Emerging Infectious Diseases and Society*. New York, NY: Palgrave Macmillan.

Wernli, D., Tanner, M., Kickbusch, I., Escher, G., Paccaud, F., & Flahault, A. (2016). Moving global health forward in academic institutions. *Journal of Global Health*, 6(1), 010409.

World Economic Forum. (2016). The Global Risks Report 2016. WEF, Geneva. Zylberman, P. (2013). *Tempêtes microbiennes: Essai sur la politique de sécurité sanitaire dans le monde transatlantique*. Paris: Gallimard.

后　记

新冠疫情是一场影响全球的公共卫生危机，至今没有结束的明显迹象。翻译本书之前，我查阅了一些相关的医学类杂志，这些杂志都曾经在非典和埃博拉暴发之后发出呼吁——希望国际社会团结起来防止下一场致命危机的暴发。但是，我们看到的事实却是，美国等国家在集体行动上做得远远不够。西方某些人将疫情政治化，试图追责中国，而不是致力于团结抗疫。疫苗分发上也是如此。那么，本次危机结束之后，人类会在下一场危机中保持团结吗？这是个疑问。

全球卫生危机近二十年来暴发的频率越来越高，传染规模也越来越大。背后的原因跟全球化有关。一方面，人类依靠强大的科技进步而愈加靠近动物的边界，从而越有可能发生病毒传染事件；另一方面，交通技术的革新使得传播效应更加明显，结果是病毒更加快速地传向全球各个角落。全球变暖是否引发古代病毒的复活仍然是一个谜，但这种理论假设值得人们重视。从宏观的角度看，包括人类在内的所有生物都是特定温度条件下的产物，因此我们有理由相信全球变暖会带来一些不可预测的病毒。

本书提供了一种公共卫生治理的社会学角度，对于当前的疫情控制和未来的卫生治理具有重要启示。本书从危机控制、财政支持、社会沟通等角度全面分析了国家如何应对重大疫情。这些角度与医学视角不同，它们涉及社会组织和群体观念，因而属于社会科学的一部分。本书的视角，有助于突破某些人的传统认知，即抗疫只需要医学发达即可。中国抗击新冠疫情的实践证明，医学、科学和社会学手段的紧密结合才更可能取得抗疫的成功，任何单方面的工具使用都可能无法达到预期的效果。西方国家抗疫没有取得预期效果很大程度上与社会沟通有关，具体表现为民众对于佩戴口罩、保持社交距离、城市封闭、医学隔离等多种防疫措施没有严格遵守，其背后隐藏的是社会沟通的失败。某些荒唐可笑的社会观念也非常明显地表现出来，如疫情之初很多西方人认为新冠是东亚人的疾病或东亚人因为体质差所以容易感染，结果证明这些社会观念与西非部落对埃博拉病毒的偏执观念一样愚蠢。

过去的经验是否对未来的疫情防范产生效果？本书第二章作者罗伊斯·巴斯蒂德提出，每一次疫情都可能是一次全新的挑战，因此从过去的经验中学习未必有效。他提出，最好的策略是在疫情中即时学习，判断疫情的走势并持续调整抗疫策略。按照这种逻辑，未来的疫情也可能以另一种无法想象的面貌呈现，并表现为另一种形式的挑战。当然，我认为最佳策略是，将过去的经验与教训作为未来抗疫的基本知识储备，同时也关注疫情的即时走势，结合过去与现在做出科学的判断并采取正确的防疫措施。比如，无论何时出现全球性大流行病，佩戴口罩和保持社交距离这类经验都是正确而且有效的。

新冠疫情暴发以后，我们便迅速组织团队开始翻译本书。翻译工作比预期要艰难得多，但经过团队的不懈努力，现在终于即将面世。在此，我非常感谢浙江大学公共卫生系乐园罗副教授积极组织研究生参与翻译与校订工作，感谢浙江大学外国语学院外国语言文学和翻译专业同学的帮助。没有他们的鼎力相助，本书不可能按照预定期限翻译出来。还要感谢浙江大学公共管理学院刘明明博士和外国语学院本科生王芮昀对文本的润色。翻译工作的具体分工如下：

前言：余潇枫、甘钧先译，何书馨校

第一章：甘钧先译，何书馨校

第二章：李萍、张龙、甘钧先译，晋继勇校

第三章：甘钧先、唐文潇译，晋继勇校

第四章：甘钧先、郑泱炯译，晋继勇校

第五章：余奕姗、任泓博译，甘钧先校

第六章：叶茜茜、袁祉欣译，甘钧先校

第七章：高孙华、唐若瑜、林未未、刘小语译，甘钧先校

第八章：蔡皓月、董婧、丁嘉晨、金敏译，甘钧先校

第九章：何书馨、夏茗漪、郭咏妍、康慕雪译，甘钧先校

第十章：陆静文译，甘钧先校

第十一章:应美萍、甘钧先译,何书馨校

结语:余潇枫、甘钧先译,何书馨校

最后,新冠疫情的全球扩散让我们深深地感受到,危机判断与预警、国际社会的沟通多么重要。这些课题恰恰是本书关注的重点。我们希望本书提供的角度和理念能够对国际社会防范未来疫情有所助益,为国际卫生机构处理重大危机提供更为丰富的手段。

甘钧先

2021 年 11 月 15 日

图书在版编目(CIP)数据

全球公共卫生治理:社会科学的视角 /(瑞士)玛蒂尔德·布里尔等编著;甘钧先,余潇枫译. —杭州:浙江大学出版社,2024.3

书名原文:Managing the Global Health Response to Epidemics Social Science Perspectives

ISBN 978-7-308-24486-2

Ⅰ.①全… Ⅱ.①玛… ②甘…③余… Ⅲ.①公共卫生—卫生管理—研究—世界 Ⅳ.①R199

中国国家版本馆 CIP 数据核字(2023)第 240765 号

全球公共卫生治理:社会科学的视角

[瑞士]玛蒂尔德·布里尔　等编著

甘钧先　余潇枫　译

晋继勇　乐园罗　校

策划编辑　葛玉丹

责任编辑　汪淑芳

责任校对　董齐琪

封面设计　程　晨

出版发行　浙江大学出版社

(杭州市天目山路 148 号　邮政编码 310007)

(网址:http://www.zjupress.com)

排　　版　浙江大千时代文化传媒有限公司

印　　刷　杭州钱江彩色印务有限公司

开　　本　710mm×1000mm　1/16

印　　张　21

字　　数　350 千

版 印 次　2024 年 3 月第 1 版　2024 年 3 月第 1 次印刷

书　　号　ISBN 978-7-308-24486-2

定　　价　88.00 元

Managing the Global Health Response to Epidemics Social Science Perspectives 1st Edition / by Mathilde Bourrier, Nathalie Brender, Claudine Burton-Jeangros / ISBN: 978-1-138-57899-9

浙江省版权局著作权合同登记图字:11—2024—059 号